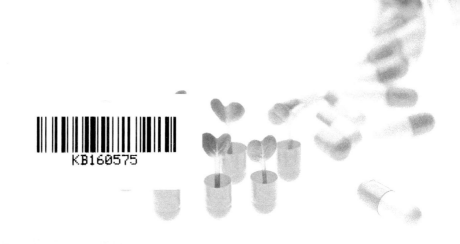

KB160575

병원약학
실무실습서

서울대학교병원 약제부

Hospital Pharmacy Practice Experience

Second Edition

군자출판사

병원약학 실무실습서

첫째판 인쇄 2013년 8월 20일
첫째판 발행 2013년 8월 26일
둘째판 인쇄 2018년 1월 3일
둘째판 발행 2018년 1월 10일

지 은 이	서울대학교병원약제부
발 행 인	장주연
출 판 기 획	이상훈
편집디자인	김영선
표지디자인	김재욱
발 행 처	군자출판사(주)
	등록 제 4-139호(1991. 6. 24)
	(10881) **파주출판단지** 경기도 파주시 회동길 338(서패동 474-1)
	전화 (031)943-1888　　　　　　팩스 (031)955-9545
	홈페이지	www.koonja.co.kr

ISBN 979-11-5955-255-7
정가 30,000원

집필진

집필	약무교육파트	성은지
	의약정보파트	송지예, 한희심, 이민지
	입원조제파트	정미혜, 박현숙, 강혜인, 김영애, 류수현
	외래조제파트	이도윤, 이옥상, 전미양, 탁희연
	소아조제파트	손린, 최수진, 서비취, 신현정, 김수정
	주사조제파트	이영주, 권영희, 최지형, 김재옥, 김지혜
	암진료조제파트	송수정, 박설희, 김현지, 이성희
	약품관리파트	옥인화
	임상시험센터약국	김민경
	정보개발팀	강래영, 홍혜정
	약물유해반응관리센터	김남희, 이진
감수	조윤숙, 백진희, 김귀숙, 서성연, 최나이, 최정윤, 김민정, 조은정, 김아정, 임정미, 배혜정, 신은정, 조윤희, 장홍원	
편집	조윤숙, 백진희, 김아정, 성은지	

발간사

서울대학교병원 약제부는 세계 최고 수준의 교육, 연구, 진료를 통해 인류의 건강하고 행복한 삶을 도모하고자 하는 병원의 목표에 발맞추어 다양한 교육을 실시하여 왔고, 약학대학이 6년제로 학제를 개편한 이후에는 모든 약학대학 학생들이 의료기관에서 실무실습을 하게 됨에 따라 병원약학 실무실습서가 필요하여 그 초판을 발간한 바 있습니다. 이후 차세대 HIS 프로그램 구축, 약제부 내 조직개편, 다양한 업무 상 변동 등 병원 내 외의 크고 작은 변화가 있어 올해 개정판을 발간하게 되었습니다.

병원약사의 업무에 대한 교육은 약학대학에서의 약학이론 습득뿐만 아니라, 실무실습을 통한 의료현장에서의 경험이 필수적입니다. 병원약학 실무실습서에는 이론적 약학지식을 습득한 약학대학생이 의료현장 내 다양한 환경에서 약사의 직무를 수행하는데 필요한 지식, 기술 및 태도를 습득하여 환자의 약물요법 및 임상지식을 함양할 수 있도록 표준화되고 통일성 있는 교육의 질을 확보하고자 상세하고 충실하게 기술하였습니다.

서두에는 실습생이 가져야 할 자세 및 의료기관 실습에 필요한 기본교육을 기술하여, 의료현장에서 약제업무의 중요성을 인식하고 의료에 종사하는 전문인으로서 환자의 질병 치료에 기여할 수 있는 책임감 있는 태도를 갖추도록 하였습니다. 병원 및 약제부 조직의 특성과 역할, 약국 전산 시스템의 이해를 통해 병원의 전반적인 처방시스템을 파악하고 전체적인 업무흐름을 익힐 수 있도록 실습에 바탕이 되는 사항 등을 상세히 담았습니다.

병원 약제부서에서 이루어지고 있는 업무를 쉽게 따라 할 수 있도록 업무 단계별로 이루어지는 프로세스에 대해 사진을 첨부하여 실습생이 표준화된 업무를 수행하도록 하였습니다. 또한 실습생에게 어려운 용어는 본문 옆에 별도로 설명하여 이해를 도왔으며, 각 단계별 실습에 실습목표, 실습내용을 기술하여 실무실습의 질적 표준화를 꾀하였고, 반드시 숙지해야 할 사항은 자기평가문제를 통해 한번 더 확인할 수 있도록 하였습니다.

임상업무소개에서는 서울대학교병원에서 실시하고 있는 임상업무 중 고영양수액요법, 임상약동학, 항응고약료, 장기이식약료, 중환자약료, 호흡기약료 및 신장약료업무를 기술하여 심화 실무실습을 선택하는데 도움이 되고자 하였습니다.

병원약사의 역할은 조제 및 안전한 약물관리를 포함하는 '일반 약제업무', 환자별 약물요법을 관리하는 '임상약제업무' 및 다양한 전문가들이 팀을 구성하여 보다 효율적인 치료를 도모하는 '팀의료업무'에 이어, 4차 산업혁명시대의 시스템 선진화에 따른 보다 새로운 역할이 요구되고 있습니다. 변화하는 시대에 적합한 새로운 병원약사상에 따라 약학대학 학생에 대한 교육도 변화가 필요한 시점입니다. 최근 실습기간 중 새롭게 시행하고 있는 '약사 직능에 대한 고찰' 시간에 다루고 있는 내용들은 더 체계화 한 후 다음 개정판에 반영하도록 하고자 합니다.

병원약학 실무실습서는 약학대학 학생 외 병원 약사로서 첫발을 내딛는 신규약사에게 필요한 업무 매뉴얼로 활용할 수 있을 것이며, 중소병원 약제부에 필요한 조제지침 및 업무 프로세스 등이 기술되어 있어 병원 약제부서의 발전에 기여할 수 있을 것으로 기대합니다.

끝으로 병원약학 실무실습서 발간에 수고해주신 약무과 약무교육파트와 교육실무위원들에게 감사드리며, 병원약학 실무실습이 더 나은 방향으로 발전되어 갈 수 있기를 바랍니다.

2017년 10월

약제부장 조 윤 숙

CONTENTS

Hospital Pharmacy Practice Experience

● Chapter 04 입원 및 외래환자를 위한 업무

C O N T E N T S

Hospital Pharmacy Practice Experience

● Chapter 05 주사제 처방검토, 조제 및 안전대책

CONTENTS

Hospital Pharmacy Practice Experience

Chapter 08 임상업무 소개

●부록

01

Chapter + + +

실습생의 자세 및 기본교육

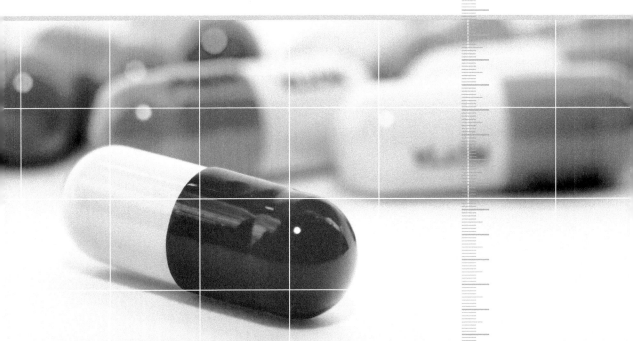

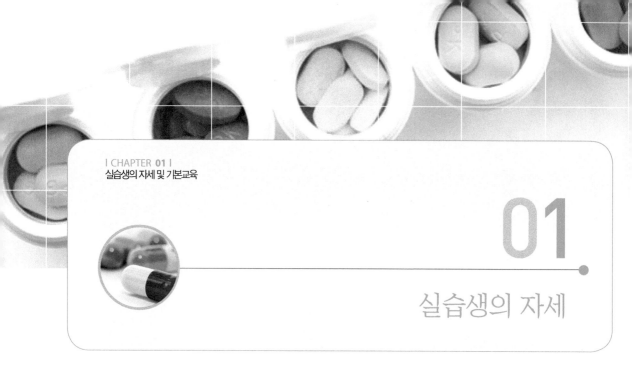

01

실습생의 자세

1. 용모 및 복장

① 용모와 복장은 실습생 신분에 맞게 단정하고 깔끔함을 기본으로 한다.

② 가운은 청결함과 단정함을 유지하고 단추를 채워 입는다.

③ 의상은 구겨짐이 없고 너무 화려하지 않으며, 스커트의 단처리는 깔끔하게 유지한다.

④ 가운 호주머니에 필기구와 소지품은 적당량만 휴대한다.

⑤ 실습생임을 알리는 명찰을 착용하고, 이름이 잘 보이도록 한다.

⑥ 머리는 청결하게 손질하고, 과도한 액세서리 및 염색은 피하고 긴머리는 단정하게 하나로
묶는다.

⑦ 화장은 진하지 않고 색조화장을 할 경우 튀지 않도록 하며, 진한 향수의 사용은 자제하도록
한다.

⑧ 손톱은 짧고 청결하게 관리하며, 매니큐어는 투명하거나 자연스러운 컬러를 선택한다.

⑨ 스타킹은 자연스러운 색상을 선택하고 필요 시 예비스타킹을 준비하도록 한다.

⑩ 구두는 깨끗이 닦아 신고 구겨 신지 않으며, 환자들의 귀에 거슬리는 소리가 나지 않는 신
발을 선택한다.

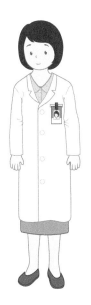
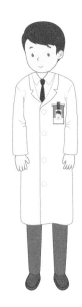

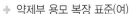

✚ 약제부 용모 복장 표준(여)   ✚ 약제부 용모 복장 표준(남)

2. 실습태도

① 환자를 대할 때에는 정중하고 책임감 있는 태도로 임한다.
② 실습에 임할 때에는 그에 적합한 목표를 세우고 이를 달성하기 위해 자
기 관리를 소홀히 하지 않는다.
③ 의료진이나 환자에게서 약물에 관한 질문을 받은 경우, 확실하지 않은
정보는 제공하지 않으며 적합한 문헌자료 검색을 통해 정확한 정보를 제
공할 수 있도록 한다.
④ 환자에게 복약지도를 하기 전후에 감염방지를 위해 손을 씻는다.
⑤ 출퇴근 시간을 잘 지키고 병원과 약국의 제반규정 및 규칙은 반드시 준
수하도록 한다.
⑥ 조제실 내에서는 조용하게 걸으며 복도에서는 우측통행을 하도록 한다.
⑦ 복도에서 무리지어 다니지 않으며, 신발 소리가 나지 않게 걷는다.
⑧ 병원 내에서는 절대 금연을 하며, 업무 중에는 음식물을 섭취하지 않도
록 하고 정숙한다.

⑨ 회의실 출입 시에는 반드시 노크를 하며, 문을 여닫을 때에는 조용히 한다.

⑩ 직원과 만났을 때에는 조용하고 공손하게 인사한다.

⑪ 실습과 관련되지 않은 사적인 일은 삼가하도록 한다.

⑫ 무단으로 자리를 비우지 않는다.

⑬ 표정은 부드럽고 밝게 하며 순화된 언어를 사용하도록 한다.

⑭ 다리를 꼬고 앉거나 턱을 괴는 등의 행동은 피한다.

⑮ 자신이 앉았던 자리는 잘 정돈한 후 돌아가도록 한다.

3. 환자개인정보 보호

환자의 개인정보 보호에 관한 규정을 정확히 이해하고 이를 반드시 준수하도록 한다.

① 실습 이외의 목적으로 전자의무기록에 저장된 개인 정보를 탐지하거나 누출, 변조 또는 훼손하여서는 안 된다.

② 환자의 개인정보를 누설해서는 안 된다.

③ 병원 내 컴퓨터, 시스템 계정, 전산망, 기타 정보자원 등은 병원이 본인에게 부여한 사용권한 내에서만 접근 및 사용하며 허락 받은 사용 목적과 용도로만 사용하여야 한다.

④ 환자 정보가 기록된 처방전 등은 문서세단기로 파기한다.

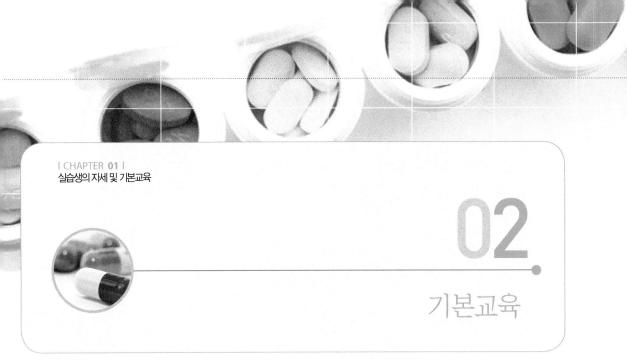

02.

기본교육

1. 환자의 권리

1) 서울대학교병원 환자의 권리

(1) 진료받을 권리

- 본인의 건강보호와 증진을 위하여 적절한 보건의료서비스를 받을 권리가 있다.
- 성별, 나이, 신분, 문화적 가치관, 종교적 신념, 경제적 사정 등을 이유로 건강에 관한 권리를 침해 받지 않을 권리가 있다.
- 의료인은 정당한 사유 없이 진료를 거부할 수 없다.

(2) 알권리 및 자기결정권

- 진료과정에서 담당 의사, 간호사 등으로부터 충분한 설명을 듣고, 시행여부를 결정할 권리가 있다.
- 계획된 진료를 받지 않거나 진료가 시작된 이후 이를 중단할 수 있는 권리가 있다.

(3) 비밀을 보호받을 권리

- 법적으로 허용된 사람 외에는 본인의 의무기록 열람을 금지하여 개인정보를 보호받을 권리가 있다.
- 진료와 관련된 신체상, 건강상의 비밀과 사생활의 비밀을 침해 받지 않을 권리가 있다.
- 의료인와 의료기관은 환자의 동의를 받거나 범죄수사 등 법률에서 정한 경우 외에는 비밀을 누설, 발표할 수 없다.
- 신체의 노출을 보호받을 권리가 있다.

(4) 의료분쟁 상담 및 조정 신청 권리

의료서비스 관련 분쟁이 발생한 경우, 상담 및 조정을 신청할 권리가 있다.

2) 취약환자 권리 보호

(1) 노인학대 또는 가정폭력 의심환자 발견

성인응급실 이송 ⇒ 전담 전문의 진료 ⇒ 원내 의료사회복지팀 신고

(2) 아동학대(폭력, 방임 등) 의심환자 발견

소아응급실 이송 ⇒ 전담 전문의 진료 ⇒ 원내 학대아동보호팀 신고

(3) 성폭력의심환자 내원 시

성인응급실/소아응급실 이송 ⇒ 전담 전문의 진료 ⇒ 서울 해바라기 여성·아동센터 의뢰

✚ 해바라기 여성·아동 센터
여성가족부 지원 하에 2010년 12월에 설치되어 성폭력 피해자에 대한 지원업무를 수행하고 있다.

(4) 입원환자의 학대, 폭력 피해 사례 확인 시

원내 의료사회복지팀 신고

3) 신생아, 영유아 유괴 예방절차

① 보호자에게 인식표를 제공한다.
② 환자 이동 시 보호자가 반드시 동행한다.

③ 지정된 유니폼과 신분증을 착용한 허가된 직원만 환자를 이동한다.
④ 행동이 의심스러운 방문자는 반드시 신분 확인한다.

4) 장애환자 지원

장애인 방문 시 경비요원이나 봉사자가 1:1 동반지원서비스를 제공한다.

5) 의사소통이 어려운 환자 지원

- 외국인환자는 국제진료센터에서 통역지원서비스를 제공한다.
- 청각장애환자는 화상전화기를 활용한 수화통역 또는 장애인 동반 지원
  서비스를 이용한다.

2. 감염관리를 위한 손위생

1) 손위생의 목적

손위생은 의료관련 감염 예방을 위한 가장 효과적이고 중요한 감염관리 방
법으로, 올바른 손위생을 통해 의료관련감염 전파를 예방할 수 있다.

2) 손위생의 정의

- 손위생(Hand hygiene): 손씻기, 손소독 등을 포함하여 손을 깨끗이 하는
  것
- 손씻기(Hand wash): 물과 비누 또는 물과 항균비누를 이용하여 손을 씻
  는 것
- 알코올 제제를 이용한 핸드럽(Alcohol based handrub): 물 없이 알코올

제제를 이용하여 손을 마찰하는 방법
- 외과적 손위생(Surgical antisepsis/surgical hand preparation): 물과 항균비누를 사용하는 외과적 핸드 스크럽(surgical hand scrub)과 알코올 제제를 이용한 외과적 핸드럽(surgical handrub)

3) 손위생 방법

(1) 알코올 제제를 이용한 손소독(Alcohol based handrub)
한 손의 손바닥에 제품의 적정량을 따른 후, 양손을 잘 비벼서 손과 손가락의 모든 표면이 덮이도록 하고, 마를 때까지 마찰한다.

(2) 물과 비누를 이용한 손씻기(Hand wash)
- 물로 손을 적신 후 비누 적당량을 손의 모든 표면과 손가락이 충분히 접촉하도록 한다. 물로 헹구어 낸 후 일회용 종이 타월로 손을 건조시키고, 사용한 종이 타월로 수도꼭지 손잡이를 잠근다.
- 뜨거운 물을 반복적으로 사용하는 것은 피부염을 초래할 수 있으므로, 적당한 온수를 사용하고 뜨거운 물은 사용하지 않는다.
- 여러 번 사용하는 타월은 사용하지 않으며, 같은 타월을 여러 사람들이 사용하지 않는다.

4) 반드시 손위생을 해야 할 때와 손위생 방법

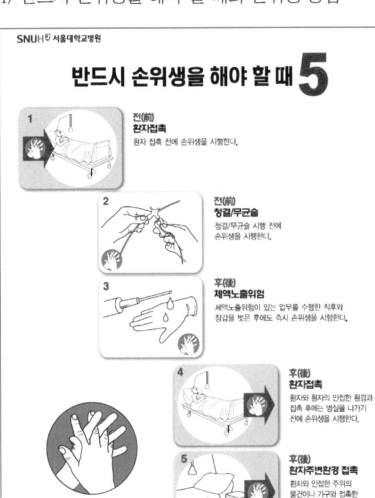

+ 반드시 손위생을 해야 할 때

SNUH 서울대학교병원

손위생방법

눈에 보이는 오염이 있을 때는 물로 씻는다

 알코올 손소독제를 사용하는 경우 20~30초
물로 씻는 경우 40~60초

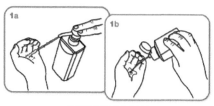

1a / 1b

손 피부 표면을 덮을 정도로
충분한 양의 소독제를 손바닥에 따른다.

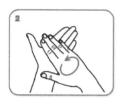

2

손바닥을 마주 대고 문지른다.

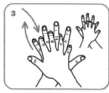

3

오른손바닥이
왼손 등위에 오게하고 손가락을
교차하여 문지른다.
(양손 교대)

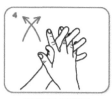

4

양손바닥을 마주 대고
손가락을 깍지끼고 문지른다.

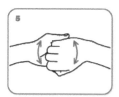

5

손 끝을 맞물려 잡고 손가락을
반대편 손바닥에 문지른다.

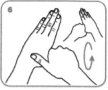

6

왼손 엄지손가락을
오른손바닥으로 쥐고
문지른다.
(양손 교대)

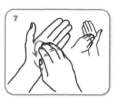

7

오른손 손가락을 모아서
왼손바닥에 대고 문지른다.
(양손 교대)

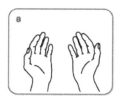

8

이렇게 건조되면 안전한 손이 된다.

✛ 손위생 방법

3. 소방안전교육

1) 금연

병원 전 지역(건물 내부 및 외부)은 금연구역으로 절대 흡연을 할 수 없다.

2) 화재발생 시 행동요령

(1) 발화초기의 안전조치

① 긴급피난유도

화재가 발생하면 최초 발견자는 큰소리로 "불이야"를 외치거나 비상벨을 눌러 다른 사람에게 화재가 발생했다는 사실을 알린다.

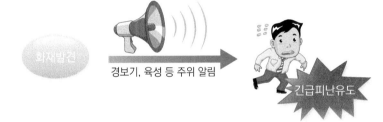

② 소화작업

소화기나 모래, 옥내소화전 등을 이용하여 소화작업에 임해야 한다. 불 끄는 일에만 집중하여 연기에 질식하거나 불길에 간히는 일이 없도록 하고, 소화약제는 화염이나 연기에 방사하는 것이 아니라 화원에 방사해야 한다.

③ 신고

초기소화가 불가능하다고 판단되면 지체 없이 방재센터 또는 소방서에 신고를 하고 대피해야 하는데 이때는 연소 속도를 늦추기 위하여 반드시 출입문을 닫고 대피하여야 한다.

- 원내 화재발생 시에는 원내전화 119번, 소방관서(119)에 신속히 신고한다.

(2) 초기소화요령

물이나 소화기를 이용하여 신속히 진화하여야 한다.

전기화재
- 플러그를 뽑거나 스위치를 꺼 전원공급을 차단
- 물을 사용하지 말고 반드시 소화기를 사용하여 진화

가스화재
- 중간밸브나 주 밸브를 잠그고 불꽃을 발하는 장치 등의 조작을 하지 말고 소화기로 진화

유류화재
- 소화기를 사용하여 진화 (물 사용 금지)

일반화재
- 물이나 소화기를 사용하여 진화

(3) 피난유도 및 대피요령

① 피난유도

병원은 입원 및 외래환자, 보호자와 불특정 다수인이 출입하는 복잡하면서도 고층복합 건물로 화재가 발생하였을 경우 건물구조를 상세하게 알지 못하는 사람들은 당황하거나 겁을 먹게 되어 이성을 잃고 무분별한 행위를 하게 되므로 화재 시에는 그 건물구조에 익숙한 직원들이 침착하고 신속하게 적절한 피난유도와 대피를 하여야 한다. 그러므로 만일의 사태를 대비하여 평소에 피난통로를 확보하고 교육훈련을 통하여 대피로, 대피방법 및 요령 등을 철저히 숙지하여야 한다.

㉮ 주변상황을 정확하게 판단하여 신속하고 침착하게 행동한다.

ⓝ 1차 화점으로부터 타 방화구획으로 대피유도하고, 2차 피난층으로 비상계단을 통하여 이동하도록 유도한다.

ⓓ 외래환자 및 방문객은 가까운 비상구를 통하여 직접 밖으로 유도한다.

ⓡ 승강기를 이용한 대피는 위험하며 불이 난 반대방향 비상구를 이용한다.

② 대피요령

화재발생 시 가장 주의해야 할 것은 유독가스와 연기로 인한 질식이다.

ⓐ 문에 손을 대어본 후 만약 문밖에 연기와 화기가 없다고 생각이 들 때에는 어깨로 문을 떠받친 다음 문 쪽의 반대방향으로 고개를 돌리고 숨을 멈춘 후 조심해서 비상구나 출입문을 열고 대피한다.

ⓑ 연기 속을 통과하여 대피할 때에는 수건 등을 물에 적셔서 입과 코를 막고 숨을 짧게 쉬며 낮은 자세로 엎드려 신속하게 대피하여야 한다.

ⓒ 유도요원의 지시에 따르거나 통로의 유도등을 따라 낮은 자세로 침착하고 질서 있게 대피하여야 한다.

ⓓ 피난시설 및 피난기구 없이 아래층으로 대피할 때는 커튼 등으로 줄을 만들어 타고 내려간다.

ⓜ 아래층으로 대피가 불가능할 때에는 옥상으로 대피하여 구조를 기다려야 하며 반드시 바람을 등지고 구조를 기다려야 한다.

ⓗ 화염을 통과하여 대피할 때에는 물에 적신 담요 등을 뒤집어 쓰고 신속히 안전한 곳으로 대피한다.

ⓢ 고층건물 화재 시 엘리베이터는 화재발생 층에서 열리거나 정전으로 멈추어 안에 갇힐 염려가 있으며 엘리베이터 통로 자체가 굴뚝 역할을 하여 질식할 우려가 있으므로 엘리베이터를 절대로 이용해서는 안 된다.

※ 화재 시 통상적으로 엘리베이터는 1층에 멈추도록 되어 있다.

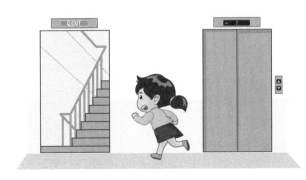

③ 불이 난 건물 내에 갇혔을 때의 조치요령

㉮ 건물 내에 화재발생으로 불길이나 연기가 주위까지 접근하여 대피가 어려울 때에는 무리하게 통로나 계단 등을 통하여 대피하기 보다는 건물 내에서 안전조치를 취한 후 갇혀 있다는 사실을 외부로 알린다.

㉯ 연기가 새어 들어 오면 틈새를 옷가지, 수건 등으로 연기유입을 막고, 낮은 자세로 엎드려 수건 등에 물을 적셔 입과 코를 막고 짧게 호흡한다.

㉰ 일단 실내에 고립되면 화기나 연기가 없는 창문을 통해 소리를 지르거나 물건 등을 창 밖으로 던져 갇혀있다는 사실을 외부로 알린다.

㉱ 실내에 물이 있으면 불에 타기 쉬운 물건에 물을 뿌려 불길의 확산을 지연시킨다.

㉲ 화상을 입기 쉬운 얼굴이나 팔 등을 물에 적신 수건 또는 두꺼운 천으로 감싸 화상을 예방한다.

㉳ 아무리 위급한 상황일지라도 반드시 구조된다는 신념을 가지고 기다려야 하며 창 밖으로 뛰어 내리거나 불길이 있는데도 함부로 문을 열어서는 안 된다.

3) 소화기 사용법

화재는 무엇보다 그 발생 초기에 진압을 하는 것이 가장 중요하며, 화재를 초기에 진압할 수 있는 기구가 소화기이다.

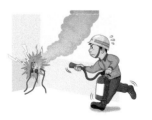

① 당황하지 말고 침착하게 화원이 있는 곳으로 소화기를 이동한다.

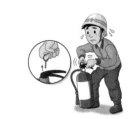

② 소화기의 안전핀을 뽑는다.

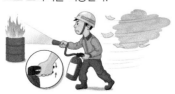

③ 바람을 등지고 화점을 향하여 호스를 빼들고 손잡이를 힘껏 움켜쥔다.

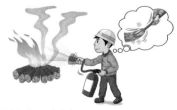

④ 불길 주위에서부터 빗자루로 쓸듯이 골고루 방사한다.

4. 성희롱 예방교육

1) 성희롱 정의(양성평등기본법 제3조)

업무, 고용, 그 밖의 관계에서 국가기관·지방자치단체 또는 대통령령으로 정하는 공공단체의 종사자, 사용자 또는 근로자가 지위를 이용하거나 업무 등과 관련하여 성적 언동 등으로 상대방에게 성적 굴욕감이나 혐오감을 느끼게 하거나, 성적 언동 또는 요구에 대한 불응을 이유로 불이익을 주거나 그에 따르는 것을 조건으로 이익 공여의 의사표시를 하는 행위

2) 성희롱의 판단기준

어떠한 말과 행동이 위법한가 아닌가를 법원에서 판단할 때에는 보통 "합리적인 사람"을 기준으로 하여 객관적으로 판단한다. 그러나 성희롱에 관해서는 성적 언동에 대한 반응이 개인마다 또는 남녀 간에 다른 경우가 많다는 점을 고려하여 합리적인 사람이 피해자의 입장이라면 문제가 되는 성적 언동에 대해 어떻게 반응했을까를 고려한다. 특히 피해자가 여성이라면 일반적인 여성의 관점에서 보았을 때 그 언동에 대해 어떻게 반응했을 것인가를 기준으로 판단하는 것이 국내외 추세이다.

3) 성희롱 예방을 위한 행동지침

(1) 성희롱을 예방하기 위한 노력
① 위계적인 조직문화를 바꾸어 상사와 부하직원 사이 존중
② 모두가 즐거운 회식문화
③ 성희롱에 대한 올바른 인식
  • 성희롱은 행하는 사람이 반성하고 책임져야 할 일임을 인식한다.
  • 성희롱을 사소한 일로 간주하거나 무마하려는 태도가 오히려 성희롱을 지속시킨다는 것을 유의해야 한다.

(2) 성희롱 가해자가 되지 않기 위한 노력

- 성희롱을 하는 것은 곧 자기 자신이 존중 받지 못하게 될 함정을 스스로 파는 행위다.
- 말과 행동을 할 때 다른 사람의 인권이나 감정을 배려해야 한다.
- 평소에 소통하는 법을 배운다.

4) 성희롱 피해 시 대처방법

(1) 성희롱 피해를 겪게 될 경우

① 거부의사의 표시와 전달

- 가해자에게 가해자가 하는 성적 언동으로 인해 성적 수치감을 느낀다는 점을 표현하고 하지 말라는 요구를 분명히 한다. 또한 가해자의 성적 요구도 분명히 거부한다.
- 가해자를 직접 대면하기 어려우면 서면이나 이메일, 휴대폰의 문자메시지 등으로 의견을 전달해도 된다. 이 때 발송한 서면의 사본을 보관하고, 발송 일시와 발송 방법도 기록해 둔다(내용증명 활용). 메일이나 문자메시지로 보내는 경우도 발송에 관한 기록을 저장한다.
- 거부의사를 전달하는 것이 도움이 되기도 하지만 기관 내의 위계적 상하관계나 차별적 성별관계 등의 이유로 가해자에게 거부의사를 전달하는 것이 어려운 경우 무리하게 거부의사를 전달하기 보다는 다른 방안(공식적인 해결절차 이용 등)을 모색한다.

② 증거자료 확보

- 가해자가 성희롱을 한 날짜, 시간, 장소, 방법, 목격자나 증인, 그때의 감정과 느낌 등 구체적인 내용을 세밀하게 기록한다.
- 가해자에게 받은 서면, 메일, 문자 메시지, 전화 내용 등도 보관한다.

③ 주변에 도움 청하기

- 성희롱의 피해를 내 탓으로 돌려 자책감에 빠지거나 해결할 방법이 없을 것이므로 참을 수 밖에 없다고 생각하여 자포자기 하지 말고 신뢰할 수 있는 동료나 상사, 고충상담원, 노동조합, 주변 친구 또는 상담기관(한국성폭력상담소 또는 고용평등상담실, 국가인권위원회의

인권상담센터 등)에 도움을 청한다.

(2) 성희롱 가해를 했을 경우

- 자신의 의도가 어떠하였든 상대방이 불쾌감이나 거부의사를 표현하면, 이를 받아들이고 진심으로 사과한다.
- 공공기관이나 분쟁처리기관의 조치가 있는 경우, 성실하게 그 내용을 받아들이고 피해자의 요구사항을 이행하며, 다시는 그런 행동을 하지 않도록 노력한다.

02

Chapter + + +

서울대학교병원 약제부 조직과 역할

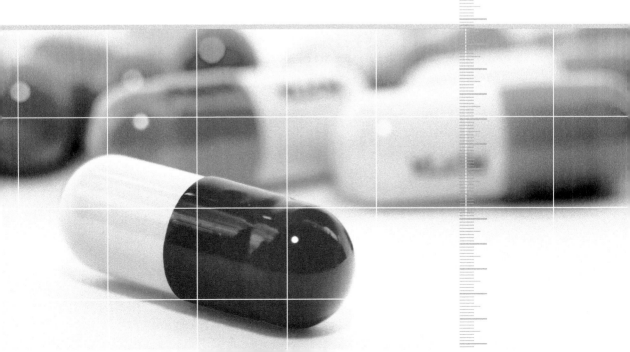

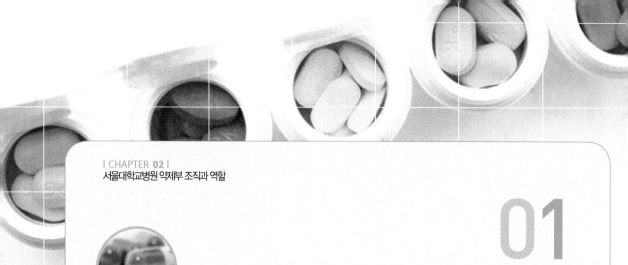

01

약제부 조직 및 파트별 업무 구성

1. 병원 및 약제부의 조직과 특성

1) 병원의 조직과 특성

병원이란 환자를 진찰, 치료하기 위하여 설비해 놓은 건물로 의료법 제 3조에 의하면 의료기관을 "의료인이 공중(公衆) 또는 특정 다수인을 위하여 의료 · 조산의 업을 하는 곳"이라 규정하고 있다.

종합병원의 요건(의료법 제 3조 3항)

① 100개 이상의 병상을 갖출 것
② 100병상 이상 300병상 이하인 경우에는 내과 · 외과 · 소아청소년과 · 산부인과 중 3개 진료과목, 영상의학과, 마취통증의학과와 진단검사의학과 또는 병리과를 포함한 7개 이상의 진료과목을 갖추고 각 진료과목마다 전속하는 전문의를 둘 것
③ 300병상을 초과하는 경우에는 내과, 외과, 소아청소년과, 산부인과, 영상의학과, 마취통증의학과, 진단검사의학과 또는 병리과, 정신건강의학과 및 치과를 포함한 9개 이상의 진료과목을 갖추고 각 진료과목마다 전속하는 전문의를 둘 것

---

(1) 서울대학교 병원의 설립목적

서울대학교병원은 교육법에 의한 의학, 간호학 및 약학 등에 관한 교육, 연구와 진료를 통하여 의학발전을 도모하고 국민보건향상에 기여함을 목적으로 함

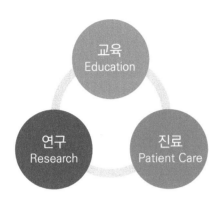

(2) 서울대학교 병원의 기능

- 서울대학교 의학, 간호학 및 약학 등 학생의 임상교육
- 전공의 수련 및 의료요원 훈련
- 의학, 간호학, 약학 등의 연구
- 임상연구
- 진료사업
- 국민보건향상에 관한 사업전개

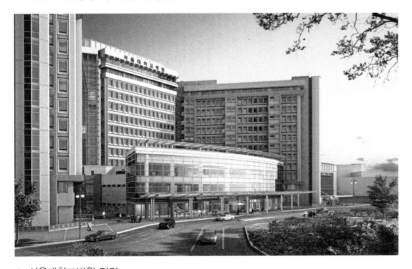

✚ 서울대학교병원 전경

(3) 조직

서울대학교병원은 크게 진료부문, 소아진료부문, 암진료부문으로 나눌 수 있으며 약제부는 진료부문 소속으로 약무과, 조제과, 소아조제과를 포함하고 있다.

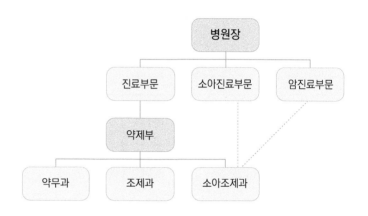

2) 약제부의 조직과 특성

병원 약제부는 병원을 구성하는 중요부문의 하나로서 병원에서 사용하는 의약품을 전문적으로 취급하고 약사의 고유직능에 의하여 병원 기능에 기여한다.

(1) 약제부의 기능

서울대학교병원 약제부는 전문적인 약제서비스를 통해 환자들의 약물치료 효과를 높이고자 한다.

- 입원환자와 의약분업 예외 외래환자에 대한 정확한 조제업무
- 신장질환, 이식, 암, 천식, 항응고약물 복용환자 등 특수 복약지도를 통한 효과적이고 안전한 약물 사용
- 중환자실, 신경과, 순환기내과병동, 암환자의 팀의료를 통한 약물사용 중재활동
- 고영양수액자문업무, 임상약동학자문업무와 같은 임상약제업무를 통한 적절한 약의 사용
- 전공약사제도와 약학대학 학생실무교육을 통한 약사들의 전문성 향상

(2) 약제부 업무 구성

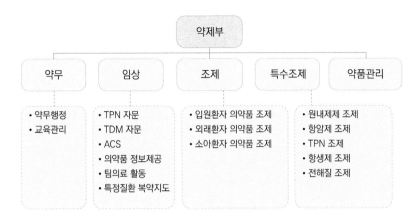

약제부

| 약무 | 임상 | 조제 | 특수조제 | 약품관리 |

- 약무행정
- 교육관리

- TPN 자문
- TDM 자문
- ACS
- 의약품 정보제공
- 팀의료 활동
- 특정질환 복약지도

- 입원환자 의약품 조제
- 외래환자 의약품 조제
- 소아환자 의약품 조제

- 원내제제 조제
- 항암제 조제
- TPN 조제
- 항생제 조제
- 전해질 조제

2. 파트별 업무 구성

파트	주 업무	특성화된 업무
약무교육 파트	• 행정업무(기본운영계획 수립, 인력 및 문서관리 등) • 현직 및 전공약사, 약학대학 학생 교육업무	• 약제부 회의 및 행사 주관
의약정보 파트	• 약품정보제공(약품식별, 질의응답) • 약사위원회 관련 업무 • 약품마스터 정보관리	• 허가 또는 신고범위 초과약제 비급여사용 승인 신청 검토
입원조제 파트	• 입원환자 1일분 조제 • 퇴원환자 처방 조제 • 응급실 재원 및 퇴원 처방 조제	• 정규 퇴원 환자 복약지도 • 순환기내과 병동업무
임상약료 파트	• CPCS (Clinical Pharmacokinetics Consultation Service) • TPN (Total Parenteral Nutrition) 자문	• 외래 및 입원 이식 환자 복약지도 • ICU 병동 업무 • 신경과 병동 업무

외래조제 파트	• 외래환자 처방 조제 • 응급실 경구약 처방 조제 • 외래환자 원외처방 관리	• 항응고 치료상담(ACS, Anticoa-gulation Service) • 알레르기 및 호흡기 내과 외래환자 흡입기 복약지도(RS, Respiratory Service) • 신장내과 외래환자 복약지도(NS, Nephrology Service)
소아조제 파트	• 소아 입원 및 외래환자 조제 투약 업무 • 외래환자 원외처방 관리 • CPCS (Clinical Pharmacokin-etics Consultation Service) • TPN (Total Parenteral Nutrition) 자문	• ICU 병동 업무(PICU, NICU) • 소아 간이식 복약지도 • 소아 뇌신경 환자 복약지도 • 소아 신장내과 복약지도 • 소아 Drug Monitoring 업무 • 퇴원환자 복약지도
주사조제 파트	• 입원환자 및 외래환자 TPN 조제 • 입원환자 항생제 조제(일부 병동) • TPN (Total Parenteral Nutrition) 자문	• NST (Nutrition Support Team)
암진료 조제파트	• 암병원의 단기병동, 낮병동, 주사실 및 외래환자 대상 경구약 및 외용제, 주사제, 항암제 조제 • 본원 및 어린이병원 환자 항암제 조제 • 외래환자 원외처방 관리	• 암환자 통증상담 • 암환자 복약지도 및 부작용(ADR) 상담 • 간암으로 인한 간이식 상담 서비스 • 암환자 전문 항응고약물상담서비스 (ACS) 운영 • 외래 및 입원 소아암 환아 복약지도 • 말기 암환자 보호자 호스피스 교육
임상시험 센터약국	• 외래, 입원환자의 임상시험약 조제 • 항암환자의 임상시험약과 병용약의 무균주사 조제 • 임상시험약 약품마스터 관리	
약품관리 파트	• 약품계약, 공급, 관리업무	

- 약물유해반응관리센터
- 정보화실 정보개발팀
- 감염관리센터 항생제관리팀
- 핵의학과

03

Chapter + + +

약국 전산 시스템의 이해

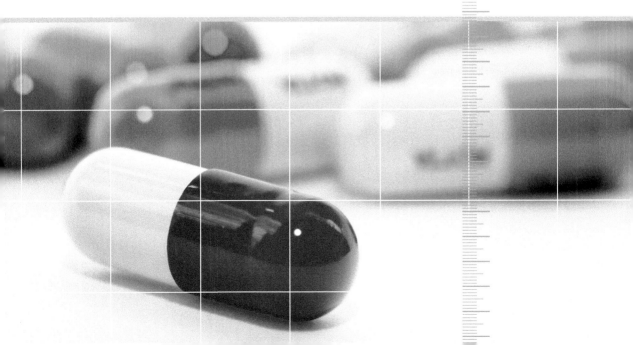

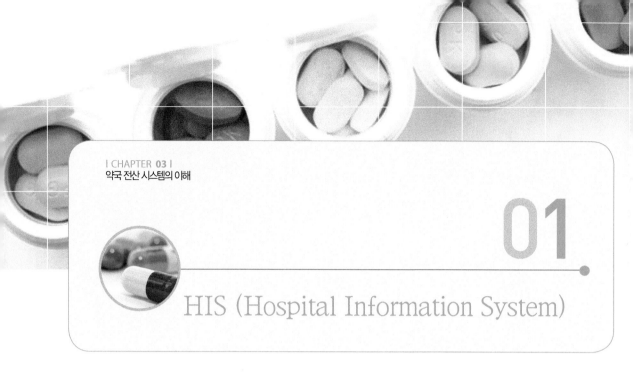

01

HIS (Hospital Information System)

HIS는 진료, 간호, 약제, 원무, 검사, 행정 등의 병원업무를 종합적으로 관리하기 위하여 전산화한 시스템을 총괄하여 일컫는 말로서, 전자의무기록(EMR, Electronic Medical Record), 처방전달시스템(OCS, Order Communication System), 의료영상 저장전송시스템(PACS, Picture Archiving and Communication System), 통합의료정보시스템(MIS, Integrated Medical Information System) 등의 시스템이 결합되어있다.

서울대학교병원은 2003년 분당서울대병원 개원과 동시에 국내 최초로 EMR을 개발하여 성공적으로 운영해 왔으며 2004년에는 병원의 방대한 종이 차트를 전자의무기록으로 성공적으로 대체하였다. 서울대학교병원 약제부는 2000년 10월 15일 MIS의 전면적 실시로 처방오더시스템을 전산화하였고, 2016년 11월에는 각개의 시스템으로 구분되어 있던 EMR과 MIS, OCS를 통합한 차세대 HIS를 성공적으로 오픈하여 각 시스템간의 호환성을 넓혔다.

1. 진료 & 약제 상호 관계

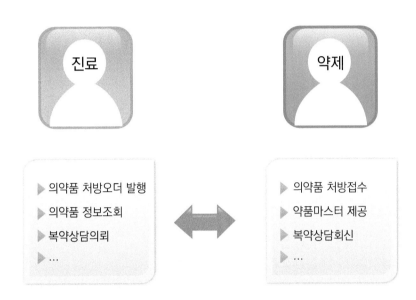

약제시스템은 진료시스템과 유기적으로 연결되어 있어, 처방정보 및 의약품 정보의 실시간 교류가 가능하다. 의료진이 의약품 처방 시 약제 CDSS (Clinical Decision Supporting System, 임상의사결정지원시스템)를 위한 약품마스터를 제공하고 있으며, 투약 오더 입력 시 실시간으로 정보를 제공하여 보다 정확하고 안전한 투약 오더 발행을 하도록 지원하고 있다. 또한 투약 오더 발행 시 조제에 필요한 정보를 입력하도록 하고, 이를 약제 접수시스템과 연결시켜 보다 정확한 조제업무를 할 수 있도록 한다. 약제에서 관리하고 있는 약품정보마스터는 진료시스템의 전산 의약품집으로 제공되어 의료진이 보다 쉽고 빠르게 의약품 정보를 얻을 수 있도록 하고 있다. 약품마스터를 기본으로 진료과별, 의사 개인별로 약품마스터를 이용한 세트 투약 오더를 미리 등록하여 의사가 투약 오더를 입력하는데 최대한 편리하게 이용할 수 있도록 구성되어 있다.

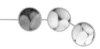

2. HIS 약제 시스템별 소개

HIS 약제 시스템은 약품마스터관리, 처방조제관리, 임상서비스 관리의 세 개의 큰 카테고리로 나누어 구성되어 있으며, 각 업무를 위한 세부 시스템들로 구성되어 있다.

약품마스터	정보마스터	선정마스터	약품/마스터관리
식별마스터	QnA	약품정보	
접수/출력	처방감사	집계	처방조제관리
투약관리	마약류	원외관리	
임상	복약지도	업무성조회	임상서비스 및 기타관리
업무통계	업무관리	도움말	

(1) 약품/마스터관리

원내 사용 의약품의 기본정보 및 처방, 조제에 필요한 사항을 입력하는 약품마스터, 환자의 약물 사용 내역 검토(DUR, Drug Utilization Review)와 임상의사결정지원시스템(CDSS, Clinical Decision Supporting System) 정보를 관리하는 정보마스터, 신규 의약품 도입 관리를 위한 선정 마스터, 약품식별 및 복약지도서 제공을 위한 약품정보를 담고 있는 식별마스터, 의약품 관련 질의응답 자료들을 저장해놓은 QnA, 원내 사용 의약품에 대한 전산 의약품집 제공을 위한 약품정보 마스터 등으로 구성되어 있다.

(2) 처방조제관리
① 병동처방접수

병동환자의 약 접수를 위한 화면이며, 마감 이전까지 입력된 처방에 대해서 약접수 및 처방전출력(마약 처방만 출력)이 이루어지며, 일괄감사 이후 당일취소된 처방에 대해 보류 처리한 다음, 라벨출력을 통해 실질적인 조제가 이루어질 수 있도록 화면이 구성된다.

① 처방마감 ➡ ② 처방전 출력 ➡ ③ 일괄감사 ➡ ④ 라벨출력

② 의약품 접수 현황 조회

접수된 처방내역 확인이 필요한 경우 오더감사비교조회 화면을 통해 지정된 오더일자의 의사처방과 의약품 접수현황을 파악할 수 있다.

③ 처방검토

기존 종이 처방전 대신 처방 검토 화면을 통해 접수된 처방에 대한 약사 검토를 원활하게 하고, 검토 확인을 저장함으로써 검토 여부를 기록으로 남길 수 있다.

(3) 임상약제서비스 및 기타관리

전문적인 임상약제업무 및 복약지도서비스 제공을 위하여 임상약제서비스 전문 프로그램을 이용한다.

① 복약상담

- 의뢰 방법: 오더 발행-처치-[교육 및 상담]-복약상담-오더 명 입력 후 선택 서명발행
- 약제 회신: 약제-복약상담-복약상담회신을 통하여 상담내용 입력 후 저장
- 조회 방법: 교육지시회신조회에서 내용 확인

② 항응고 치료 상담(ACS, Anticoagulation Service)

- 의뢰 방법: 오더 발행-처치-[교육 및 상담]-복약상담-ACS 의뢰 입력 후 선택 서명발행
- 약제 회신: 약제-임상-ACS sheet를 통하여 PT검사 결과 및 warfarin 요일 별 복용 조절 용량/특이사항, 상담내용 입력 후 저장
- 조회 방법: 항응고 상담조회에서 내용 확인

③ TPN 자문

- 의뢰 방법: TPN 공급이 필요한 환자에게 NST (nutrition supporting team)로 타과의뢰를 통해 자문요청
- 약제 회신: 임상-TPN sheet를 통하여 TPN 공급에 대한 의약품 및 조성내역 작성 후 자문내역 회신
- 조회 방법: 타과회신을 통하여 회신내용 확인
- Special-TPN 오더 발행: 약제회신내역에 등록된 TPN 세트 오더를 이용하여 오더 발행

④ 약품식별

- 의뢰 방법: 오더 발행-처치-[교육 및 상담]-복약상담-약품식별의뢰 서명 발행
- 약제 회신: 약제-식별마스터-약품식별회신을 통하여 식별내역 회신
- 조회 방법: 교육지시회신조회에서 약품사진/성분명/함량/상품명/회사/효능/비고 확인
- 오더 발행: 회신된 내역을 가지고 지참 약 오더 발행

⑤ TDM (Therapeutic Drug Monitoring) 자문

- 의뢰 방법: [오더 발행-검사-약품명 입력 후 선택] 또는 [오더 발행-검사-진단검사의학과 및 기타 검체검사-약물 및 중금속-선택]
- 약제 회신: TDM 보고서를 이용하여 채혈농도를 가지고 TDM 자문내용 작성
- 조회 방법: TDM 보고서를 통하여 자문내용 확인

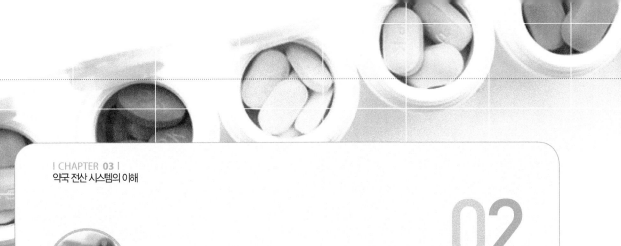

02.

DUR (Drug Utilization Review)

1. DUR (Drug Utilization Review) 이란?

의약품 처방 · 조제 시 의약품 안전성과 관련된 정보를 실시간으로 제공하여 부적절한 약물사용을 사전에 점검할 수 있도록 시스템을 구축하고, 이를 이용하여 의사 및 약사에게 안전한 정보를 제공하는 것을 "DUR" 또는 "의약품 처방 · 조제지원 서비스"라고 한다.

2. DUR 체크 항목

1) 처방전 내 자체 점검

점검기준 Data base를 이용하여 요양기관 PC에서 처방, 조제 내역을 점검

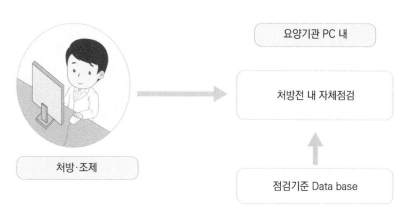

① 병용금기 의약품
② 특정 연령대 금기 의약품
③ 임부금기 의약품
④ 동일성분 중복 의약품
⑤ 용량주의 의약품(1일 최대투여량), 투여기간주의 의약품(최대투여량)
⑥ 비용효과적인 함량 사용대상 의약품
⑦ 분할주의 의약품
⑧ 노인주의 의약품

2) 처방전 간 교차 점검

처방전 내 자체점검과 동시에 처방전이 중앙관리서버에 전송되어 복용 중인 의약품과의 교차점검 가능

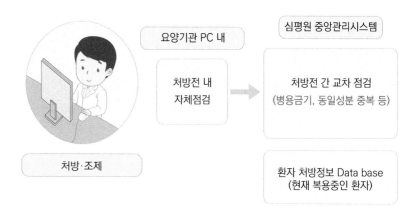

① 동일성분 중복처방 의약품
② 병용금기 의약품
③ 효능군 중복 의약품

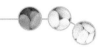

3. DUR 체크 기준

1) 처방전 내 자체 점검

(1) 병용금기 의약품

병용금기로 등록된 의약품에 대하여 당일(24시간 이내) 병용 처방 시, 메세지 제공

[약제] 약제마스터 DUR/CDSS관리 - 병용금기에 매달 병용금기고시 의약품 업데이트

[진료] 의사가 해당 의약품을 처방하게 되면 병용금기 안내팝업이 뜨며, 사유 필수입력

(2) 특정 연령대 금기 의약품

[약제] 약제마스터 DUR/CDSS관리 - 연령금기에 매달 연령금기고시 의약품 업데이트

[진료] 의사가 특정 연령대 금기 의약품을 처방하게 되면 연령금기 안내팝업이 뜨며, 사유 필수입력

(3) 임부금기 의약품

[진료] 환자정보 alert 창 화면에 임신 등록

[약제] 약제마스터 DUR/CDSS관리 - 임부금기에 매달 임부금기 고시 의약품 업데이트

[진료] 의사가 해당 의약품을 처방하게 되면 안내팝업이 뜨며, 사유 필수입력

(4) 동일성분 중복 의약품(보건복지부 고시)

[진료] 6개월 동안 동일성분 의약품의 투약일수가 214일을 초과 시, 메세지 제공

　㉮ 주성분 코드 기준으로 1~4(일련번호), 7(투여경로)째 자리가 동일한 경우

(5) 용량주의 의약품(1일 최대투여량)/투여기간주의 의약품(최대투여량)

[약제] 약제마스터 DUR/CDSS관리 - 용량/투여기간주의에 매달 고시 의약품 업데이트

[진료] 의사가 해당 의약품을 기준이상 처방하게 되면 안내팝업 제공(경고성 팝업)

(6) 비용효과적인 함량 사용대상 의약품

[약제] 약제마스터에 고함량 권장 의약품(원내, 원외) 등록

[진료] 의사가 해당 의약품을 저함량제제로 처방시 안내팝업이 뜨며, '예'를 누르면 고함량제제로 자동 변경되고, '아니오'를 누르면 예외사유입력창이 뜨고 사유선택시 처방 가능

(7) 분할주의 의약품

[약제] 약제마스터 '약품기본정보' 화면에 '분할불가'를 체크하고 분할불가 사유와 동일성분약 목록을 입력

[진료] 의사가 해당 의약품을 분할 처방하게 되면 안내 팝업이 뜨며, 제공하는 추천약품 목록 중 선택하는 약제로 자동 변환이 가능

(8) 노인주의 의약품

[약제] 약제마스터 DUR/CDSS관리 - 연령경고에 매달 고시 의약품 업데이트

[진료] 의사가 해당 의약품을 65세 이상 노인에게 처방하게 되면 안내 팝업 제공

2) 처방전간 교차 점검

(1) 동일성분 중복처방 의약품

※ 외래 원외 · 원내 및 퇴원약 처방 · 조제 점검결과
- 30일 이내 : 요양기관내 처방전간 중복처방 정보 미제공
- 31일 이상 : 요양기관내 처방전간 중복처방 정보 제공

※ 타의사의 경우에는 1일 이상 처방전간 중복처방 정보를 제공

- 주성분 코드 기준으로 1~4(일련번호)자리가 동일한 경우
- 급여/비급여 모두 포함

(2) 병용금기 의약품

심평원DB에 병용금기로 등록된 의약품에 대하여 병용 처방 시, 메세지 제공

- 식품의약품안전처 고시에 의거 함께 사용하면 부작용 발생 등의 우려가 있는 의약품에 대해 처방전 간 점검 실시
- 의사가 해당 의약품을 처방하게 되면 안내팝업이 뜨며, 사유 필수 입력

(3) 효능군 중복 의약품

식품의약품안전처 공고에 의거 동일한 약물 효능 또는 동일한 약물 계열에 속하는 의약품이 함께 투여되는 경우 안내 메세지 제공

04

Chapter + + +

입원 및 외래환자를 위한 업무

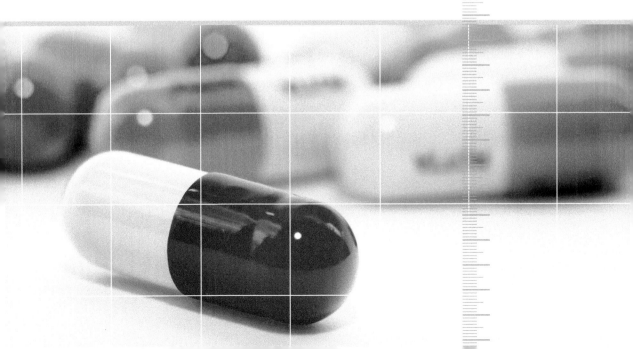

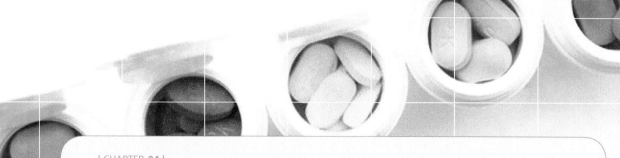

01

입원환자를 위한 업무

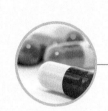

실·습·목·적

● 입원조제파트 업무에 대해 이해하고 입원환자 및 퇴원환자의 처방검토 및
조제, 감사 업무를 습득하며 복약지도를 이행하도록 하여 병원약국 환자약
료업무의 기본을 익힌다.

Check List

 처방 발행 및 접수되는 흐름을 이해하고, 정규, 추가, 긴급 처방의 차이에 대
해 알 수 있다.

처방 발행 및 접수되는 흐름을 이해하고, 정규, 추가, 긴급 처방의 차이에 대
해 알 수 있다.

발행된 입원환자 처방전의 내용을 파악하고, 처방내역의 수정해야 할 사항이나
의문사항을 확인하는 연습을 통해 "약물요법의 적정성 평가방법"을 익힌다.

입원조제파트 조제업무의 흐름을 이해하고, 조제 원칙 및 기본 조제 방법에
대해 습득한다.

 환자의 약물치료에 필요한 정보를 수집하고, 환자에게 기본적인 복약지도
수행을 할 수 있도록 익힌다.

입원환자(inpatient)란 진단, 치료를 위해 병원에 입원한 환자로 입원조제파트에서는 본원의 성인 입원환자를 대상으로 24시간의 의약품 제공을 위한 업무가 이루어지고 있다. 입원환자에 대한 처방을 접수 받아 검토, 조제, 감사하여 불출하며 올바른 약물 복용을 위해 특정약물 복용환자와 장기이식 환자를 대상으로 복약지도를 담당한다.
또한 입원환자 퇴원 시 퇴원처방에 대한 검토, 조제 및 감사가 이루어지며, 정규퇴원 환자를 대상으로 복약지도를 시행하고 있다.

1. 성인 입원환자를 위한 업무

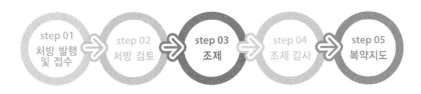

처방 발행 및 접수

각 병동에서 처방을 입력하면 입원조제파트에 처방정보가 전달된다.

1) 정규처방

• 정규처방 : 정규마감시간 전까지 입력한 처방

> 본원의 경우 오전 4시까지 입력한 처방으로 일부병동(중환자실, 정신건강의학과 병동 등)을 제외하고는 전병동 UDS로 약국에서 병동으로 배송한다. 오후 2시 이전까지 배송되어 당일 저녁과 익일 아침, 점심까지 투약하는 것으로 한다.

✚ UDS(Unit Dose System)
1회분 조제방식으로 처방된 약을 환자별 medication cassette 안에 조제하여 투약하는 시스템

(1) UDS 조제 병동

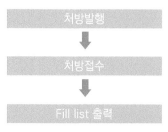

処방발행

↓

处方접수

↓

Fill list 출력

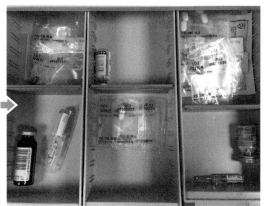
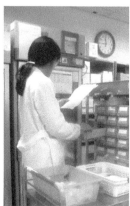

+ [조제] UDS filling

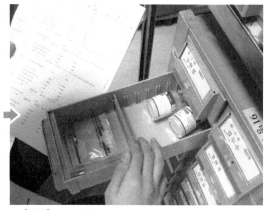

+ [감사] UDS 감사

(2) 비UDS 병동(중환자실, 정신건강의학과 병동 등)

처방발행

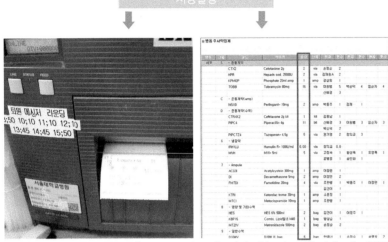

+ [경구외용약 접수 및 조제] 투약봉투에 라벨을 붙여서 해당 의약품을 담는다.

+ [주사약 접수 및 조제] 집계표에 나와있 는 의약품의 총 수량을 챙긴다.

[감사] 개인별 투약과 화면처방감사

2) 추가처방

• 추가처방 : 정규마감시간 이후 입력한 처방

> 본원의 경우 2시간 간격으로 추가마감 처리를 하며 처방 접수 후 검토, 조제,
> 감사하여 투약함으로 투약한다.

처방발행

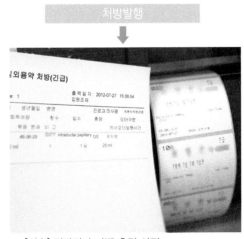

+ [접수] 처방전과 라벨 출력 사진

41

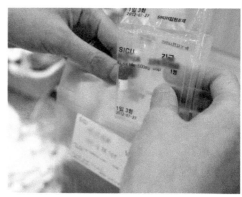

✚ [조제] 투약봉투에 조제

[감사] 개인별 투약과 화면처방감사

3) 긴급처방

- 긴급처방 : 병동에서 환자에게 응급으로 투여하기 위해 입력한 처방

  본원의 경우 처방 입력 시 약 3분 이내에 약제부로 자동 접수, 출력된다. 우선적으로 조제하여 투약되므로 응급상황인 경우에 한하여 입력하는 것을 원칙으로 한다.

4) 야간 처방

- 야간에 입력한 처방

  본원의 경우 오후 6시부터 익일 오전 7시 사이에 접수된 처방으로 추가처방과 긴급처방으로 접수된다.

처방 검토

처방검토란 의사에 의해 발행된 처방전의 내용을 검토하는 절차를 말하며, 의문점이나 정정을 요하는 문의사항이 있는 경우 정해진 절차에 따라 처방의에게 문의하는 과정을 포함한다. 경우에 따라서는 처방 검토와 감사가 같이 이루어질 수도 있다.

1) 처방 사전 검토

(1) 약제 CDSS (Clinical decision support system, 임상의사결정지원 시스템)
처방 입력 시 병용금기, 특정연령대 금기, 임부금기, 동일성분 중복처방, 용량주의, 비용효과적인 함량 사용 등의 항목을 검토할 수 있도록 한다.

(2) 신기능에 따른 용량 확인
HIS 처방검토화면에서 환자를 선택한 후, BUN, Scr 수치를 확인하여 신기능에 따른 용량이 적절한지 검토한다.

(3) 지참약 확인
지참약이란 입원 시 환자가 가지고 온 의약품을 총칭한다.

2) 처방전 검토

(1) 처방전 형식
① 원내 처방전

경구 및 외용약 처방(긴급)

병동명: ○○   출력일자: ○○○○-○○-○○
투약일: ○○○○-○○-○○   입원조제

No	호실 코드 PRN	환자ID 보험	환자명 약품명 상세경로	성별 용법	체중 1회 투여량 묶음	생년월일 분쇄	병명 횟수 비고	일수	진료과의사명 총량	케톤식직원감염 오더구분 의사오더발행시간
1	20호	○○○	○○○	50세/M		61-6-17	○○		○○○	
	ITP		Itopride 50mg P.O		1 tab		3	1일	3 tab	
				tid ac						

+ [원내 처방전 예] 환자명, 환자등록번호(ID), 생년월일, 성별, 발행의사명, 병명기호, 약품코드, 약품명, 규격 단위, 1회 용량, 용법, 투여경로, 처방일수를 기재해야 한다.

② 마약 처방전

마약/향정-경구 및 외용 처방(긴급)

병동명: ○○   출력일자: ○○○○-○○-○○

투약일: ○○○○-○○-○○   입원조제

No	호실 코드 PRN	환자ID 보험	환자명 약품명 상세경로	성별 용법	체중 1회 투여량 묶음	생년월일 분쇄	병명 횟수 비고	일수	진료과의사명 총량	케톤식직원감염 오더구분 의사오더발행시간
1	17호	○○○	○○○	45세/M		67-3-23	○○		○○○	
	주소: ○○○ ○○○ ○○○								[의사면허 제○○호] 의사 서명	
마	FT25		**Fentanyl TTS 25mcg**	1 ea			1	1일	1 ea	
			Patch	Ut dict prn						○○○○-○○-○○

✚ [원내 마약 처방전 예] 원내 기재사항에 추가로 환자의 주소, 발행의사의 서명을 기재해야 한다.

(2) 처방 내용

출력된 라벨과 환자 정보(성별, 나이 등), 진료과, 처방의사, 병명기호를 비교하여 검토한다.

① 용량 확인
- 상용량인지 확인한다.
- 정제의 경우 1/2정, 1/4정 이외의 정수로 떨어지지 않는 단위로 처방되는 경우는 round-up을 유도한다.
- 경구약의 1회량이 3정 이상인 경우 확인한다.

② 용법 및 일수 확인
- 입원환자의 경우 1일 처방이 원칙이며, 필요한 경우 투약한도 내에서 일자를 변경할 수 있다.
- 1일 이상의 처방일수로 처방되는 약의 확인

구분	발생 가능한 의약품 혹은 계열
1회 투여(반복 시 확인 필요)	Clotrimazole 500mg 질정, Sertaconazole 질정 (효과가 없는 경우 1주 후에 반복할 수 있음. 매일 투여되지 않도록 함)
중복처방	- 흡입기, Calcitonin Nasal Spray - 인슐린 계열 - 연고제 등 다회 사용 외용제
1주 간격	- Alendronate 70mg정 - Risedronate 35mg정, Pegintron 주사, Pegasys 계열주사 - Darbepoietin 계열 주사
1개월 간격	Ibandronate 150mg정(원외)
3개월 간격	Ibandronate 3mg 주사
1년 간격	Zoledronic acid 5mg 주사
1주 2~3회 투약	- Bactrim정(간이식의 경우) - Iron sucrose(VFR100) 주사 1주 2~3회
3~5일 요법 투약	- Azithromycin 500mg qd 3일, 500mg 1일 → 250mg qd 4일
7일 이내 투약	Ketorolac 정(주사는 2일)
(퇴원 처방 시) 매일 투여될 때 확인해야 하는 약	- Fentanyl Patch(3일 간격 투약) - Sumatriptan정, Cafergot정, Naratriptan정
1회 loading dose로 사용되는 용량 (2일 연속 처방되면 확인 필요)	- Clopidogrel 4~8정 /day - Aprepitant 125mg정(125mg 1회 투여 후 80mg으로 2일 투여)

③ 투약경로 적절성 확인

• 원내에서 처방 가능한 경구용 의약품 중에서 약제학적 특징으로 분할,
  분쇄해서 조제하지 않는 의약품 처방시 확인한다.

  분할, 분쇄 불가 의약품을 처방할 경우 안내팝업으로 대체 가능한 의약품 목
  록이 제시되므로 그 중에 선택할 수 있다.

  분할, 분쇄 의약품이 처방되어 접수된 경우, 주치의에게 연락하여 처방 변경
  을 유도하고 문의 내역에 내용을 기록한다. 오더 보류 시 PULV 불가약물 사
  유로 입력한다.

④ 투약단위 확인

• 제형에 맞는 투약 단위를 확인한다.

> 투약 단위가 실제 투여시 정확한 용량이 불가할 경우, 이를 병동에 알리고 오
> 더 변경을 유도한 후 오더 보류 시 용법, 용량, 단위 오류 사유로 입력한다.

> 예) Lactulose pack제제 20mL 처방 시 처방전과 투약라벨에는 1,333pkg로
> 나옴.

> - 병 포장형 액제인 Lactulose syrup과 package형 액제인 Lactulose
> 15mL/pkg pack의 투약단위 오류이다. Lactulose pack 제제인 경우
> pkg 단위로 처방해야 하지만 mL로 처방했기 때문에 오류가 발생한다.

• 정제의 경우, 상용량 범위 내에서 정수 단위로 투약하는 것을 원칙으로
하며 예외적인 사유로 일반적으로 사용되지 않는 단위로 투약이 이루
어질 경우 문의 내역에 사유를 입력한다.

(3) 처방 Protocol 검토

본원에서는 간호본부와 협의된 일부 외과 병동에 대해 수술 전, 후 투약되
는 항생제의 처방 검토를 통해 중복된 처방에 대해 약가를 보류한다.

약품명	1회 투여량	횟수	일수	총량	오더 구분
Flomoxef 500mg	1000mg	3	1일	6via	Pre OP
Hemocoagulase 1KU	1mL	2	1일	2amp	Pre OP
Famotidine 20mg	1via	2	1일	2via	Pre OP
D5W 50mL	1btl	2	1일	2btl	Pre OP
Flomoxef 500mg	1000 mg	3	1일	6via	보류-Post OP
Hemocoagulase 1KU	1mL	2	1일	2amp	보류-Post OP
Famotidine 20mg	1via	2	1일	2via	보류-Post OP
D5W 50mL	1btl	2	1일	2btl	보류-Post OP

> 한 환자 처방에 수술전(Pre OP)과 수술 후(Post OP) 오더가 동시에 나온 경
> 우 Pre OP 오더에 이미 1일분 처방이 되어 있기 때문에 Post OP 처방 보류
> 를 잡아 약이 불출되지 않도록 한다.

3) 문의 처리 및 문의내역 확인

(1) 문의 처리
① 해독이 어렵거나 부정확한 처방은 반드시 처방의 혹은 담당 간호사에게 확인한다.
② 처방문의 후에 그 내용을 HIS 문의내역에 기록한다.

(2) 문의 내역 확인
• 문의내역의 상세내용 : [문의내역 관리] 화면
• 처방 검토하여 보류한 처방 : [문의내역 조회] 화면

STEP 03

조제
의사의 처방에 의해 환자에게 투약하기 위해 준비하는 과정으로, 안전하고 청결한 조제를 하도록 한다.

1) 마약류(마약 및 향정신성 의약품)의 조제

마약, 향정약 봉투에 1일 용량으로 조제하고 인수인계 장부를 출력하여 인수자 서명을 받고 불출한다.

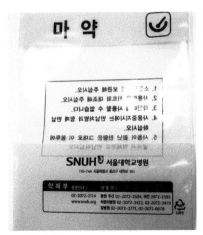

+ 마약 봉투

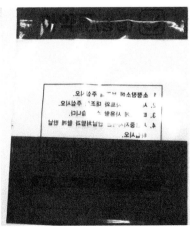

+ 향정약 봉투

마약 인수인계장부(마약류 불출대장)(정규)
(재원)

입원조제
오 더 일 : 2012-07-26

출력일자 : 2012년 07월 27일   출력시간 : 오전 09:47   Page : 1/10

시간	병동	코드	약품명	수량	단위	환자명	비고	인수자(AN)	인계자(Rph)
정규	034	FT25M	Fentanyl 25mcgMatrix	1	ea				
			--합계--	1					
정규	034	FT50M	Fentanyl 50mcgMatrix	1	ea				
			--합계--	1					
정규	037	CNZ	Clonazepam 0.5mg	1	tab				
정규	037	CNZ	Clonazepam 0.5mg	2.50	tab				
정규	037	CNZ	Clonazepam 0.5mg	1.50	tab				
			--합계--	5					
정규	037	LRZ05	Lorazepam 0.5mg	1	tab				
정규	037	LRZ05	Lorazepam 0.5mg	1	tab				
정규	037	LRZ05	Lorazepam 0.5mg	2	tab				
정규	037	LRZ05	Lorazepam 0.5mg	1	tab				
정규	037	LRZ05	Lorazepam 0.5mg	1	tab				
			--합계--	6					
정규	037	LRZ1	Lorazepam 1mg	1	tab				
			--합계--	1					

+ [경구 외용 마약 인수인계장부 예] 인수자 서명란에 서명 받고 불출

2) 제형별 조제

(1) 정제 및 캡셀제

아래의 내용에 따르되, 환자에 따라 예외를 적용할 수 있다.

① 처방 검토된 내용대로 조제하되, 의문사항이 있으면 처방 감사(검토) 약사와 상의하여 업무를 수행한다.

② 환자의 안전성을 고려하여 에이즈 감염환자의 경우는 의약품 원형 그대로 투약함을 원칙으로 하고 환자가 원하는 경우는 1/2 조제 또는 산제 조제를 할 수 있다.

③ 조제자의 안전성을 고려하여 조제자에게 위험한 약물 또는 항암제의 경우 주의하여 조제한다.

✦ 조제자에게 위험한 경구용 약물(Hazardous drug)

계열	약물
면역 억제제	Cyclosporin, Mycophenolate, Tacrolimus, Azathioprine
전립선 치료제	Finasteride
단백동화 호르몬	Testoterone
비타민A 합성 유도체	Isotretinoin, Tretinoin
Estrogen 효능-길항제	Raloxifene
Estrogens	Estradiol
항바이러스제	Lamivudine, Zidovudine, Abacavir, Atazanavir, Didanosine

✦ 경구용 항암제 List

연번	약품명	용량	제형
1	Anastrozole	1mg	Tab
2	Bicalutamide	50mg	Tab
3	Busulfan	2mg	Tab
4	Capecitabine	150mg, 500mg	Tab
5	Chlorambucil	2mg	Tab
6	Cyclophosphamide	50mg	Tab
7	Dasatinib	50mg, 70mg	Tab
8	Erlotinib	100mg, 150mg	Tab
9	Etoposide	25mg	Cap
10	Everolimus	5mg, 10mg	Tab
11	Gefitinib	250mg	Tab
12	Hydroxyurea	500mg	Cap
13	Imatinib mesylate	100mg	Tab
14	Lapatinib ditosylate	250mg	Tab
15	Letrozole	2.5mg	Tab
16	Melphalan	2mg	Tab
17	Mercaptopurine(6-)	50mg	Tab
18	Methotrexate	2.5mg	Tab
19	Sorafenib	200mg	Tab
20	Sunitinib	12.5mg, 25mg, 50mg	Cap

21	Tamoxifen citrate	10mg, 20mg	Tab
22	Tegafur/Glimeracil/Oteracil Potassium	20/5.8/19.6mg, 25/7.25/24.5mg	Tab
23	Temozolamide	20mg, 100mg, 250mg	Cap
24	Thalidomide	50mg	28cap/box
25	Thioguanine	40mg	Tab
26	Tretinoin	10mg	Cap
27	UFT-E	Tegafur 100mg / Uracil 224mg	0.5g/pkg

HIV 의약품 또는 항암제 1회 복용량 포장 과정

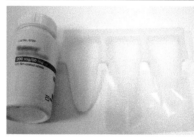

+ 의약품 및 약주걱 준비   + Pile packer

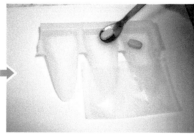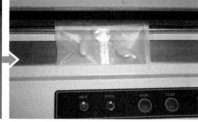

+ 의약품을 1회 복용량씩 분포   + Pile packer 이용하여 의약품 포장

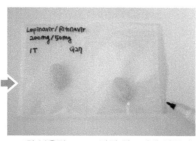

+ 1회 복용량으로 포장된 약포지에 약품명과 수량, 조제 날짜를 기록

④ 정제의 혼합투여

㉮ 함량 2종 이상인 정제에 있어서 1회 복용량을 정제로만 혼합하여 가능하면 정제로 투약한다.

　예) Warfarin 7mg 조제 : 5mg 정제 1정 + 2mg 정제 1정

㉯ 동일한 의약품 제형 혼합투여

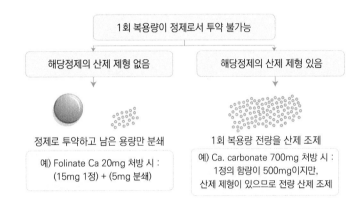

```
                  1회 복용량이 정제로서 투약 불가능
                 /                              \
     해당정제의 산제 제형 없음          해당정제의 산제 제형 있음
```

정제로 투약하고 남은 용량만 분쇄

예) Folinate Ca 20mg 처방 시 :
　　(15mg 1정) + (5mg 분쇄)

1회 복용량 전량을 산제 조제

예) Ca. carbonate 700mg 처방 시 :
　1정의 함량이 500mg이지만,
　산제 제형이 있으므로 전량 산제 조제

> ✦ Warfarin은 2mg, 5mg 두 가지 함량이 있으므로 7mg 조제 시 산제 조제하지 않고 정제로만 조제 가능하다.

⑤ 분할 투여

㉮ 캡셀제이면서 1회 복용량이 1/2캡셀인 경우는 산제 조제한다.

㉯ 1회 복용량이 1/2정인 정제인 경우

• Cutter기나 cutter 가위를 이용하여 분할 조제할 수 있다.

• 나정이나 당의정은 환자가 원하는 경우에는 산제로 변경하여 투약할 수 있다.

Cutter기를 이용한 정제 분할

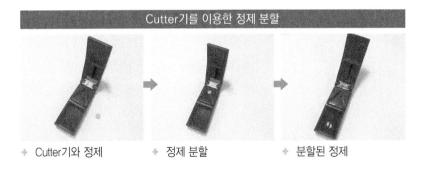

✦ Cutter기와 정제　　✦ 정제 분할　　✦ 분할된 정제

⑥ 분할 투여 예외 약물

의약품 안전성과 약효를 고려하여 장용정, 서방정, 흡습성이 있는 정제의 경우는 분할 조제나 분쇄를 하지 않으나, 흡습성이 있는 정제의 분할 투여 필요 시 복용직전에 분할 또는 분쇄할 수 있다.

(2) 액제 등

액제 등이라 함은 정제, 캅셀제, 산제, 주사제를 제외한 내용 액제, 외용 액제를 통칭한다.

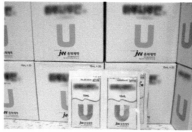

+ 1회 포장형 액제

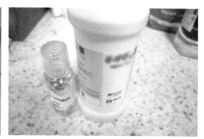

+ 병 포장형 액제

- 1회 포장형 액제 : 투약봉투에 총 수량대로 조제한다.
- 병 포장형 액제 : 총 mL 수를 확인 후 적절한 투약병을 선택하여 충진하고 투약컵 겸용 마개로 닫는다.

① 항생제 Dry syrup 조제
- 항생제 Dry syrup 제제의 약용량과 평량치 관계를 숙지하며, 유효기간 범위 내에서 조제한다(소아환자를 위한 업무의 '건조시럽 조제' 참고).

② 내용 액제
- 색깔, 점도가 유사한 경우 주의하여 조제한다.
- 현탁 액제는 투약병에 담기 전 충분히 흔들어 균질화하고, 마개가 잘 맞는지 확인한다.
- 조제한 시럽은 조제일자를 시럽병에 기재하여 유효기간을 넘기지 않도록 주의한다.

③ 외용 액제
㉮ 외용 액제 종류
- 함수용 외용제(Gargling제제) : 구강 소독용 외용제
- 소독용 외용제 : 일반 소독용 외용제
- 안과용 외용제 : 안연고, 안용액
- 이비인후과용 외용제 : 이비인후과연고, 이비인후과용액

• 피부과용 외용제 : 일반 연고제 및 외용액제

• 모발용 외용제 : 모발에 적용하는 외용제

• 흡입제 : 비강 또는 기도로 흡입하는 외용제

• 좌제 및 질정제 : 항문 및 질에 삽입하는 외용제

㉯ 외용 액제의 조제

• 외용약 봉투를 사용하여 조제한다.

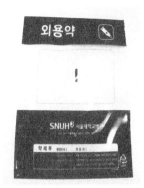

✛ 외용약 봉투

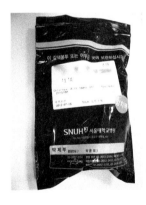

• 차광을 요하는 경우 차광봉투에 넣어주고 외용 또는 양치액 등 스티커를 붙여준다.

✛ [Chlorhexidine 조제] 차광봉투에 넣고 양치액 스티커를 붙인다.

• 원액을 희석하여 조제하는 Gargling제제

- Povidone Iodine gargle(1%)은 100mL당 원액 13.3mL를 넣고 멸균 증류수로 총량을 맞춘다

- Nystatin gargle(1:5000)은 100mL당 원액 5mL를 넣고 멸균 증류수로 총량을 맞춘다.

가글 만드는 과정

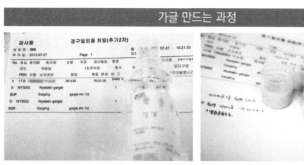

+ 처방을 확인하여 적절한 크기의 투약병을 선택한다.

+ 필요한 원액량을 계산하여 취한다.

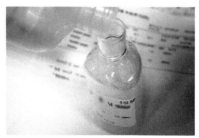

+ 멸균 증류수로 총량을 맞춘다.

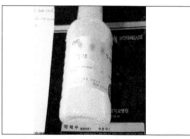

+ 차광을 요하는 경우 차광봉투에 넣어주며 양치액 스티커를 붙여준다.

- Gargling 제제 중 무균 조제 요청 시에는 제제실로 조제요청서와 gargling 제제 원병을 보내서 무균 조제한다.

(3) 주사제

① Vial 및 ampule 제제

㉮ 주사약 봉투에 ampule과 vial이 부딪쳐 파손되지 않도록 주의하여 조제한다.

: 같은 라벨에 ampule과 vial제제가 함께 처방 나왔을 경우 ampule제제는 따로 봉투에 넣어 주사약 봉투에 같이 넣어준다.

㉯ 용량이 2종 이상 있는 경우, 성분명이 유사한 경우 주의하여 조제한다.

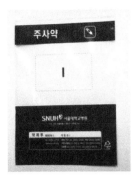

+ 주사약 봉투

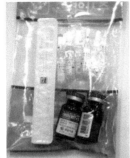

+ 주사약 봉투에 ampule과 vial 담은 예

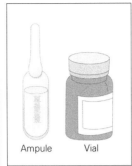

Ampule　　　　Vial

② 냉장 냉동약

　㉮ 냉장약 봉투에 따로 구분하여 조제한다.

　㉯ 냉장 또는 냉동 의약품은 조제하여 병동 투약함이 아닌 냉장 또는 냉
　　동실에 보관하고 투약 시에 꺼내어 불출한다.

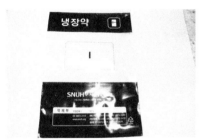

+ 냉장약 봉투

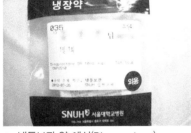

+ 냉동보관 약 예시(Dinoprostone)

3) ATC (Automatic tablet counting & dispensing) 조제

(1) ATC 조제

의약품을 1포에 포장하여 오염 노출을 최소화하여 안전하고 청결하게 조제하며, 환자가 복용하기 편리하도록 조제하는 것을 말한다.

- 의약품이 각각 1포에 포장되는 unit dose package와 용법이 동일한 의약품이 1포에 포장되는 one dose package가 있으며 병동(산과, 안과, 이비인후과 병동)의 특성에 따라 선택하여 조제한다.

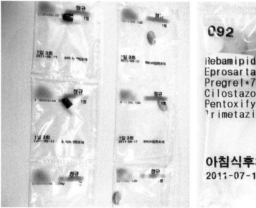

+ Unit dose package

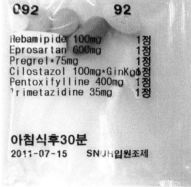

+ One dose package

(2) ATC 조제 절차

① ATC 조제 대상 의약품은 ATC 의약품으로 등록되어 있는 경우로 한다.
  (ATC 등록 예외 의약품 : 마약, 향정신성 의약품, 흡습성 있는 의약품 등)

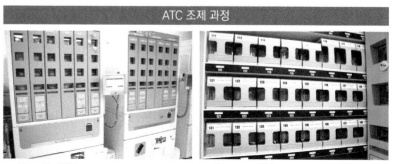

ATC 조제 과정

+ Cassette 외부

+ Cassette 내부

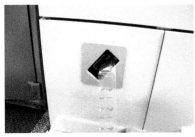
+ 조제된 ATC

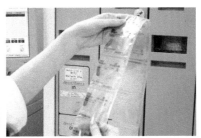
+ 조제 감사

② ATC 조제 대상 의약품이 아닌 경우 ATC 수동 조제 또는 DTA(또는 STS)를 이용한 조제도 가능하다.

+ DTA
Detachable Tablet Adapter

+ STS
Special Table System

DTA(또는 STS) 조제 과정

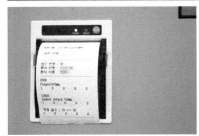
+ STS 조제용 라벨

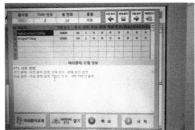
+ STS 열기 버튼 누름

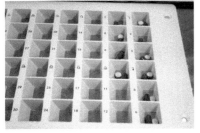
+ 의약품 넣고 조제 재시작

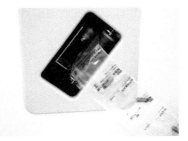
+ 조제된 ATC

(3) 약품관리 자동화 시스템(ACCUPHARM)의 도입

HIS 프로그램과 연동되어 전문 의약품, 특별 관리 의약품 등으로 자동인식, 분류, 적재, 관리하고 그 결과를 데이터로 정확하게 보관, 관리하는 전자동 무인약품 관리시스템으로, 병원 내에서 사용되는 의약품의 정확한 관리, 안전재고관리, 자동선입선출 관리, 능률적인 공간 활용을 통해 약국 운영의 경제적 효율을 극대화하고자 한다.

4) UDS (Unit Dose System) 조제

(1) 조제 과정

① 해당병동의 약품 집계표를 보고 필요한 의약품(경구, 외용, 주사약)을 챙긴다.

병동별 약품 집계표(정규)

오더일 : 2012-07-26
병 동 :

출력일자 : 2012년 07월 26일   Page : 1/1

병동	PULV	그룹	P	약코드	약품명	총량	1회량	단위	1회용량	함량단위	횟수
102		5		정제					0		0
			P	ADLSC	Andilac S cap	9	1	cap	1	cap	9
			P	CLAP	Cholin alphoscer.400	1	1	cap	400	mg	1
			P	LSP	Lansoprazole 30mg	3	1	cap	30	mg	3
			P	LSPL3	LansoprazoleLFDT30mg	3	1	tab	30	mg	3
			P	RNT	Ranitidin 150mg	4	1	tab	150	mg	4
			P	VITC1	Ascorbic acid 1g	2	1	tab	1	g	2
		2		내용수제등					0		0
				AAPS	Acetamino sy 32mg/ml	40	10	ml	320	mg	4
				AAPS	Acetamino sy 32mg/ml	39	13	ml	416	mg	3
				BZD	Benzydamine 0.15%	500		ml	500	ml	1
				CMC2S	Rhinathiol sy 2%	39	13	ml	260	mg	3
		3		외용수제등					0		0
				CHIG100	Chlorhexi 0.1% 100ml	4		btl	100	ml	4
				FTCHA	Fluticaso nebule 2ml	2	1	amp	2	mg	2
				IPTPU	Ipratropium Br 2ml	2	1	amp	500	mcg	2
				SBTH3	Salbutamol 2.5mg neb	3	1	amp	2.5	mg	3
		4		Pack제제					0		0
				SCFU	Sucralfate 15ml	3	1	pkg	15	ml	3
		8		병동비품 검사약					0		0
				TM	Terramycin+3.5g	5		tub	3.5	g	5
		5		정제					0		0
	PULV			ABR3	Ambroxol 30mg	3	1	tab	30	mg	3
	PULV			BSPL	Bisoprolol 5mg tab	1	1	tab	5	mg	1
	PULV			BSZ	Beszyme+	2	1	tab	1	tab	2
	PULV			IBPA	Ibuprofen/Arginine	3	1	tab	1	tab	3

② Fill list를 보고 환자 개인별 bin에 경구, 외용, 주사약을 충진한다.

UDS Fill-List

오더일자 2012-07-26   정규   출력일자/시간 : 2012-7-26
병 동 재원환자
                                            Page : 1

간호팀	병실	병동	환자명	환자번호	나이/성별	입원일자		진단명				
	보험	약품코드	약품명		두여량	횟수	총량	Pulv	PRN	오더구분	병용배식/재고	마감
A	13				48세/F	2012-06-20	T141 laceration					
경구외용약												
		ACS200	Acetyl Cysteine200mg		1 cap	3	3cap					정
		LSPL3	LansoprazoleLFDT30mg		1 tab	1	1tab					정
		ABR3	Ambroxol 30mg		1 tab	3	3tab	Pulv				정
		MSPRD	Mosapride 5mg tab		1 tab	3	3tab	Pulv				정
		AAPS	Acetamino sy 32mg/ml		10 ml	4	40ml					정
주사약												
		ENXP60	Enoxaparine60mg/0.6		1 srg	1	1srg					정
A	14				42세/M	2012-07-24	H6690 chronic otitis media, U					
경구외용약												
	S	IBPA	Ibuprofen/Arginine		2 tab	3	6tab					정
		STLNT	Stillen tab		1 tab	3	3tab					정
	D	ADLSC	Andilac S cap		1 cap	3	3cap					정
		RNT	Ranitidin 150mg		1 tab	2	2tab					정
주사약												
		CTRX2	Ceftriaxone 2g kit		1 kit	1	1kit					정

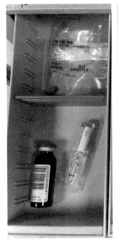

경구 · 외용제
주사제

✛ UDS bin에 충진된 의약품 예

③ 냉장보관약은 보냉 은박봉투에, 마약 등 인수인계약은 별도의 UDS bin
   에 넣는다.

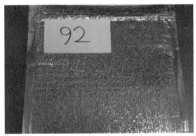

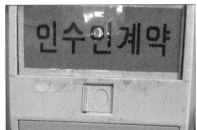

✛ 보냉 은박봉투   ✛ 인수인계약 bin

④ 병동별 인수인계 List를 확인한다.

✛ [Unit Dose System과 병원약사의 역할]

UDS는 drug distribution과 clinical pharmacy service의 요소가 함께하는 투약시스템이다. 약물요법의 발달
과 전산화된 병원시스템, 자동화기기, 제약산업의 발달, 약대 6년제 실시 등은 앞으로도 drug distribution 시
스템에 많은 변화를 가져올 것이고, 이에 따라 병원 약사의 역할도 계속 변화할 것이다. 나날이 복잡해지고
다양해지는 약물요법은 여전히 중요한 약사의 역할을 하도록 하겠지만, 정확하고 안전하게 약물이 조제되고,
완전하게 distribution 되는 것은 clinical services 이전에 필수적으로 선행 되어야 한다. UDS에서 임상서비
스를 증진시킬 수 있는 기회가 과거보다 많은 것은 사실이지만 우리 나라의 경우, 투약 오더에 대한 약사의
intervention이 미국보다는 어려운 환경이다. 미국과 같은 수준의 임상서비스를 고려하기에는 미흡하지만 의
약분업의 시행으로 입원환자의 투약서비스를 개선하고 병원약사의 역할변화를 시도할 수 있는 중요한 업무
중 하나가 UDS 시행이다. UDS 개발 역사에서도 보듯이, UDS는 다른 임상약제 서비스의 개발과 발달에 기본
이며 임상 서비스 이전에 완전하게 시행되어야 하며, 병원약사의 역할변화의 항목으로 능동적이고 완전하게
시행되어야 하는 약제업무이다.

(2) UDS의 장점

환자 측면

① 환자에게 포장된 상태로 투여되기 때문에 조제-운반-투약 시의 오염의 가능성을 줄일 수 있다.

② 복용된 약에 대해서만 약가를 조정하므로 약가가 정확하다.

③ Single unit package로 개별 약물의 약동학적 특성에 따라 최적 시간에 투여 받을 수 있다.

약제부 측면

① 환자별 투약 내역(patient medication profile, PMP)의 유지 및 관리로 인하여 동일 의약품의 이중 처방, 유사 의약품의 동시 처방, 약물 상호작용, 과소·과대용량 등의 처방 감사가 용이하다.

② 병동에서 환자를 위해 의사와 간호사가 협력하여 효과적인 약물요법 및 복약지도를 수행할 수 있다.

③ 약제 업무의 전산화 및 자동화를 원활히 할 수 있다.

④ 반납처방의 기록 및 처리, 반납약의 해체에 소요되었던 시간을 줄일 수 있다.

⑤ 조제과오를 줄일 수 있다.

⑥ 병동 비품약품의 유효기간 경과, 누장 등을 예방할 수 있다.

⑦ 약사의 활동 범위가 의사의 처방에서 환자의 투약 시간까지 연장되어 전반적인 의약품의 관리와 사용에 대한 monitoring이 이루어진다.

⑧ 환자에게 투여되었던 포장 그대로 반납되므로 재활용이 가능하다.

의사 측면

① 약물요법에 대해 약사와 이중감사가 가능하다.

② 약물요법에 대한 정보를 얻기가 용이하다.

③ 환자의 처방 변경 시 투약되지 않은 약에 대한 반납처방의 건수를 최소화할 수 있다.

간호단위 측면

① 환자 투약관련 시간이 감소한다.

② 간호사의 환자 직접 간호율을 높인다.

③ 1회 복용량으로 조제되므로 환자 투약 시 발생했던 과오를 줄일 수 있다.

④ 응급약 이외에는 병동 비품을 최소화하여 투약에 필요한 면적을 병동에서 이용할 수 있다.

⑤ 반납에 소요되었던 업무시간을 줄일 수 있다.

병원 측면

① 조제 시의 약봉투, 라벨, 병동에서 투약 시의 약포지에 대한 사용량이 최소화되고, 반납약의 재활용이 최대화되므로 전체적인 투약관련 제비용이 감소하여 경제적이다.

② 환자 퇴원 시 약가 조정이 신속하고, 용이하다.

STEP 04 조제 감사

환자의 안전을 위해 처방내용과 조제된 의약품(실물 및 수량)을 재확인하여 정확한 투약이 이루어지도록 한다.

① 처방전과 조제된 약의 환자명 및 환자등록번호를 확인한다.

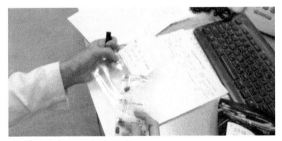

✛ 처방전과 조제된 약

② Step 2(처방 검토)에 따라 처방전을 재검토한다.

③ 조제 봉투에 부착된 라벨의 정확성을 확인한다.
  • 처방전 내용과 일치 여부
  • 냉장, 냉동, 차광 등의 보관조건 표시 정확성 여부

④ 약의 내용을 확인한다.

⑤ 조제 감사 후에는 처방전 혹은 HIS프로그램에 확인 서명한다.

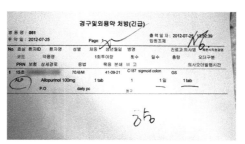

+ 3중 감사 사인

| 감사 후 감사일지를 작성하여 반복되는 조제오류를 줄이도록 한다.

감 사 일 지

						계장	과장

20___년 ___월

날짜	처방구분	처방내용	조제과오내용	조제자	감사자	전달	과오확인	비고
						구두/SMS		
						구두/SMS		
						구두/SMS		
						구두/SMS		
						구두/SMS		
						구두/SMS		

+ [UDS 감시일지] 날짜, 처방구분, 처방내용, 조제과오내용, 조제자, 감사자, 전달(구두/SMS), 과오 확인란에 해당 사항을 기록한다.

STEP **05**

복약 지도

복약지도란 환자가 약물요법을 받을 때 복용하는 약에 대한 효능과 용법, 부작용 및 주의사항 등에 대하여 처방 지시대로 복용할 수 있도록 설명함으로서 복약이행도를 높이는 것이다.

1) 복약지도 기본자세

• 환자에게 단정한 용모와 태도를 유지하며 정중하고 친절하게 상담한다.
• 환자의 비밀을 보장하고, 환자의 프라이버시를 침해하지 않는다.
• 복약상담 관련 전문지식을 갖추고 상담기술 향상을 위해 노력한다.

2) 복약지도 내용

- 효능 : 의료진간의 신뢰관계 유지를 염두에 두고 적절히 효능을 설명한다.
- 약물 부작용 : 약물 복용으로 인해 나타날 수 있는 주요한 부작용을 설명하고, 환자가 대응할 수 있도록 안내한다.
- 용법 : 복용횟수, 복용법, 복용시간 등을 설명한다.
- 주의사항 : 치명적이거나 비가역적인 이상반응으로 인한 약화사고로 악화될 가능성이 있는 부분에 주의하도록 안내하고, 임신부, 수유부, 고령자, 소아에 대한 복약상담에는 특별히 주의한다. 의약품 보관상의 주의사항도 설명한다.

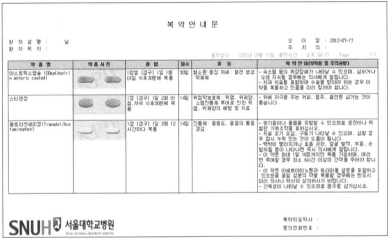

✤ [복약안내문 예시] 약품명, 약품 사진, 용법, 일수, 효능, 복약안내 내용이 출력된다.

3) 입원환자 복약지도

(1) 특정약물 사용 환자

본원에서 지정한 특정약물인 warfarin과 흡입기 사용 환자를 대상으로 한다.

① Warfarin
- Warfarin 처음 복용 환자에 대한 복용 교육 및 부작용 안내

• ACS 의뢰 환자에 대해서 안전하고 효과적인 warfarin 복용을 위한 용량 조정

✚ ACS(Anticoagulation Service)
담당의사가 의뢰한 항응고 치료 중인 환자를 대상으로 warfarin에 관련된 교육을 실시한다.

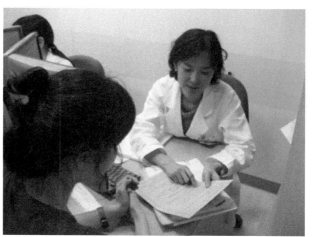

✚ ACS 복약상담 모습

② 흡입기
• 흡입기 처음 사용 환자에 대한 사용법 및 주의사항 설명

(2) 장기 이식환자
① 이식수술 후와 퇴원시에 두 차례 복약상담을 시행한다.
② 간이식 환자 단체교육은 장기이식센터 주관으로 매주 수요일에 약사, 영양사, 장기이식 코디네이터가 참여하며, 간이식 후 처음 면역억제제 복용을 시작하는 환자들을 대상으로 한다.
③ 이식 수술 후 퇴원 시, 단체교육에서 설명 받은 면역억제제에 대해 잘 알고 있는지 다시 한 번 확인 후 환자의 복약이행도를 높이고자 복약스케줄표를 작성해 드린다.

(3) 기타
복약상담이 필요할 것으로 판단되는 경우 또는 담당의사의 의뢰가 있는 경우 시행한다.

2. 성인 퇴원환자를 위한 업무

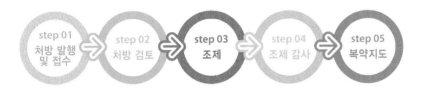

처방 발행 및 접수

각 병동에서 처방을 입력하면 입원조제파트에 처방정보가 전달된다.

1) 정규퇴원 처방

• 정규마감시간 전까지 입력한 처방

  본원의 경우 오전 7시 30분에 접수 마감하여 오전 9시까지 조제 완료하도록 한다.

2) 추가퇴원 처방

• 정규마감시간 이후 입력한 처방

  본원의 경우 8시 15분에 추가 1차 퇴원 접수를 받은 후 그 이후의 추가퇴원은 자동 긴급처리된다. 처방 입력 시 약제부로 자동 접수되어 처방전과 라벨이 출력된다.

처방발행

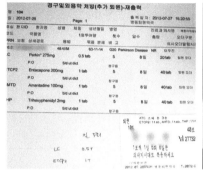 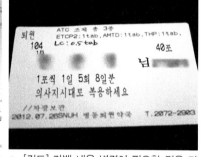

✦ [접수 및 검토] 처방전과 라벨을 출력하고 처방검토를 시행한다.   ✦ [검토] 라벨 내용 변경이 필요한 경우 라벨을 수정한다.

[조제] 라벨에 명시된 약물과 수량을 챙기고, 묶음조제 해야 하는 경우 시행한다.

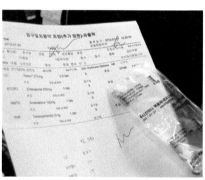 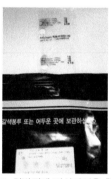

✦ [감사] 조제된 의약품을 감사하여 봉투에 넣고, 처방전에 감사사인을 한다.

처방 검토

처방 검토란 의사에 의해 발행된 처방전의 내용을 검토하는 절차를 말하며, 의문점이나 정정을 요하는 문의사항이 있는 경우 정해진 절차에 따라 처방의에게 문의하는 과정을 포함한다. 경우에 따라서는 처방 검토와 감사가 같이 이루어질 수도 있다. 전체적인 업무 내용은 성인 입원환자를 위한 업무와 동일하다.

1) 처방 사전 검토

(1) 약제 CDSS (Clinical decision support system)

(2) 신기능에 따른 용량 확인

(3) 지참약 확인

2) 처방전 검토

(1) 처방전 형식

(2) 처방 내용

① 용량 확인

② 용법 및 일수 확인

- 퇴원환자의 경우 30일 이내 처방이 원칙이며, 필요한 경우 투약한도 내에서 일자를 변경할 수 있다.

③ 투약경로 적절성 확인

④ 투약단위 확인

3) 문의 처리 및 문의내역 확인

STEP
03

조제

의사의 처방에 의해 환자에게 투약하기 위해 준비하는 과정으로, 안전하고 청결한 조제를 하도록 한다.

1) 마약류(마약 및 향정신성 의약품)의 조제

- 총 투약 정제수가 1/2정 또는 1/4정 단위인 경우 반드시 해당 단위로 투약한다.
- 마약 : 의약품 포장 박스가 불출되지 않도록 박스를 개봉하여 조제한다.
- 향정신성 의약품 : 의약품 포장 박스 불출 가능하다.

2) 제형별 조제

(1) 정제 및 캅셀제

① 예제제와 원박스를 활용하여 조제한다.
  - 정제 및 캅셀제 중에서 조제의 원활함을 위해 미리 준비한 예제제를 우선적으로 활용하여 투약함을 원칙으로 한다.

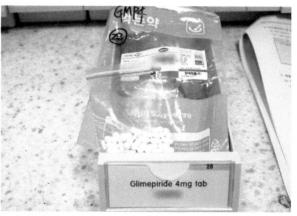

+ 예제제

• 총 투약 정제수가 해당 의약품의 원박스(또는 원병) 수량보다 많을 경우 원박스(또는 원병)를 활용하고 남은 숫자의 정제는 예제제 봉투를 이용하여 담도록 한다.

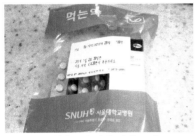

✛ 의약품 원박스와 낱개 정제 조제

② 총 투약 정제수가 1/2정 또는 1/4정 단위인 경우 올림하여 1정 단위로 투약할 수 있다.

③ 필요시 적절한 복약지도용 첨부 문서를 투약봉투에 부착하거나 첨부할 수 있다.

 • 냉장 보관
 • 안내문 예

이렇게 분할해서 복용합니다. • 깨끗하게 씻은 가위로 1회 복용량으로 잘라 복용합니다. • 약을 자르는 전용 가위를 준비하시면 더욱 좋습니다. • 미리 잘라 놓으면 약효에 영향을 미칠 수 있으니, 복용 전에 자르십시오.	이 약은 　① 이 ＿＿＿＿ 일 분 　　　　　② 이 ＿＿＿＿ 일 분 　　　　　③ 이 ＿＿＿＿ 일 분 　　　　　④ 이 ＿＿＿＿ 일 분으로 　　　　　　　총 일 분입니다. ①번 봉투의 약을 전부 복용한 후, ②번, ③번, ④번 순으로 복용하세요.

✛ 분할 복용 안내문　　　　　✛ 순서대로 복용 안내문

(2) 액제 등

• 1회 포장형 액제 : 총 수량대로 조제하며, 원 박스의 수량보다 많을 경우 원 박스를 넣고 남은 수량을 투약봉투에 조제한다.

• 병 포장형 액제 : 총 mL 수를 확인 후 적절한 투약병을 선택하여 조제하며, 원병의 용량보다 많을 경우 원병을 넣고 남은 용량을 투약병에 충진

한다.

① 항생제 Dry syrup 조제

유효기간 내 복용할 양만 증류수를 사용하여 조제해서 투약하고, 나머지는 환자가 복용시 조제하도록 한다. 또한, 환자가 원할 경우 조제하지 않고 powder를 투약병에 담아 투약한다.

예) Fluconazol (35mL/bottle) syrup 5mL 씩 하루 한번 20일 처방(총 100mL)을 조제해야 하는 경우

- Fluconazol syrup은 증류수로 조제시 실온에서 14일간 안정하다. 따라서 유효기간 내 복용할 양만 조제해 주고 나머지는 원병으로 투약하고 안내문을 첨부하도록 한다.

- 원병의 용량이 35mL이므로 7일간 복용 가능하다. 따라서 13일간 복용할 양을 조제하고, 한병은 개봉하지 않은 상태로 조제한다.

- 13일 복용량 = 65mL ≡ 40g

∴ Dry syrup 40g 무게 측정하여 100mL 투약병에 넣고 증류수로 채워 65mL를 맞춘다.

(3) 주사제

주사약 봉투에 ampule과 vial이 부딪쳐 파손되지 않도록 주의하여 조제한다.

3) ATC (Automatic tablet counting & dispensing) 조제

STEP 04

조제 감사

환자의 안전을 위해 처방내용과 조제된 의약품(실물 및 수량)을 재확인하여 정확한 투약이 이루어지도록 한다.

① 처방전과 조제된 약의 환자명 및 환자등록번호를 확인한다.
② Step 2(처방검토)에 따라 처방전을 재검토한다.
③ 조제 봉투에 부착된 라벨의 정확성을 확인한다.
④ 약의 내용을 확인한다.

⑤ 조제 감사 후에는 처방전에 확인 서명한다.

STEP 05

복약 지도

복약지도란 환자가 약물요법을 받을 때 복용하는 약에 대한 효능과 용법, 부작용 및 주의사항 등에 대하여 처방 지시대로 복용할 수 있도록 설명함으로서 복약이행도를 높이는 것이다.

1) 복약지도 기본자세

• 환자에게 단정한 용모와 태도를 유지하며 정중하고 친절하게 상담한다.

• 환자의 비밀을 보장하고, 환자의 프라이버시를 침해하지 않는다.

• 복약상담 관련 전문지식을 갖추고 상담기술 향상을 위해 노력한다.

2) 복약지도 내용

• 효능

• 용법

• 약물 부작용

• 주의사항

3) 퇴원환자 복약지도

(1) 정규퇴원환자(정신과병동, 중환자병동 등 일부 병동 제외)

① 복약지도 담당 약사는 해당 병동의 정규 처방 퇴원환자 리스트를 확인한다.

② 전자의무기록의 내용을 검토하여 퇴원약 처방의 적절성을 확인한다.

③ 해당 병동으로 가서 퇴원약과 함께 복약 안내문을 제시하고, 환자가 복용하는 약에 대한 효능, 용법, 부작용 및 주의사항에 대하여 설명한다.

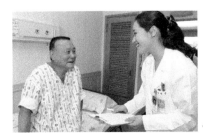

✚ 복약지도 모습

④ 복약지도 내용을 전산에 기록한다.

(2) 순환기 내과 퇴원환자(정규퇴원과 근무시간 내의 추가퇴원 환자)

① 전자의무기록을 통해 입원 경과, 검사수치 등을 파악하여 약물 복용과 용법, 용량의 적절성을 파악한다.

② PMP 작성을 통해 지속적인 환자 모니터링을 한다.

③ 퇴원환자를 대상으로 입원 시 복용하고 있던 환자의 자가약에 대한 확인 과 입원 후 복용하던 약, 퇴원 시의 변경 내용을 파악하여 자가약과 퇴원 약 복용에 대해 복약지도를 시행한다.

✚ PMP
Patient Medication Profile, 환자 투약이력지

3. 의약품 관리

1) 특별관리 의약품

(1) 특별관리 의약품 기준

① 마약류(마약 및 향정신성 의약품)

② 납품 계약가를 기준으로 하여 구입 금액이 일정 금액 이상인 품목

③ Albumin 20% 100mL

④ 긴급구매 의약품

- 의약정보파트에서 긴급구매 신청한 의약품으로 대상환자와 약품 수량 이 정해져 있음
- 대상환자가 재원 기간 내에 신청 수량을 전량 사용하는 것이 원칙으로, 퇴원 시 나머지 수량을 모두 처방

(2) 재고 관리

재고관리를 매일 실시한다.

2) 특별관리 약품 외의 의약품

(1) 매월 말
일정 품목 재고 관리한다.

(2) 6월, 12월 말
전 품목 재고 관리한다.

| 실습 1. 처방 감사(검토) |

처방전을 검토하여 처방의 적절성을 판단하고, 조제된 약을 감사하여 환자에게 안전하게 투약될 수 있도록 한다.

실습내용

1. 처방전 검토
(1) 처방전 형식을 확인한다.
 • 마약 처방전의 경우 원내 처방전 기재사항 외에 (   ), (   )이
  반드시 포함되어야 한다.

(2) 처방 내용을 확인한다.
① (   )
② 처방상 병용 약물 상호작용
  ; EMR 내의 알러지 정보 및 (   )에 의해 의료진에게 팝업창으로 공지됨
③ 처방 일수
④ 투약경로 적절성
⑤ 투약단위

2. 처방문의 처리
(1) 처방 오류 시 병동에 직접 전화로 확인
(2) 처방 문의 후 (   )

3. 조제 감사
(1) 조제된 약과 처방전의 (   ), (   ) 확인
(2) 처방전 재검토
(3) 라벨의 정확성 확인
(4) (   )

처방전 검토

```
감사용                    경구및외용 처방(정규)
병 동 명 : 104                                    출 력 일 자 : 2012-10-09    17:58:42
투 약 일 : 2012-10-09          Page: 1           입원조제
No 호실 환자ID  환자명   성별  체중   생년월일   병명         진료과의사명    체번시원공명
     코드     약품명           1회투여량    횟수    일수    총량        오더구분
    PRN 낭형 상세경로    용법    묶음 분체 비 고                    의사오더발행시간
1   16호                 59세/M      53-06-16  i638 cerebral infarction  NR
칭  APZ2   Alprazolam 0.25mg   0.25 mg    1      1일     1 tab
            P O            daily hs
    ASAE   Aspirin Enteric Cap  1 cap     1      1일     1 cap
            P O            daily pc
    RNT    Ranitidin 150mg     1 tab     2      1일     2 tab
            PLT           bid pc
    AVS40  Atorvastatin 40mg    1 tab     1      1일     1 tab
            PLT           daily p pc
    AMG    Almagate 1g/15ml    1 pkg     2      1일     2 pkg
            P O            bid pc
    WFR5   Warfarin 5mg        7 mg      1      1일     1 4 tab
            P O            daily p7
```

| 실습 2. 특별관리 의약품 조제 |

실습목표

특별관리 의약품을 구분하여 조제하고 불출할 수 있도록 한다.

실습내용

1. 특별관리 의약품 기준
(1) (   )
(2) 납품 계약가를 기준으로 구입 금액이 일정 금액 이상인 품목
(3) (   )
(4) 긴급구매 의약품

2. 특별관리 의약품 조제
☞ 마약 및 향정신성 의약품을 조제해 본다.

3. 특별관리 의약품 관리
매일 재고관리

정제 및 캅셀제, 내/외용 액제를 각각의 조제지침에 따라 조제할 수 있도록 한다.

1. 정제 및 캅셀제 조제
(1) 정제 및 캅셀제를 조제
   ① PTP 정제 조제

> PTP (Press Through pack) : 손가락으로 위에서 눌러 뒷면 쪽으로 나오게 하는, 정제의 포장 방식.

   ② ATC 조제
     ☞ DTA를 이용한 조제를 해본다.
(2) HIV 의약품 또는 항암제 1회 복용량 조제
   ☞ HIV 의약품 1회 복용량 조제를 해본다.
(3) (　　　　　), (　　　　　), (　　　　　　　　　　)의 경우 분할, 분쇄하지 않는다.

2. 내용 액제 조제
☞ 내용 액제 조제를 해본다.
(1) 1회 포장형 액제 조제
(2) 병 포장형 액제 조제
(3) 항생제 Dry syrup 조제

3. 외용 액제 조제
(1) Gargling 제제 조제
☞ Gargle 조제를 해본다.
   ① Povidone gargle 조제법 : (　　　　　　　　　　)
   ② Nystatin gargle 조제법 : (　　　　　　　　　)
(2) 흡입제 조제

| 실습 4. 주사제 조제 |

실습목표

추가, 긴급 처방 시스템을 이해하고, 처방전을 감사하여 주사제, 주사통계약, 인수인계약 등을 구분하여 조제할 수 있도록 한다.

실습내용

1. Vial 및 ampule 조제
☞ 추가와 긴급 처방약 조제를 해본다.

2. 냉장 또는 냉동 주사제 조제 및 불출

3. 인수인계 주사제 조제
☞ 인수인계 장부를 출력하여 인수인계 주사제 조제를 해본다.

| 실습 5. UDS 조제 |

실습목표

UDS 조제 방법에 따라 환자 별로 충진할 수 있다.

실습내용

1. UDS 충진
☞ UDS 충진을 해본다.
(1) 의약품 챙기기
(2) Fill list 보고 UDS bin 충진
(3) 마약 및 냉장 보관약 충진

2. UDS 감사
감사 및 병동별 인수인계 List 확인

| 실습 6. 복약상담 |

실습목표 환자의 약력 review를 통해 적절한 복약상담을 할 수 있도록 한다.

실습내용

1. 복약 상담 내용
(1) (   )
(2) (   )
(3) (   )
(4) (   )

2. 퇴원환자 복약상담
☞ 퇴원환자 복약상담을 해본다.
(1) 전자의무기록의 내용을 검토하여 환자의 약력 review
(2) 환자의 질환과 검사치 등을 참조하여 약물요법의 적절성을 평가
(3) 복약상담 기본자세를 익히고 환자에게 적절히 복약상담
(4) 환자나 보호자의 질문에 대해 적절히 대응

3. 입원환자 복약상담
☞ 와파린, 흡입기 복약지도를 해본다.

1. 서울대학교 병원에서 Unit dose system (UDS)로 배송되는 처방은?

  ① 야간 처방   ② 추가처방   ③ 긴급 처방   ④ 정규처방

2. CDSS (Clinical decision support system)의 검토 사항이 <u>아닌</u> 것은?

  ① 임부 금기   ② 저용량   ③ 병용금기   ④ 특정 연령대 금기

3. 처방전 검토에 대한 다음 내용 중 옳지 <u>않은</u> 것은?

  ① 마약처방전에는 발행의사 서명이 반드시 포함되어야 한다.
  ② 입원환자의 경우 1일 처방이 원칙이므로 변경할 수 없다.
  ③ Alendronate 70mg 정제는 1주 간격으로 처방되어야 한다.
  ④ 해독이 어렵거나 부정확한 처방은 처방의 혹은 담당 간호사에게 확인할 수 있다.

4. 제형별 조제에 관한 다음 내용 중 옳지 <u>않은</u> 것은?

  ① 캡셀제이면서 1회 복용량이 1/2캡셀인 경우는 산제 조제한다.
  ② 현탁 액제는 투약병에 담기 전 충분히 흔들어 균질화 한다.
  ③ Gargling 제제 중 무균 조제 요청 시에는 제제실로 조제요청서와 gargling제제 원병을 보내서 무균 조제한다.
  ④ 흡습성이 있는 정제는 분할, 분쇄할 수 없다.

5. 다음 중 주의하여 조제해야 하는 항암제가 <u>아닌</u> 약품은?

  ① Capecitabine   ② Tretinoin   ③ Raloxifene   ④ Hydroxyurea

6. Unit dose system (UDS)를 충진하여 병동에 약을 불출하는 과정을 순서대로 나열하시오.

  a. 약품 집계표를 보고 필요한 의약품 챙기기
  b. 처방전 보고 감사하기
  c. fill list 보고 환자 개인별 빈에 경구, 외용, 주사약 및 마약, 냉장약 충진하기
  d. 병동에 UDS cart 운반

  ① a-b-d-c   ② a-c-b-d   ③ b-a-c-d   ④ a-b-c-d

7. Dry syrup의 안정성을 고려하여 다음 처방의 조제방법이 적당한 것은?

> Amoxicilline 125mg bid 7days
>
> [참고]
>
> | 약품명 | 용량(mg/mL) | 실용량(g/mL) |
> |---|---|---|
> | Amoxicilline | 25 | 0.774 |

① 27.09g 칭량하여 35mL 시럽으로 조제

② 27.09g 칭량하여 70mL 시럽으로 조제

③ 54.18g 칭량하여 35mL 시럽으로 조제

④ 54.18g 칭량하여 70mL 시럽으로 조제

8. 입원환자와 퇴원환자를 대상으로 하는 복약지도 대한 다음의 설명 중 옳지 않은 것은?

① Warfarin과 흡입기를 사용하는 모든 입원환자를 대상으로 복약지도를 시행한다.

② 약물의 효능, 부작용, 용법, 주의사항 등의 내용을 복약지도 한다.

③ 장기이식수술 환자에 대해서는 이식수술 후와 퇴원시 두차례 복약상담을 시행한다.

④ 복약지도 대상 환자의 비밀을 보장하고, 환자의 프라이버시를 침해하지 않도록 한다.

9. 퇴원처방 조제에 대한 다음 설명 중 옳은 것은?

① 모든 퇴원환자 항생제 Dry syrup 조제 시에는 증류수를 넣지 않고 계산된 powder를 투약 병에 담아 투약하여, 환자가 복용 시 조제하도록 한다.

② 정제 및 캅셀제 중에서 조제의 원활함을 위해 미리 준비한 예제제를 우선적으로 사용한다.

③ 총 투약 정제수가 1/2정 또는 1/4정 단위인 경우 반드시 해당 단위로 투약한다.

④ 전 병동 정규 퇴원환자에 대해 복약지도를 시행하고 있다.

10. 괄호 안에 들어 갈 사항이 바르게 짝지어 진 것은?

> 서울대학교병원 약제부 내의 의약품 재고관리를 통해 의약품 유효기간과 수량을 파악하도록 한다. 특별관리 의약품의 경우 (㉮) 재고 관리하며, 특별관리 외의 의약품은 (㉯) 일정 품목 재고 관리를 한다. 또한 (㉰)월과 (㉱)월 전수 재고 관리를 한다.

	㉮	㉯	㉰	㉱
①	격일	매월 말	6	12
②	매일	매월 말	6	12
③	매일	매월 초	6	9
④	격일	매월 초	3	9

특성화된 업무 소개 (1)

수술부약국

1. 개설 목적

마취와 수술 영역에서 사용하는 약물은 위험한 약물이 많고 고가이며, 다른 약물과 상호작용이 많으므로 사용 시 주의가 필요하다. 특히 법적규제 약물인 마약 및 향정신성 의약품은 통증 조절 목적으로 사용하는 병동과 달리 환자 개인별로 수술명, 수술시간, 마취종류, 체중에 따라 사용하는 의약품과 용량이 다양하여 철저한 관리가 어려웠다. 또한 수술부약국이 생기기 전 수술 마취부의 의약품관리는 마취과 의사와 마취·수술 간호사에 의해 이루어져 의약품의 정확하고 효율적인 관리가 어려워 의약품의 손실이 발생하기 쉬울 뿐 아니라, 수술 중 응급 약물이 필요한 경우 지하에 위치한 병실약국과의 거리가 멀어 신속한 투약을 기대하기 어려웠다.

이에 서울대학교병원 약제부는 수술장 내에 병동약국을 개설하여 수술장, 마취과, 회복실에서 발행되는 처방에 대한 약제서비스 제공을 검토하였고, 2001년 3월 증축된 수술장 내에 수술부 약국을 개설하게 되었다.

2. 업무 소개

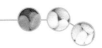

서울대학교병원 수술부는 본원 수술부와 소아 수술부로 나뉜다. 본원 수술부는 현재 수술부 약국과 6개 로젯, 31개의 수술실과 2개의 회복실, 방광경

실, 수술부 내시경실, 쇄석기실, 심폐기실 및 병리실로 구성된다. 1일 150여 건의 수술이 이루지고 있으며 보다 전문화된 의료서비스를 제공할 수 있는 센터들의 건립이 계속적으로 진행되면서 수술건수는 증가하는 추세로 수술부약국에 대한 의존도는 날로 커지고 있다.

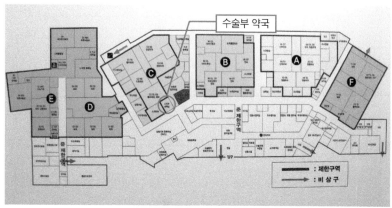

＋ 수술실 위치도

＋ 근무시간
7A~4P(월~금요일)

수술부 약국은 2001년 3월 5일 개설되어 현재까지 운영되고 있으며, 수술부에서 발행되는 처방 조제 및 투약, 마약처방전 감사 및 마약류 사용 관리, 수술실 및 각마취 로젯별로 정규 의약품 준비 및 전체 처방전 감사, 로젯별 마취약품 사용확인, 수술부 비품약품에 대한 정기적인 감사, 마약류

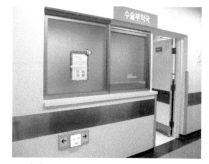

＋ 수술부 약국 입구

rounding, 의약품 정보제공 등의 업무를 약사 1인이 담당하여 수행하고 있다. 그 결과, 수술부내부에 위치하면서 마취부서와 약제부서간 소통과 협동을 개선시키고, 약물관리에 이바지하면서 수술실 내부에서 부족할 수 있었던 약제서비스에 대한 이해도를 높였다.

1) 마취 의약품 준비 및 관리

수술실 각 방에서 수행하는 수술 특성에 따라 tray에 마취제 및 마취보조제를 충진하여 매일 수술 시작전에 교환하며, 주기적으로 tray 충진약품 조성과 수량을 조절하여 사용량의 흐름에 맞추어 보유수량을 합리적으로 조절하여 효율적인 마취제 관리를 하고 있다. 약품tray를 이용한 효율적인 마취

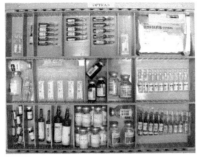

✦ Tray에 충진된 의약품

약품관리는 각 수술실에 과다하게 비치된 의약품의 재고 감소와 부적절한 보관에 의한 의약품 파손을 줄여 약물경제측면에서의 병원 경영과 환자 안전에 기여한다.

2) 처방전 검토를 통한 약가 보류 및 반납

처방전 검토를 통해 수술 전 또는 수술 후 처치에 필요한 약이 수술장으로 발행되거나 수술 도중에 필요한 약이 병동으로 잘못 발행된 처방에 대해 중재하고, 수술 후 마취기록지 검토를 통해 사용하고 남은 약을 반납받아 처방이 누락되는 일이 없도록 한다.

3) 마약투약 및 관리

마약은 각 로젯별 수술, 마취 특성에 맞게 마취 로젯별로 설치한 마약금고에서 보관하며 수술에 필요한 마약류를 의사 처방에 의해 미리 사용하고 수술 후 각 로젯에서 사용한 마약류와 처방 오더를 확인하여 처방이 누락되지 않도록 한다. 또한 마약류 관리지침을 준수할 수 있도록 지속적인 의사, 간호사 교육을 시행한다.

4) 마약 및 향정신성 의약품의 잔량 반납

수술 후 사용한 마약과 향정신성 의약품의 잔량약품을 반납 받아 환자명, 약품명, 잔량 용액의 최종농도, 잔량 총 부피량과 잔량 용액의 색, 투명도 등을 감사한다. 또한, 마약류 잔량 감사시 직접 잔량약품을 확인하는 약사는 잔량약품으로 인한 감염에 노출되지 않도록 감염성폐기물 관리 원칙에 맞춰 주의한다.

5) 수술부 의약품 관리 및 정보제공

수술부내에서 사용되는 의약품의 적정한 보관 관리 및 분기별 비품점검을 통해 의약품 관리를 하며 의료진에게 의약품관련 정보뿐만 아니라 공급관련 사항 등을 공지하여 수술 시 필요한 의약품을 신속하고 안전하게 사용하고 때에 따라 대체할 수 있도록 한다.

3. 수술실의 감염관리를 위한 출입 복장 준수

수술실에 출입하는 의료진은 반드시 지정된 복장을 준수해야 하며, 수술실에서 외부로 나갈 때에는 반드시 수술복과 모자, 마스크를 벗고 흰 가운을 착용하고 외부신발로 갈아 신은 후 나가도록 한다.

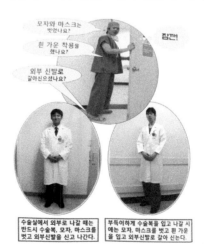

＋ 서울대병원 수술실 외부 출입 복장 규정

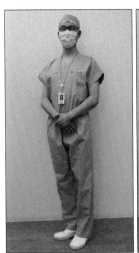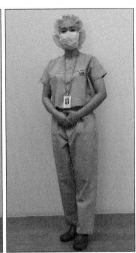

+ 수술 참여 의료진 복장

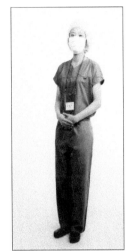

+ 방문객 복장

| 실습 1. 수술부 약국 업무 |

실습목표
수술부 약국의 업무를 파악하고, 수술부에서 요청하는 의약품 정보를 제공할 수 있도록 한다.

실습내용
1. 수술부 약국 업무
☞ 수술부 약국의 업무 흐름을 알고, tray의 의약품 수량을 맞춰본다.

(1) 마취 의약품 준비 및 관리
(2) 처방전 검토를 통한 약가 보류 및 반납
(3) 마약 투약 및 관리
(4) 마약 및 향정신성 의약품 잔량 반납
(5) 수술부 의약품 관리 및 정보 제공

2. 수술실 출입 복장
☞ 수술실 출입 시 방문객 복장 규정대로 갖춰 입는다.

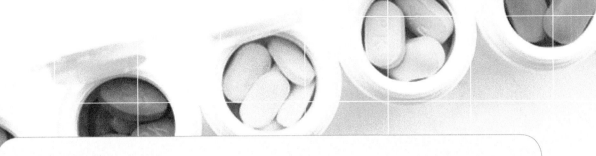

02

외래환자를 위한 업무

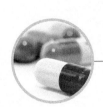

실·습·목·적

● 외래조제파트에서 투약되는 원내처방사례에 대해 알고, 외래환자의 처방검
토 및 조제, 감사 업무를 습득하며 투약구 복약지도를 통하여 환자의 안전
하고 효과적인 약물요법을 도모한다.

Check List

☑ 원내처방 사유에 대해 알고, 원내처방 발행 및 접수되는 흐름을 이해한다.

☑ 발행된 원내처방의 내용을 파악하고, 처방내역의 수정해야 할 사항이나 의
문사항을 확인하는 연습을 통해 "약물요법의 적정성 평가방법"을 익힌다.

☑ 외래조제파트 조제업무의 흐름을 이해하고, 조제 원칙 및 기본 조제 방법에
대해 습득한다.

☑ 투약구에서 환자에게 기본적인 복약지도를 수행할 수 있도록 익힌다.

☑ 외래환자 원외처방 발행의 흐름을 익힌다.

외래환자(outpatient)란 입원하지 않고 집에서 병원을 방문하여 진료를 받는 환자로 외래조제파트에서는 본원의 성인 외래환자를 대상으로 의약품 제공을 위한 업무가 이루어지고 있다. 의약분업 예외 의약품을 처방받거나 예외 사유가 있는 외래환자의 경우 원내처방이 가능하며 외래조제파트는 이에 대한 처방 검토, 조제 및 감사, 복약 안내 업무를 통해 안전한 투약이 이루어지도록 한다. 또한 진료과와 협력하여 별도의 복약상담실에서 특정 환자를 대상으로 복약지도를 시행함으로써 보다 안전하고 효과적인 약물요법을 도모하고 있다.

원내처방 외에도 본원에서 발행되는 원외처방 감사 및 원외처방전 관리업무가 이루어지며, 원외처방에 관한 외부약국 및 환자, 보호자에 대한 문의 응대업무를 담당하고 있다.

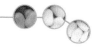

1. 원내 처방을 받은
성인 외래환자를 위한 업무

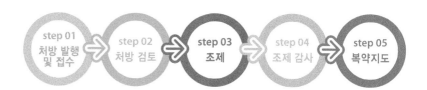

step 01
처방 발행 및 접수
→
step 02
처방 검토
→
step 03
조제
→
step 04
조제 감사
→
step 05
복약지도

처방 발행 및 접수

01
STEP

각 진료과에서 의사가 처방을 발행하고 환자가 수납을 완료하면 처방정보가 외래약국에 자동으로 접수된다. 접수 시 처방전, 복약지도서와 라벨이 출력된다.

- 과별 분류 : 내과, 외과, 가정의학과, 응급실
- 경로별 분류 : 경구외용약, 주사약
- 처방일자별 분류 : 당일 처방이 아닌 약 수납 시 전일 처방으로 접수

1) 원내처방 사유 및 의약분업 예외 의약품

다음의 사유에 해당하는 환자 또는 의약품인 경우 원내처방이 가능하며, 처방 입력 시 원내 투약사유가 기재되어야 한다.

원내처방 사유	의약분업 예외 의약품
• 응급환자(응급실만 적용) • 정신과 예외환자 • 1종 전염병환자 • 국가유공자관련 상이등급 1~3급 해당자 • 1급, 2급, 중복장애인 • 장애인 기준에 판단되는 자 • 파킨슨병, 나병(한센병)환자 • 장기이식을 받은 자, AIDS 환자 • 사회복지시설입소자 • 가정간호 대상환자 • 교도소 등 수용자 • 병역의무(군인, 전투경찰, 경비교도) • 신종플루 거점병원 원내투약용 • 국제환자 원내조제 • 타 요양기관에 입원중인 환자	• 감염병예방접종약, 진단용의약품 • 보건소, 보건지소, 결핵협회부속의원에서 결핵예방법에 의하여 결핵치료제를 투여하는 경우 • 의료기관 조제실 제제, 임상시험용 의약품, 마약, 방사성의약품, 신장투석액 및 이식정 등 투약을 위하여 기계 또는 장치를 이용하거나 시술이 필요한 의약품, 식품의약품안전처장이 정하는 희귀의약품 • 6세 이하의 소아에게 투약하는 항암제 • 운반 및 보관 중 냉동, 냉장 또는 차광을 필요로 하는 주사제 • 주사제를 원내 투약하는 경우 • 항암제 중 주사제 • 임상시험용 의약품과 동시 투여하는 약제

* 교정시설 원격진료 시스템 및 해바라기 센터 처방 또한 원내 처방이 가능하다.

✦ 교정시설 원격진료 시스템 법무부–서울대학교병원 간 협약 체결에 따라 2009년 9월부터 교정시설 수용자들을 대상으로 원격 화상 진료를 통해 서울대학교병원의 의료서비스를 제공하고 있으며, 정신건강의학과 및 피부과 진료에 의한 처방이 발행되고 있다.

2) 외래환자 처방

(1) 자가약

자가약이란 환자가 직접 수령하여 복용(사용)하는 경구외용약 및 주사약 처방으로서, 네 자리수의 투약번호가 부여되며 수납 완료 시 자동으로 접수된다.

> 투약번호는 진료과별로 구분되어 환자가 투약구에서 의약품 수령 시 확인이 용이하도록 한다.
>
> : 1000번대(내과계, 신경과), 2000번대(외과계, 정신건강의학과), 8000번대 (가정의학과), 9000번대(응급실)

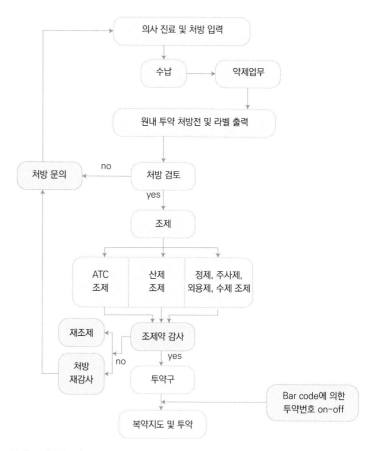

＋ 외래 조제 업무의 흐름

(2) 과내약 및 검사약

과내약 및 검사약이란 환자의 검사, 처치 및 시술에 사용한 의약품으로서, 투약번호가 부여되지 않으며 후일(수납일, 검사시행일의 익일) 일괄 접수하여 집계한다.

투약은 진료실 및 검사실의 비품약을 사용하여 시행되며, 외래약국에 집계된 수량을 확인하여 약속된 날짜에 일괄 불출한다.

처방 검토

처방 검토란 의사에 의해 발행된 처방전의 내용을 검토하는 절차를 말하며, 의문점이나 정정을 요하는 문의사항이 있는 경우 정해진 절차에 따라 처방의에게 문의하는 과정을 포함한다.

1) 처방 사전 검토

접수 전 의사의 처방 입력 시 전산으로 처방 검토(CDSS, DUR)가 이루어진다.

(1) 약제 CDSS (Clinical decision support system, 임상의사결정 지원 시스템)

병용금기, 특정연령대 금기, 임부금기, 동일성분 중복처방, 용량주의, 비용 효과적인 함량 사용 등의 항목을 검토한다.

(2) DUR (Drug Utilization Review, 의약품 안심 서비스)

CDSS의 처방전 내 검토뿐만 아니라 처방전간 병용금기 및 중복처방의약품에 대한 검토가 이루어진다.

2) 처방전 검토

접수 후 처방전 검토담당 약사가 출력된 처방의 적절성 검토 후 서명한다.

처방감사약사:	조제약사:	산제감사약사:	최종감사약사:

(1) 처방전 형식

① 외래 환자 원내 처방전

- 기재사항 : 환자성명, 환자등록번호, 생년월일, 성별, 의사명, 병명기호, 약품코드, 약품명, 규격 단위, 1회 용량, 용법, 투여경로의 적절성, 처방일수
- 하단에 전산 사전검토(CDSS, DUR) 시 입력된 처방사유가 출력되므로 확인한다.

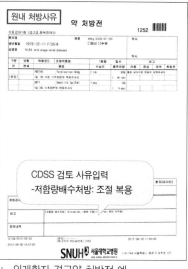

+ 외래환자 경구약 처방전 예

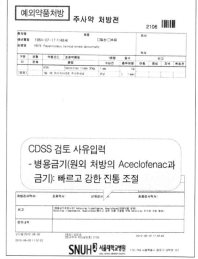

+ 외래환자 주사약 처방전 예

② 외래 환자 마약 처방전 : 타 경구외용약 처방전과 별도로 출력됨

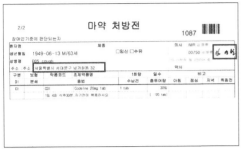

+ 외래환자 마약 처방전 예

처방전 기재사항에
다음 사항 추가 확인
: 환자의 주소 / 발행의사의 서명

(2) 처방 내용

① 용량 확인

- 상용량인지 확인한다.

  예) Famciclovir 750mg 1T TID : QD 처방으로 변경

- 정제 및 캡셀제의 1회 복용 수량이 최소화 되도록 약사는 처방의와 상의하여 처방 변경하도록 추천할 수 있다.

  예) Oxcarbazepine 150mg 3T : Oxcarbazepine 300mg 1T, 150mg 1T로 변경

② 용법 및 일수 확인

- 의약품 특성과 질환 등에 따른 용법의 적절성을 검토한다.

골다공증	
QD	Alendronate 10mg tab, Risedronate 5mg tab
QW	Alendronate 70mg tab, Risedronate 35mg tab
Q 3months	Ibandronate 3mg/3mL inj
Q 6months	Denosumab 60mg/1mL inj
Q 1year	Zolendronate 5mg/100mL inj
조혈제 주사	
2~3/week	Epoetin alpha
1/2weeks	Darbepoetin alpha
Q 1month	Methoxy Polyethylene Glycol epoetin beta
패치제제	
Q 3days	Fentanyl patch
QOD	Piroxicam patch

+
QD: 하루 한 번
QW: 1주일마다
QOD: 격일

- 처방일수는 외래의 경우 28일을 기본값으로 하므로 필요한 경우 투약 한도 내에서 일자를 변경할 수 있다. 마약처방은 아래와 같이 제한하며 응급실 귀가약은 최대 2주까지 처방 가능하다.

내복제, 외용제	주사제	마약
3개월 이내 권장	• 자가주사 : 30일분 이내 권장 • 기타 : 1회분 • 보험투약기준에 적합하도록 처방	• 내복약 : 90일분 이내 • 주사제 : 1회분 • Patch : 30회분(90일분) 이내

③ 투약경로 적절성 확인

    예) 분할, 분쇄 불가 약물을 powder로 처방 : 분할, 분쇄 불가약물 리스트 참고

        안과에서 이용액이 처방된 경우 : Ofloxacin otic soln. vs Ophthalmic oint.

④ 투약단위 확인

    예) Lactulose 15mL/pack 20mL 처방 : Pack 제제 아닌 Lactulose syr.으로 변경

        Prograf® 0.5mg cap을 0.5 "mg" 원하는데 0.5 "cap"으로 처방하는 경우 확인 후 변경

3) 라벨 검토 및 투약 봉투 선택

① 라벨에 누락된 내용이 없는지 확인하고 수량, 보관조건 등을 고려하여 적절한 봉투에 라벨을 붙여 조제가 용이하도록 한다.

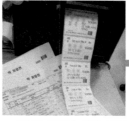

✦ [접수] 처방전, 라벨 자동 출력

✦ [검토1] 담당 약사의 처방 검토

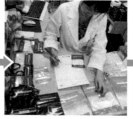

✦ [검토2] 서명 후 조제 준비

② 투약경로에 착오가 없도록 내용약, 외용약, 주사약, 냉장약 등에 따라 서로 다른 색의 봉투를 사용한다.

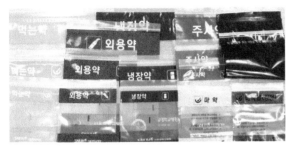

✛ 서로 다른 용도의 봉투

③ 특별조제(가루약 조제, 환자 요청에 따른 맞춤포장) : 문의 내역에 기재되어 있는 환자의 요청사항을 확인하고 필요시 라벨을 수정한다.
④ 조제 시간의 지연이 예상되는 경우 환자에게 직접 또는 문자 전송을 통해 양해를 구한다.

4) 처방 감사(검토) 시 문의 처리 및 문의내역 확인

① 처방내용에 의문점이나 정정을 요하는 사항 등 문의사항이 있는 경우 진료실과 연락하여 처방 조정 혹은 확인하고 내용을 전산에 기록한다.
② 처방에 변경이 있거나 환자 확인이 필요한 경우 투약구에서 안내할 수 있도록 한다.

STEP 03

조제
의사의 처방에 따라 환자에게 투약하기 위해 준비하는 과정으로, 안전하고 청결하게 조제한다.

조제방식에는 1매의 처방전을 1인의 약사가 한번에 조제하는 일괄조제 방식과 여러 명의 약사가 분업적으로 또는 연속적으로 조제하는 분담조제 방식이 있다.

외래조제파트에서는 일괄조제 방식으로 원내처방의 조제를 시행하고 있으며 조제 시 약사 한 명의 서명이 이루어진다.

처방감사약사:	조제약사:	산제감사약사:	최종감사약사:

1) 주사통계약 및 마약류(마약 및 향정신성 의약품)의 조제

통계약품 일일투약기록표 또는 향정약품 일일투약기록표에 환자명 또는 투약번호와 약품 수량을 해당 약품란에 기록 후 조제하도록 한다.

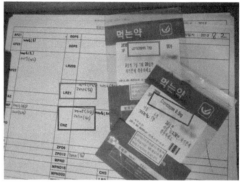

+ 향정약품 일일투약기록표

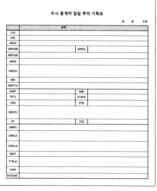

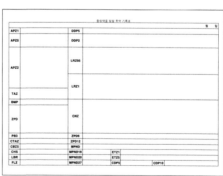

+ [통계약품 일일투약기록표] 환자명(투약번호)과 처방 수량을 정확히 기록한다(주사 및 경구외용 통계약품(마약 포함), 경구 향정약품).

(1) 경구/외용 마약류

① 경구/외용 향정신성 의약품

- 미리 준비한 예제제를 사용해 조제할 경우 투약봉투에 스티커를 부착한다.
- 원박스 단위이상 처방시 원박스 조제 가능하다.

> 한꺼번에 한포를 다 복용하지 마십시오. 1회 용량은 봉투에 기재되어 있습니다.

② 마약

- 의약품 포장 박스가 불출되지 않도록 박스를 개봉하여 조제한다.

(2) 주사 마약류

외래 환자의 주사 마약류는 직원에게 투약함이 원칙이고 1회 용량만 처방 가능하다. 투약시 인수인계 장부에 서명을 받는다.

✦ 예제제
원병단위가 큰 낱알의 경우 약속된 양을 Ziploc 봉투(예제제 봉투)에 미리 담아 놓는다.
약품의 용법, 낱알의 모양 또는 크기에 따라 약품별로 약속된 내용이 다르므로 주의한다(파란줄 봉투, 빨간줄 봉투, 무지 봉투) (단위 : 10, 14, 21, 28, 100 등).

---

2) 제형별 조제

(1) 정제 및 캡셀제

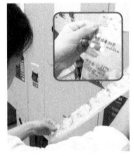 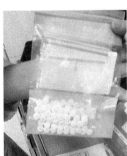 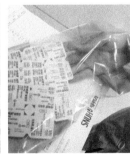

✦ ATC 조제   ✦ 예제제 조제   ✦ PTP 조제

① 예제제와 원박스를 활용하여 조제한다.

- 조제의 원활함을 위해 미리 준비한 예제제를 우선적으로 활용하여 투약함을 원칙으로 한다.
- 총 투약 정제수가 해당 의약품의 원박스(또는 원병) 수량보다 많을 경우 원박스(또는 원병)를 활용하고 남은 숫자의 정제는 예제제 봉투를 이용하여 조제하도록 한다.

② 정제 분할 투여

- 1회 복용량이 1/2정 또는 1/4인 정제의 경우 원형 자체로 조제 가능하며, 분할선이 없는 경우 분할복용안내 첨부문서를 투약봉투 내에 첨부한다.

③ 최기형성약품, AIDS 환자 처방 조제 시

- 최기형성약품(예 : Valgancyclover)의 경우 조제자와 감사자의 안전을 위해 예제제 봉투로 정제를 한번 더 포장하여 조제한다.
- AIDS 환자 처방 조제 시 환자의 안전을 위해 예제제 봉투로 정제를 한번 더 포장한 후 조제한다.

참 고 안전하고 정확한 복약을 위한 안내

㉮ 약품사용 관련 안내

• 분할 복용 안내문 / 같은 물약 안내문 /

흔들어 사용 [잘 흔들어 사용하십시오] 스티커

이렇게 분할해서 복용합니다. • 깨끗하게 씻은 가위로 1회 복용량으로 잘라 복용합니다. • 약을 자르는 전용 가위를 준비하시면 더욱 좋습니다. • 미리 잘라 놓으면 약효에 영향을 미칠 수 있으니, 복용 전에 자르십시오.	이 봉투 안에 든 물약은 모두 같은 약입니다. 순서대로 복용하세요.
✛ 분할 복용 안내문	✛ 같은 물약 안내문

• 중복 및 과다복용 방지

- 번갈아 복용 안내문 / 순서대로 복용 안내문(의약품 특성상 titration 또는 tapering이 필요한 경우)

①과 ②는 같은 약으로 총 일분입니다.
①번 약은 (   )정씩,
②번 약은 (   )정씩 하루 걸러 한 번씩
번갈아 복용하십시오.
①과 ②를 동시에 복용하지 마십시오.

✛ 번갈아 복용 안내문

이 약은 ① 이 _____ 일 분
        ② 이 _____ 일 분
        ③ 이 _____ 일 분
        ④ 이 _____ 일 분으로
        총 _____ 일 분 입니다.
①번 봉투의 약을 전부 복용한 후,
②번, ③번, ④번 순으로 복용하세요.

✛ 순서대로 복용 안내문

- 한포복용금지

한꺼번에 한포를 다 복용하지 마십시오. 1회 용량은 봉투에 기재되어 있습니다.

• 와파린 복약 지시문 / 흡입기 사용 안내문 / 졸피뎀 복용 안내문

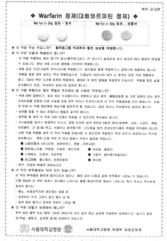

✚ 와파린 복약 지시문

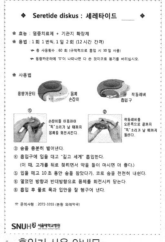

✚ 흡입기 사용 안내문

졸피뎀 복용 환자에서는 잠이 덜깬 상태에서 수면운전, 수면보행 등 위험한 복합행동이 나타날 수 있습니다.
따라서 복용 후 즉시 취침할 것을 권하며, 복용 후 7~8시간 이내에는 운전이나 기계 조작은 피해야 합니다. 또한 장기간 사용은 권장되지 않습니다.

✚ 졸피뎀 복용 안내문

• 마약성 패치 부착 안내문(회사 제공)
• 외용제의 경구복용 방지 : 양치안내문/ 외용 또는 양치액 스티커

목과 입안을 가셔내는 약

• 용법 : 1일 2~3회 매회 2번씩 반복
• 사용법 : 희석하지 말고 1컵(약 15mL)씩 15~30초간 목과 입안을 가셔내시오.
• 주의 : 먹는 약이 아닙니다.

✚ 양치 안내문

㉺ 의약품 보관안내 : 냉장보관
냉장봉투

얼지지 말고 냉장고에 보관하십시오.

스티커 / 차광봉투 /

㉮ 의약품 조제안내

- 양치액 조제 및 사용 안내문 : 베타딘 / 니스타틴 양치액

베타딘 양치액 만드는 법과 사용법

① 끓여서 식힌 물을 이용하여 사용 직전에 만드십시오.

② 베타딘 원액이 든 병에 물을 적당량 넣고 잘 흔들어 녹인 후 전체량이 병의 표시
된 부분까지 되도록 물을 다시 채웁니다.

* 주의사항
- 유효기간은 양치액을 만든 후 7일입니다.
- 사용할 때는 잘 흔들어 사용하십시오.

* 용법
- 1일 2~3회 매회 2번씩 반복
- 1컵(약 15mL)씩 15~30초간 목과 입안을 가
  셔내시오.
- 주의 : 먹는 약이 아닙니다.

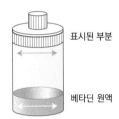

표시된 부분

베타딘 원액

서울대병원 약제부

✚ 베타딘 양치액 안내문

니스타틴 양치액 만드는 법과 사용법

- 끓여서 식힌 물을 이용하여 사용하기 직전에 만드십시오.
- 니스타틴 원액이 든 병에 물을 적당량 넣고
  잘 흔들어 녹인 후 전체량이 병의 표시된 부
  분까지 되도록 물을 마저 채웁니다.
- 니스타틴 양치액은 얼지 말고 냉장고에 보
  관하십시오.
- 용법 : 1일 2~3회 매회 2번씩 반복
- 1컵(약 15mL)씩 15~30초간 목과 입안을 헹
  구어 내십시오.
- 주의 : 먹는 약이 아닙니다.

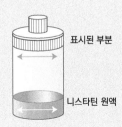

표시된 부분

니스타틴 원액

서울대병원 약제부

✚ 니스타틴 양치액 안내문

㉒ 변경관련 안내 : 회사변경 / 포장변경 / 모양변경 / 색깔변경

제조회사의 변경으로 모양과 색깔이 바뀌었습니다. <u>성분은 종전과 같으니</u> 지시된 대로 복용하십시오.	이 약의 포장은 바뀌었으나 **제조회사 및 성분은 종전과 같으니** 지시된 대로 복용하십시오.
이 약의 모양은 바뀌었으나 **제조회사 및 성분은 종전과 같으니** 지시된 대로 복용하십시오.	이 약의 색깔은 바뀌었으나 **제조회사 및 성분은 종전과 같으니** 지시된 대로 복용하십시오.

(2) 액제 등

① 경구용 액제

㉮ 1회 포장형 액제 : 총 수량대로 조제하며, 원 박스의 수량보다 많을 경우 원 박스를 넣고 남은 수량을 투약봉투에 조제한다.

㉯ 병 포장형 액제 : 총 mL 수를 확인 후 적절한 투약병을 선택하여 조제하며, 원병의 용량보다 많을 경우 원병을 넣고 남은 용량을 투약병에 충진한다. 원병과 투약병을 동시에 복용하지 않도록 [같은 물약 안내문]을 첨부한다.

② 외용 액제

㉮ 제제실 조제 안약제제

제제처방을 작성(성분과 농도, 첨가제 여부)하여 제제실에 의뢰한다.

㉯ 양치액

- 처방된 총 mL 또는 병 단위로 조제하고 [양치 안내문]을 첨부한다.
- Povidone Iodine gargle : 원액(7.5%)을 별도로 투약(100mL 당 원액 13.3mL)하고 사용시 희석하여 사용하도록 [베타딘 양치액 안내문]을 첨부한다.
- Nystatin gargle(1:5000) : Nystatin syrup 원액을 별도로 투약(100mL 당 원액 5mL)하고 사용시 희석하여 사용하도록 [니스타틴 양치액 안내문]을 첨부한다.

(3) 주사제

① 당일 처방 완납 또는 분납

주사 스케줄 처방인 경우, 일부 수납 혹은 전체 수납을 선택할 수 있다. 수납

한 만큼에 해당하는 주사약을 조제하고 투약한다. 다음 스케줄 수납시 처음의 투약번호가 유지되므로 투약 시 주의한다.

② 퇴원 환자의 outpatient 주사

퇴원 시 병동에서 외래로 방문하여 주사하도록 처방하는 경우, 수동으로 접수한 후 수납한 만큼 불출한다.

③ 특별한 조제를 요하는 주사제

Triptorelin	냉장보관(실온에서 장시간 보관 후 재 냉장 불가)에 각별히 유의해야 하는 약이므로 얼음팩을 같이 넣어 투약한다
쿨러백과 얼음 (제약회사 지급)	Enbrel®, Humira®, Symponi®, Actemra PFS®, Orencia PFS® • 초회 처방시에만 가방과 얼음팩 지급 후 문의내역에 [BO(Bag Out)] 저장 • 환자에게 다음 방문 시 얼음팩 및 가방을 지참하여 내원할 것을 교육
Growth hormone	주사 횟수만큼 1mL 주사기와 주사 횟수 두 배 수의 알코올 솜과 함께 투약한다.

3) ATC (Automatic Tablet Counting & Dispensing) 조제

(1) 자동전송

ATC 조제로 등록되어 있는 의약품은 접수시 자동으로 ATC program에 전송되어 포장된다.

구분	보험	약품코드	조제약품명	1회량	일수	비고			
DI	분쇄		용법	수납건	총투여량	아침	점심	저녁	취침전
향		LRZ05	Lorazepam 0.5mg	1 tab	30일				
[중복]		1일 1회 아침 식후30분에 복용하세요			[30 tab]				
향		LRZ1	Lorazepam 1mg	1 tab	30일	의료보호			
[중복]		1일 1회 자기전에 복용하세요			[30 tab]				
		RSP2	Risperidone 2mg		30일	의료보호			
[중복]		1일 1회 자기전에 복용하세요			[30 tab]				1
		RSP1	Risperidone 1mg	1 tab	30일	의료보호			
[중복]		1일 1회 자기전에 복용하세요			[30 tab]				1
		BZT	Benztropine 2mg	0.5 tab	30일	의료보호			
[중복]		1일 1회 자기전에 복용하세요			[15 tab]				

재고관리 의약품 및 1회량이 정수가 아닌 경우는 자동 전송되지 않는다.

용법이 같은 의약품 중 ATC 카세트가 있는 약은 자동 전송되어 포장된다.

✛ 처방전 출력 시 표기

✦ ATC 등록 예외 의약품
마약, 항정신성 의약품, 흡습성
이 있는 의약품 등

(2) ATC 묶음 추가 조제

• 환자의 요청이 있는 경우 ATC 수동 조제를 통해 용법에 맞게 포장한다.
• DTA (Detachable Tablet Adapter)로 충진해야 하는 의약품(향정신성 의약품, 분할이 필요한 의약품, PTP포장 의약품 등)을 준비한 후 수동 조제 전에 이중 확인을 받는다.

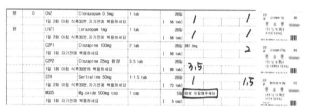

✦ 용법에 따라 수동포장 표기 및 라벨 만들기

4) 산제(powder) 조제

• 알약 분쇄기와 산제 분포기를 이용하여 조제하고 분포 전에 이중 확인을 받는다.
• 산제 처방 조제 과정

1. 분포를 위한 식 작성
- 용법 고려하여 포수 선정
- 1포 무게 0.1g 이하일 때 : 부형제 첨가(포당 0.1g)
- 조제약사 서명

→

2. 자동 전송된 처방내역 확인 후 분포 식 입력

→

3. 이중확인
- 분쇄 전 식과 의약품 확인
- 산제 감사 약사 서명

→

4. 감사
- 인쇄 및 분포상태, 포수 확인

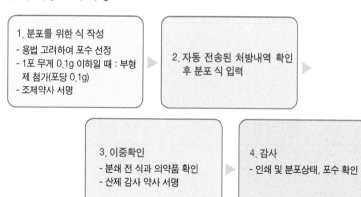

✦ 분포를 위한 계산식 작성

STEP 04 조제 감사

감사담당 약사가 처방전과 조제된 의약품을 검수한 후 서명한다.

처방감사약사:	조제약사:	산제감사약사:	최종감사약사:

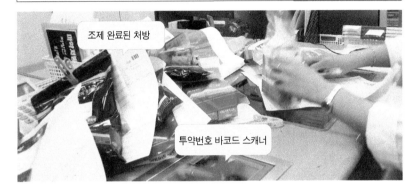

조제 완료된 처방

투약번호 바코드 스캐너

① 처방전과 조제된 약의 환자명 및 환자 등록번호를 확인한다.

② Step 2(처방검토)에 따라 처방전을 재검토한다.

③ 조제 봉투에 부착된 라벨의 정확성을 확인한다.

④ 약의 내용을 확인하고 보관방법에 맞게 포장한다.

⑤ 조제 감사 후에는 처방전에 확인 서명한다.

⑥ 감사 완료된 약과 처방전을 묶어 투약구로 이동한다. 이 때 처방전의 바코드를 스캔하면 투약 전광판에 번호가 켜지고 호출된다.

⑦ 투약대기시간 관리 : 접수시간 순서대로 감사하므로, 조제자는 감사대에 처방전 하단에 찍힌 접수시간 순서대로 조제된 처방을 배치한다.

감사 및 투약 준비

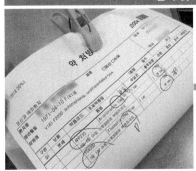
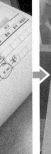
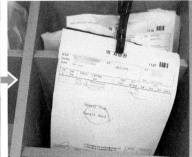

+ 감사 완료된 의약품

+ 투약 준비 완료

STEP 05 복약 지도

조제된 처방약을 환자에게 정확하게 투약하고 복약지도를 시행한다.

1) 투약 업무 및 투약구 관리

(1) 투약구 업무 절차

① 환자가 진료카드와 수납영수증을 제시하면 개방형 질문으로 환자명, 환자번호를 이중으로 확인한다. 다른 환자에게 투약되거나 누락되는 약이 없도록 투약번호, 환자성명, 진료과 등을 철저히 확인한 후 투약한다. (개방형 질문 : 성함이 어떻게 되십니까?)

② 투약도장을 처방전과 영수증에 날인하고 의약품을 교부하면서 복약지도를 시행한다. 처방전에 Q/A라벨이 있을 경우에 해당 내용을 환자에게 문의하거나 복약지도 한다.

③ 의약품 교부 도중 환자가 질문을 하거나 상담을 요청하는 경우 적극 응대하며, 환자가 수납 또는 진료과로 이동해야 하는 경우 잘 이해하도록 설명한 후 안내한다.

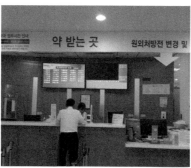
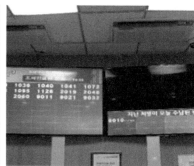

＋ 외래약국 투약구 전경

(2) 투약구 관리

① 청결히 관리하며, 긴급상황 등이 발생한 경우 즉시 상부에 보고하고 처리한다.

② 약물 부작용에 대한 상담을 원하는 경우, 환자의 처방 내역 등을 확인하

여 의약품 및 관련 부작용에 대해 설명하고 약물부작용 모니터링 매뉴얼에 따라 부작용 내용을 보고한다.

2) 외래환자 복약지도

(1) 외래환자에 대한 투약구에서의 복약지도

① 복약안내문
- 와파린, 흡입기, 비액, 패치제제 : 조제약사가 복약안내문을 각 의약품 봉투에 첨부한다.
- 자가약에 해당하는 복약지도서가 자동 출력되어 의약품과 함께 교부된다.

② 감사 담당약사는 복약지도서가 올바르게 첨부되었는지 확인하고 그 외에 환자가 확인해야 할 사항(주의해야 할 용법, 처방의의 코멘트 등)을 처방전에 적어 투약 시 안내가 누락되지 않도록 한다.

③ 투약구 담당약사는 의약품 및 복약안내문을 교부하면서 복약지도를 시행한다.
- 기본 내용 : 의약품 효능, 용법, 부작용, 주의사항
- 마약을 처방 받은 환자에게 약물 복용 주의사항을 설명하고 처방 수량을 투약구에서 확인한 후 환자의 서명을 받는다. 이때 설명한 약사도 처방전에 서명한다.

(2) 외래환자에 대한 특정약물 복약지도

해당 진료과 옆 별도의 공간에서 복약 지도가 시행되고 있다.

① 알레르기 내과 및 호흡기 내과 외래환자
② 신장내과 외래환자
③ 항응고 치료상담 의뢰 환자

2. 원외처방을 받은 성인 외래환자를 위한 업무

2000년도부터 의약분업이 시행됨에 따라 원외처방 관리업무를 마련하고, 원외처방감사 및 처방전 출력, 대체조제 관리 업무 등을 시행하고 있다.

1) 외래환자 원외처방 흐름

① 의사처방발행 → ② CDSS와 DUR을 적용한 처방검토 → ③ 원외 처방 접수 및 검토 → ④ 환자 원무 수납 → ⑤ 자동처방전발행기(KIOSK)에서 처방전 교부

2) 원외 처방 발행 및 접수

(1) 원외 처방 발행

- 원외 처방전은 원내처방과 구분되도록 다섯 자리의 교부번호가 부여된다. (내과계, 신경과 : 21001~24000 / 외과계, 정신건강의학과 : 32000~34000 / 가정의학과 : 28001~29000)
- 진료의가 원외 처방을 입력하면 CDSS (Clinical Decision Supporting System)와 DUR (Drug Utilization Review)을 통해 기본적인 검토과정이 시행되고 사유를 입력하면 처방이 가능하다.

(2) 원외 처방의 접수

의사가 처방 입력하고, 환자가 진료 후 수납처리 시 접수가 이루어진다.

(3) 처방전 출력

- 환자가 수납 후 KIOSK에서 출력(약국용, 본인보관용)할 수 있다.
- 출력상태를 전산으로 확인할 수 있다.

3) 처방전 재출력

처방전 분실, KIOSK 오류로 인한 출력 실패, 처방약 추가/삭제, 용량/일수 변경, 보험/질병분류 기호 변경 등에 따라 처방전을 재출력 해 줄 수 있다.

4) 대체조제

원외 약국에서 대체조제를 시행한 경우 :
대체내역 및 약국정보 FAX 전송 → 원내 외래약국 전산 입력 → 처방의 확인

✚ 대체조제(Generic substitution)
동일성분, 동일함량, 동일제형을 가진 다른 회사제품으로의 대체를 의미하며, 식품의약품안전처에서 정한 기준에 적합하다고 인정된 품목 내에서 대체할 수 있다. 처방전 변경이나 환자의 동의를 구하지 않은 경우, 의사에게 사후통보를 하지 않으면 대체조제 위반이 된다.

실습 1. 원내처방 조제 업무

실습목표 외래조제 파트의 업무 흐름 및 특징을 파악하고 원내처방전 조제의 실무적인 내용을 습득하도록 한다.

실습내용

1. 처방 검토
(1) 접수 전 CDSS, DUR을 통한 처방 사전검토
(2) 접수 후 출력된 처방의 적절성 검토
① 용량확인
② 용법 및 일수 확인
③ 투약경로 적절성 확인
④ 투약단위 확인

2. 조제
☞ 외래 처방을 조제해 본다.
(1) 마약류 조제
(2) 경구 및 외용제 조제
(3) 주사제 조제
(4) ATC 조제

3. 조제 감사
처방전과 조제된 의약품을 감사한 후 처방전의 바코드를 스캔하여 투약구로 이동한다.

외래환자를 대상으로 하는 투약구에서의 업무 절차를 이해하고, 환자에게 적절한 복약지도를 시행하도록 한다.

1. 투약업무 및 투약구 관리

(1) 투약업무 절차

① 환자가 진료카드와 수납 영수증을 제시하면 (   ), (   )를 이중으로 확인한다.

② 투약도장을 (   )과 (   )에 날인하고 의약품을 교부하면서 복약지도를 시행한다.

③ 교부가 완료되면 처방전 투약번호를 전광판에서 지운다.

④ 투약한 처방전은 투약구 내에 모아두고, 마약처방전은 따로 분리한다.

(2) 투약구 관리

① 전광판에 표시되는 (   )을 적절하게 관리한다.

② 투약구를 청결히 하며, 긴급 상황 시 즉시 상부에 보고한다.

③ 약물 부작용 상담을 원할 경우, 부작용에 대해 설명하고 약물 부작용 모니터링 매뉴얼에 따라 부작용 내용을 보고한다.

2. 외래환자에 대한 투약구에서의 복약지도

☞ 의약품 및 복약안내문을 교부하면서 복약지도를 시행해본다.

(1) 기본내용 : 의약품 효능, 용법, 부작용, 주의사항

(2) Q/A 라벨에 적힌 내용을 주의하여 환자에게 투약한다.

(3) (   )을 처방 받은 환자에 처방 수량 확인 후 환자의 서명을 받고, 설명한 약사도 서명한다.

실습목표

원외처방 관리와 감사업무 과정을 이해하고, 처방문의 내용에 대하여 적절히 답변할 수 있는 능력을 습득하도록 한다.

실습내용

1. 외래환자 원외처방 흐름

① 의사처방발행 → ② CDSS와 DUR을 적용한 처방검토 → ③ 원외 처방 접수 및 검토 → ④ 환자 원무 수납 → ⑤ 자동처방전발행기(KIOSK)에서 처방전 교부

2. 처방전 재출력

☞ 처방전 재출력 사유에 해당하는 환자에게 처방전 재출력을 시행해본다.
처방전 분실, KIOSK 오류로 인한 출력 실패, 처방약 추가/삭제, 용량/일수 변경, 보험/질병분류기호 변경 등에 따라 처방전을 재출력 해 줄 수 있다.

3. 대체조제

☞ 대체조제업무 흐름을 이해한다.

1. 외래 환자를 위한 조제방식 및 투약에 대한 설명 중 틀린 것은?

① 1매의 처방전을 1인의 약사가 한번에 조제하는 일괄조제 방식으로 원내처방 조제를 시행한다.

② 외래 환자의 주사 마약류는 직원에게 투약함이 원칙이다.

③ 원병 단위가 100정, 예제제 단위가 28정인 경우 총량 112정 조제 시 예제제를 활용하여 4봉지로 조제한다.

④ 주사 스케줄 처방인 경우 완납되었을 때만 접수된 총량을 투약한다.

2. 다음 중 본원 원외처방에 관한 설명 중 옳지 않은 것은?

① 의약분업 예외 환자는 이식환자, 장애자 1~2급, 정신과 예외환자, AIDS 환자 등이다.

② 본원 원외처방전의 유효기간은 발행일로부터 14일이다.

③ 의약분업 예외 의약품은 주사제, 희귀의약품, 검사약, 처치약 등이다.

④ KIOSK에서 원외처방전은 병원보관용, 약국용, 환자용 3장이 발행된다.

3. 투약구에서 시행되는 투약 업무 및 복약지도에 대한 설명으로 옳은 것은?

① 다른 환자에게 투약되거나 누락되는 약이 없도록 투약번호, 환자성명, 진료과 등을 철저히 확인한 후 투약한다.

② 영수증에 적힌 번호가 두 개인 경우, 처방내역은 마지막 번호에 반영되므로 투약 시 고려하지 않아도 된다.

③ 환자가 처방약물에 대해 문의하는 경우, 해당 진료과에서 설명을 듣도록 유도한다.

④ 조제된 약은 투약번호 순으로 나오게 되므로, 번호가 누락된 경우 확인이 가능하다.

4. ATC 묶음 조제 시 DTA로 충진해야 하는 의약품이 아닌 것은?

① 향정신성 의약품   ② 마약   ③ PTP 포장 의약품   ④ 분할이 필요한 의약품

5. 원외환자 원외처방 흐름의 과정을 순서대로 나열하시오.

> a. CDSS와 DUR을 적용한 처방검토
> b. 원외처방 접수 및 검토
> c. 자동처방전발행기(KIOSK)에서 처방전 교부
> d. 환자 원무 수납
> e. 의사 처방 발행

① e-a-b-d-c   ② e-a-c-b-d   ③ e-d-a-b-c   ④ a-e-d-b-c

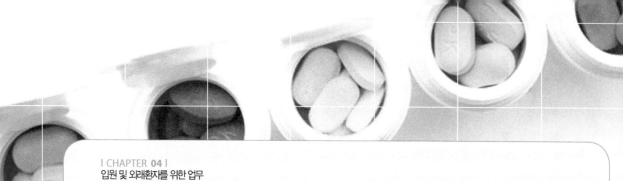

03

소아환자를 위한 업무

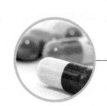

실·습·목·적

● 소아환자에 대한 처방 조제 및 복약지도 업무를 실습함으로써 어린이 병원
의 특징적인 업무를 익히며 소아환자의 약물요법을 이해하도록 한다.

Check List

 소아조제파트의 입원조제 및 외래조제 업무 흐름을 이해한다.

 처방 발행 및 접수 흐름을 이해하고, 접수된 처방 내역의 적절성을 평가할
수 있다.

소아조제파트 조제 원칙을 익히고, 제형에 따른 적합한 조제 방법을 습득
한다.

조제된 약의 제형별 감사 방법을 익히고, 조제과오 예방을 위한 주의사항을
습득한다.

소아 외래환자의 원내 투약 및 원외처방전 관리 업무 흐름을 이해한다.

어린이병원은 18세 이하의 소아 · 청소년 질환에 관한 전문적인 진료를 담당하는 어린이 건강 전문 의료기관이다. 소아조제파트에서는 어린이병원의 소아입원환자와 외래환자를 대상으로 투약 및 복약지도 업무를 시행하고 있다. 소아 입원 및 퇴원환자에 대한 처방을 접수 받아 검토, 조제, 감사하여 불출하며 정규 퇴원환자를 대상으로 복약지도를 담당한다. 신장질환, 뇌신경 질환, 장기이식 환자를 대상으로 하는 전문 복약상담도 이루어 지고 있다.

또한 소아 외래환자 처방의 검토, 조제 및 감사가 이루어 지며 투약구에서 외래환자 및 응급실 퇴원환자를 대상으로 복약지도를 시행하고 있다.

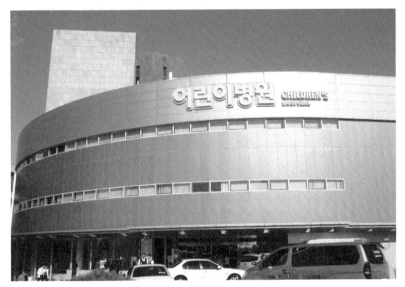

✛ 서울대학교병원 어린이병원

1. 소아 입원환자를 위한 업무

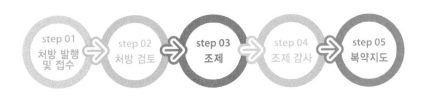

[성인 입원환자를 위한 업무] 참고

처방 발행 및 접수

각 병동에서 처방을 입력하면 소아조제파트에 처방정보가 전달된다.

1) 정규 처방

• 정규 처방 : 정규 마감시간 전까지 입력한 처방

어린이병원은 오전 7시까지 입력한 약에 대하여 일부병동(중환자실, 정신과 병동)을 제외하고는 전병동 UDS로 약국에서 병동으로 배송한다. 정오 이전 까지 병동으로 배송되도록 하여, 일반적으로 당일 저녁과 익일 아침, 점심까 지 투약하는 것으로 한다.

2) 추가 처방

• 추가 처방 : 정규 마감시간 이후 입력한 처방

어린이병원의 경우 오전 9시부터 2시간 간격으로 추가 마감 처리를 하여 처 방 접수 후 검토, 조제, 감사 후 투약칸으로 투약한다.

3) 긴급 처방

• 긴급 처방 : 병동에서 환자에게 응급으로 투여하기 위해 입력한 처방

어린이병원의 경우 긴급 처방 입력 시 약 10분 이내에 약제부로 자동 접수, 출력된다. 우선적으로 조제하여 투약되므로 응급상황인 경우에 한하여 입력 하는 것을 원칙으로 한다.

4) 야간 처방

- 야간에 입력한 처방

  어린이병원의 조제실은 야간에 업무를 종료하므로 오후 9시 30분(공휴일은 5시 30분)부터 익일 오전 6시 30분 사이에 접수된 긴급 처방은 본원 병실약국에서 접수한다. 응급실 처방 및 요청이 있는 병동 처방은 본원 입원조제파트에서 투약하며, 그 외의 처방은 익일 오전 9시 전까지 어린이병원에서 투약한다.

STEP 02

처방 검토

처방 검토란 의사에 의해 발행된 처방전의 내용을 검토하는 절차를 말하며, 의문점이나 정정을 요하는 문의사항이 있는 경우 정해진 절차에 따라 처방의에게 문의하는 과정을 포함한다.

1) 조제 전 처방 검토

소아는 처방 검토 시 나이 및 체중을 반드시 확인하여야 하며, 그에 따라 용법 및 용량의 적절성을 평가하는 과정이 매우 중요하다. 나이와 체중에 대하여 용량이 적절한지 평가하고, 필요시 처방변경을 유도한다. 또한 함량이 2종 이상인 제제는 1회 용량을 고려하여 적절한 함량의 제제로 변경하도록 추천할 수 있다.

예) 15kg 환아, cefdinir granule 5mg PO tid 처방
- 상용량은 9~18mg/kg/day을 하루 3회 분할하여 투여하는 것이므로, 45~90mg tid로 처방하도록 안내한다.

예) 10kg 환아, cefotaxime 150mg IV q8h 처방시, cefotaxime 2g/vial 제제로 처방
- cefotaxime은 0.5g/vial, 1g/vial, 2g/vial의 세 가지 함량이 있다. 150mg 3회 투여 시 하루 필요량은 450mg이므로, 500mg/vial로 처방하는 것이 적합하다.

2) 문의 처리 및 문의 내역 확인

- 처방 내용에 오류가 있어 처방을 변경하는 경우 해당 오류 처방을 보류하면 문의 내역에 자동으로 저장된다.
- 처방 내용을 확인하기 위하여 문의한 후 그대로 조제할 경우, 문의 내역에 그 내용을 기록하여 저장한다.

STEP 03

조제
의사의 처방에 의해 환자에게 투약하기 위해 준비하는 과정으로, 안전하고 청결한 조제를 하도록 한다.

1) 마약류(마약 및 향정신성 의약품)의 조제

마약, 향정약 봉투에 1일 용량으로 조제하고 2D 바코드 시스템을 이용하여 인수인계 한다.

2) 제형별 조제

기본적으로 성인 입원환자를 위한 업무의 step 3와 동일하다. 아래와 같은 내용을 추가적으로 고려하며, 환자에 따라 예외를 적용할 수도 있다.

(1) 정제 및 캅셀제
① 만 5세 미만인 경우, 정제로 처방하더라도 산제로 투여하는 것을 원칙으로 한다.
② 정제를 분할 투여하는 경우
㉮ 원칙적으로 균등한 분할이 가능한 모양의 정제일 경우, 나정은 1/4정까지 분할하여 정제단위로 투여한다.
㉯ 균등한 분할이 어려운 경우에는(예 : 0.3정, 0.7정) 산제로 투여한다.

ⓓ 연질캡셀제는 분할 투여하지 않는다(안정성 문제).

예) calcitriol, ethosuximide(예외 : nifedipine)

(2) 액제 등

액제 등이라 함은 정제, 캡셀제, 산제, 주사제를 제외한 내용액제, 외용액제를 통칭한다.

① 건조시럽 조제

㉮ 함량과 실용량을 고려하여, 필요량을 계산하고 건조분말을 칭량한다.

- 함량 : 조제 후 유효 성분의 농도(mg/mL)
- 실용량 : 건조분말 중 유효성분량을 고려하여, 1mL 조제 시 칭량해야 할 건조분말의 용량

㉯ 칭량한 건조 분말에 멸균증류수를 더하여 시럽으로 조제한다. 단, 조제 후 유효기간을 고려하여 처방 일수가 유효기간을 초과할 경우에는 초과분을 칭량한 분말 자체로 투약하되, 시럽 조제법이 기재된 안내문을 제공한다.

✛ 건조시럽의 함량/실용량 및 안정성

	함량 (mg/mL)	실용량 (g/mL)	안정성	
			실온 (일)	냉장 (일)
Acyclovir	80	0.67	15	X
Amoxicillin	25	0.774	7	14
Amoxicillin/clavulanate	A : 40, C : 5.7	0.11	X	7
Amoxicillin/clavulanate	A : 120, C : 8.58	0.22	X	7
Cefpodoxime	10	0.2	X	14
Clarithromycin	25	0.7	14	X
Fluconazole	10	0.61	14	X
Erdosteine	35	0.5	10	X
Oseltamivir	6	0.127	10	17

예) Cefpodoxime dry syrup 조제 - 100mg bid 10일 처방

- Cefpodoxime은 조제 후 냉장고 보관시 14일 안정하므로 10일치 조제하여 불출할 수 있다.
- 함량은 10mg/mL이므로, 유효성분 100mg은 시럽 10mL에 해당하고, bid

용법으로 10일 처방이므로 총 10 x 2 x 10 = 200mL 조제하여야 한다.

- 실용량은 0.2g/mL이므로, 200mL를 조제하기 위해서는 200 x 0.2 = 40g의 건조분말을 칭량하여야 한다.

- 칭량한 40g을 투약병에 담고, 멸균 증류수를 소량 넣어 균일하게 흔든 후, 멸균 증류수를 추가로 넣어 총 200mL가 되도록 채운다.

건조시럽 조제 과정

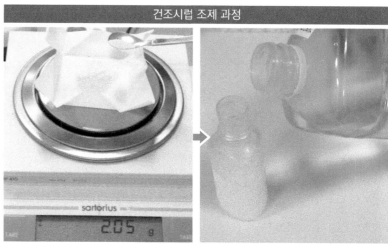

+ 건조시럽 무게 측정

+ 투약병에 건조시럽 넣고 멸균 증류수로 총량을 맞춘다.

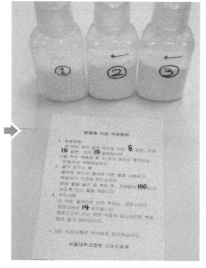

+ 조제 후 유효기간을 고려하여, 처방 일수가 유효기간을 초과할 경우에는 초과분을 칭량한 분말 자체로 투약하고 안내문을 챙겨준다.

② 내용 액제

㉮ 기본적으로 1일 처방량을 적절한 크기의 투약병(30mL, 60mL, 100mL, 200mL, 300mL, 500mL 중 선택)에 담아 불출한다. 단, 향정신성 의

약품인 chloral hydrate를 불출할 경우에는 1회 용량 단위로 경구용 syringe를 이용하여 불출한다. 또한 UDS로 정규 처방 투약 시에나, 소아응급실의 모든 내용 액제 투약은 경구용 syringe를 이용한다.

경구용 syringe에 내용 액제 담는 과정

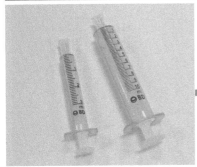

✛ 경구용 syringe

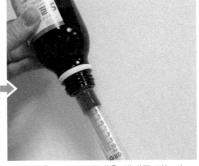

✛ 경구용 syringe에 내용 액제를 담는다

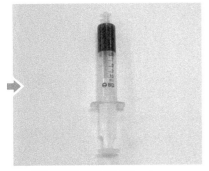

✛ 내용 액제를 담은 경구용 syringe

㉯ Alvityl I® syrup (150mL/btl), propranolol soln.(120mL/btl), 셀셉트현탁용 분말® (34.98g/174.9mL btl), ferrum-Kid® soln.(45mL/btl) 등은 병 단위로 불출 후 필요량만큼 복용하도록 한다. 1회 용량만 처방할 경우, 총량 1병으로 처방하도록 변경 유도한다.

③ 외용 액제
투여 총량대로 투약하되, 같은 사람에게 여러 번 같은 약이 처방된 경우에는 같은 봉투에 합산하여 투여한다.

(3) 주사제

① 주사약 봉투에 ampule과 vial이 부딪쳐 파손되지 않도록 주의하여 조제 한다.

② 일반수액은 일괄 집계하여 익일 수액실에서 병동으로 불출되도록 하고 있으며, 영양수액 등 일부는 처방전 접수시 조제하여 불출한다.

3) 산제 조제

(1) 산제 조제의 일반 지침

① 산제로 조제하는 경우

- 만 5세 미만의 소아인 경우
- 캅셀을 분할하여 투약해야 하는 경우
- 의사가 pulv로 처방한 경우
- L-tube로 투여하는 경우(PLT)

② 산제로 조제하지 않는 경우

㉮ 서방형 제제 : 약물이 서서히 방출되는 특수 제형으로 약효가 지속적으로 유지될 수 있도록 분쇄하지 않는다.

  - 다른 산제 의약품과 함께 복용하는 경우에는 별도로 포장한다.

    예) K-contin®, carbamazepine CR, nifedipine OROS, valproate SR 500mg, methylphenidate OROS 등

㉯ 장용성 제제 : 약물이 장에서 방출되어 약효 증대, 위장 장애 방지 효과를 나타낸다.

    예) divalproex Na, omeprazole, pantoprazole, aspirin protect 등

㉰ 연질 캅셀 : 내용물이 액상으로 되어 있어 절단 시 약물손실이 일어나므로 가능한 한 캅셀로 투여한다.

    예) cyclosporin, calcitriol, isotretinoin, tocopherol

㉱ 흡습성 및 휘발성 특성을 가진 약물: 조제 시 취급이 어렵거나, 함량변화가 일어난다.

    예) 흡습성 : ethambutol, amoxacilline clavulanate, olanzapine

      휘발성 : nitroglycerine

㉲ 구강 붕해정 : 혀 위에 두고 타액으로 녹여 복용할 수 있다.

예) lansoprazole LFDT, ondansetron zydis, rispedal quicklet, fluoxetine dispersible tab., famotidine dispersible tab.

ⓑ 붕해정 : 물에 녹여 복용 가능하다.

예) deferasirox dispersible tab.

(2) 산제 조제

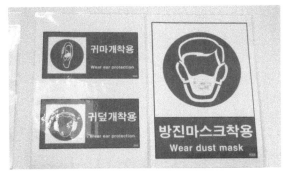

✦ [산제 조제 시 복장] 귀마개, 귀덮개, 방진마스크를 착용한다.

① 산제 조제 시, 원말이 있는 약물은 원칙적으로 원말을 사용하여 조제한다.

② 원말이 없는 경우, 정제 및 캡슐제를 분쇄하여 조제하며, 처방상의 규격 단위로 조제한다.

③ 정제로 처방되어 있으나, 용량으로 보아 정제투약이 불가능한 경우 정제로 투여하고 남은 용량은 산제로 하여 투여한다.

④ 다음 의약품은 Pile Packer(UDP-6)로 분포한다.

- 마약류(자동분포기 사용 시 손실 염려 있음)
  (단, 포수가 많은 경우에는 자동분포기를 사용하되, 특히 소실되지 않도록 주의한다.)
- 항암제
- 착색이 강한 의약품 : 다른 의약품을 오염시킬 가능성 있음.
  (단, 포수가 많은 경우 자동 분포 후 alcohol로 청소하여 사용한다.)
  예) rifampicin, rifaximin

⑤ 조제된 산제의 유효기간
  원정제의 유효기간까지 남은 개월 수를 1/4하여 소수점 이하 버린 숫자를 조제된 산제의 유효기간으로 한다.

⑥ 부형제

㉮ 원칙적으로 유당(Saccha Lactose, SL)을 사용한다.

㉯ 부형제 첨가 기준

- 1포량이 0.1g 미만인 경우 부형제를 가한다.
- 부형제 첨가량은 1포당 0.1g씩 첨가한다.

㉰ 다음 의약품은 부형제를 첨가하지 않는다.

- Dry syrup 제제
  - 예) formoterol dry syr.
  - 단, 1회 복용량이 theophyllin 200mg powder의 경우 19mg, tocopherol 500mg/g의 경우 47.5mg 미만인 경우에는 SL을 첨가하여 조제한다.
- 단일 과립제
- 서방형 캅셀제제
- 항암제 및 면역억제제
  - 예) tacrolimus
  - 단, 면역억제제를 소량으로 장기 복용 시에는 분포를 고르게 하기 위해 부형제를 첨가한다.
- Ketone diet 환자
- Isoniazid

㉱ 연질캅셀 조제시 1g/pkg 정도의 적량의 유당을 첨가한다.

예) nifedipine 5mg : SL 3g을 넣어 조제한다.

---

cefdinir granule(역가 : 100mg/g) 50mg PO tid 1일 처방

- Cefdinir granule은 단일 과립제가 있으므로 이를 사용하여 조제한다.
- 과립제 1g당 cefdinir로서 100mg을 포함하므로, 1회 용량 50mg을 조제하려면 1g x 50mg/100mg을 칭량해야 한다. 이 때 부형제는 첨가하지 않는다.
- tid 1일 처방이므로 총 3회 복용분이 필요하고, 0.5g x 3 = 1.5g을 칭량하여 총 3포로 분포한다.

✚ Ketone diet(케톤식이)
간질을 조절하는 식이요법으로, 식사 중 당 성분을 제한하고 단백질과 지질 위주의 식사를 하는 방법이다. 여러 기전으로 간질 발생의 역치를 낮출 수 있다고 알려져 있으며, 계획된 식이 계획에 따라 철저히 당을 제한하는 식단을 섭취하므로, 이러한 치료 지침에 준하여 산제 조제 시 saccha lactose를 추가로 첨가하지 않는 것을 원칙으로 한다.

phenobarbital (30mg/tab) 10mg PO qd 3일 처방

(단, phenobarbital 30mg 1정의 실제 무게는 0.12g/tab 이다.)

- Phenobarbital은 정제를 분쇄하여 조제한다.

- 1회용량 10mg은 phenobarbital 30mg 정제의 0.333정에 해당하며, 0.333정의 실제 무게는 0.12g/tab x 0.333 = 0.03996g이다. 이는 0.1g 이하이므로 부형제를 첨가한다.

- qd 3일 처방이므로 총 3회 복용분이 필요하다.
  - 정제 : 0.333정 x 3 = 1정
  - 유당 : 0.1g x 3 = 0.3g

- 즉, 정제 1알을 분쇄하고 유당(SL) 0.3g을 함께 골고루 혼화하여 총 3포로 분포한다.

산제 조제 과정 (정제를 분쇄하여 조제하는 경우)

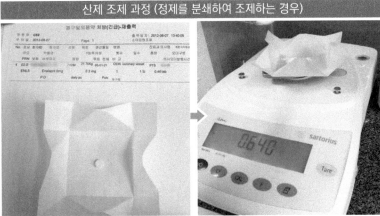

처방전과 필요한 정제를 챙김

부형제를 넣어야 하는 경우 필요한 양의 부형제를 칭량

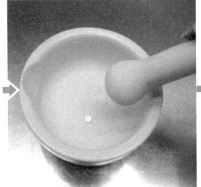

유발, 유봉을 이용해 정제를 분쇄

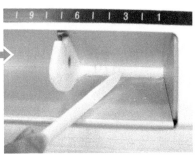

분포

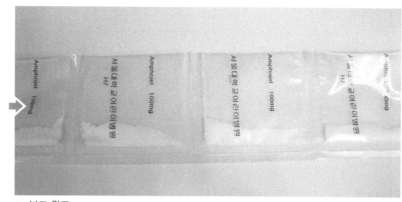

+ 분포 완료

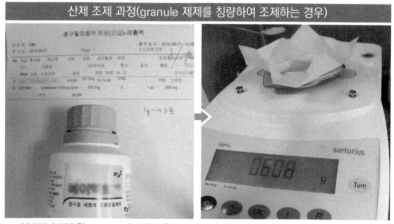

+ 처방전과 필요한 granule 제제 원병을 챙김 + 필요한 양을 칭량

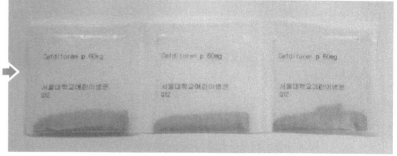

+ 분포 완료

(3) 소아조제파트 산제 조제 원칙

① 원말이 있는 경우에는 원말로 조제한다.

② 원말이 없으면 정제 및 캅셀제를 분쇄해서 조제한다.

③ 물에 잘 녹는 정제는 알약으로 투약할 수 있다.
- L-tube로 들어가거나 의사가 원하는 경우 제외이며 환자가 원하지 않는 경우도 제외된다.
- 해당 의약품 : rulid®, rhonal®, amLodipine, rifaximin
- Rulid®, rhonal®, rifaximin : 1회 용량이 0.25정, 0.5정, 0.75정, 1정 등 0.25정의 배수로 처방된 경우, 가루조제 처방으로 나와도 알약으로 투약한다.
- AmLodipine : 1회 용량이 0.5정, 1정 등 0.5정의 배수로 처방된 경우, 가루조제 처방으로 나와도 알약으로 투약한다.

④ 가루약 조제 시 묶어서 조제하는 의약품
㉮ 이뇨제의 가루약 조제

대상 의약품은 furosemide, hydrochlorothiazide, spironolactone으로 2가지 이상의 의약품이 처방 되고, 동일한 용법인 외래처방의 경우 묶는다. 병동 및 응급실의 퇴원, 정규 약은 묶지 않는다.

㉯ 신생아 중환자실에서 처방되는 tocopherol 10mg, folic acid 0.05mg 은 묶어서 조제한다.

(4) 산제 조제 시 주의사항

① 조제량(칭량할 산제량, 분쇄할 정제수, 부형제의 종류와 첨가량 등)을 처방전에 기재하여 감사자가 확인할 수 있도록 한다.
② 정제를 분쇄하는 경우, 정제의 모양, 수량을 재확인하고 반드시 약포지에 별도로 하여 분포대로 보낸다.
③ 처방봉투 기재상의 분포수와 실제 분포수가 다른 경우 반드시 분포할 포수를 약포지에 기재하여 분포대로 보내고 이를 확인한다.

(5) 산제 조제기기 관리지침

① 칭량
㉮ 사용 전에 저울의 수평상태와 zero point를 맞춘다.
㉯ 칭량을 위한 저울은 적어도 30분 이상 전원을 켠 상태로 warming-up 을 해야 하며 정기적인 점검을 통해 상태를 확인해야 한다.
㉰ 분포수가 90포(또는 45포) 이상인 경우
- 1종류의 의약품 분포 시에는 90포(또는 45포) 단위로 칭량하고 포수를 기재한 후 분포하도록 한다.

✛ Rulid
Roxithromycin 현탁정

✛ Rhonal
Aspirin microcoated

- 2종 이상 의약품 분포 시에는 총량을 칭량하여 전량을 혼화한 후, 혼화된 산제를 90포(또는 45포) 단위로 다시 평량해서 분포하도록 한다.

② 분포

분포오차가 생기지 않도록 분포기의 감도를 조절한다.

③ 분포 시 주의를 요하는 의약품

⑦ 색이 심한 의약품(예 : rifaximin, rifampicin)
- 다른 의약품에 혼입되지 않도록 주의한다.
- 분포 후 SL을 2~3회 사용하여 분포기를 세척한다.
- 알코올 솜으로 유발, 유봉, 분포기를 세척한다.

⑭ Anaphylaxis 유발 가능 의약품(예 : aspirin, penicillin계 약물)

이들 의약품을 사용한 후에는 SL을 사용하여 2~3회 추가세척하여, 잔여분말이 남지 않도록 더욱 주의한다.

4) ATC (Automatic tablet counting & dispensing) 조제

5) UDS (Unit Dose System) 조제

STEP 04

조제 감사

환자의 안전을 위해 처방내용과 조제된 의약품(실물 및 수량)을 재확인하여 정확한 투약이 이루어지도록 한다. 특히 시럽과 산제의 처방이 많으므로 이들 제형의 특징을 주의하며 감사하여야 한다.

1) 내용 액제 감사

① 색상, 냄새, 점도 등을 확인함으로써, 처방된 약과 일치하는 약을 조제하였는지 파악한다.

② 유사한 성상을 지닌 약을 주의 깊게 구별한다.

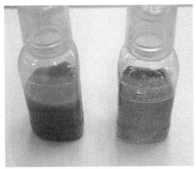 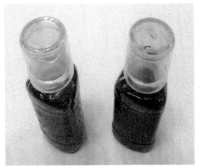

✦ 유사한 성상을 지닌 의약품 예(1)
Ibuprofen syrup(좌)과 Prednisolone
syrup(우)

✦ 유사한 성상을 지닌 의약품 예(2)
Rhinathiol syrup(좌)과 Valproate
syrup(우)

③ 건조 시럽을 칭량하여 시럽으로 조제한 경우, 조제자가 처방전에 기록한
조제법(칭량한 무게 등)이 정확하였는지 다시 계산해보고, 또한 처방 일
수가 유효기간을 넘지 않는지 확인한다.
④ 이물이 섞이지 않았는지, 약액이 새어나오지 않는지 등을 꼼꼼히 확인한다.

2) 산제 감사

① 조제 내용 확인 : 산제조제 시 칭량한 원료 의약품 및 부형제 양이 정확했
는지, 조제자가 기록한 내용을 바탕으로 검토한다.
② 무게 감사 : 원료 의약품 및 부형제의 양, 약포지 무게 등을 고려하여 계
산한 이론값과 조제된 산제의 실제 무게와의 차이를 비교하여 오차가
10% 이내인지 확인한다.
③ 분포의 균등 정도 : 조제된 산제 각 포 간에 분포가 균등한지 비교한다.
④ 이물 혼입 여부 : 조제된 산제에 이물이 혼입되지 않았는지 살핀다.
⑤ 산제 labeling 여부 : 약품명, 용량 등이 정확히 인쇄되었는지 확인한다.
⑥ 약포지 봉합 상태 여부 : 조제된 산제가 약포지 밖으로 새어나오지 않는
지 확인한다.

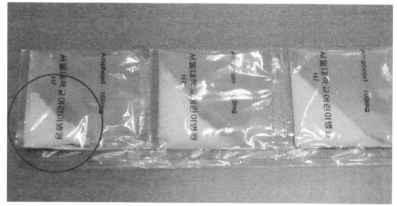

+ [조제자가 산제 조제 시 처방전에 기록한 내용 예]
  총 칭량해야 할 무게와 총 포수를 기록한다.

+ 균등하지 않은 분포의 예

3) 조제 과오를 줄이기 위한 대책

① 감사 과정에서 의약품 내용과 수량을 재차 확인한다.

② 약품명, 약품코드, 외관, 함량, 발음 등이 유사하여 혼동되기 쉬운 의약품
은 고주의 의약품으로 지정하고, 이러한 의약품의 경우 조제 및 감사 과
정에서 특히 주의한다.

③ 고위험 의약품, 고주의 의약품 및 조제 과오 유형에 관한 교육을 정기적
으로 실시한다.

복약지도
조제된 처방약을 환자에게 정확하게 투약하고 복약지도를
시행한다.

복약지도란 환자가 약물요법을 받을 때 복용하는 약에 대한 효능과 용법, 부작용 및 주의사항 등에 대하여 처방 지시대로 복용할 수 있도록 설명함으로서 복약이행도를 높이는 것이다.
소아환자의 경우 보호자에게 복약 지도하게 되는 경우가 많으며, 적절한 의사표현이 어려운 소아의 경우에는 보호자가 관찰해야 하는 부작용을 특히 자세히 설명하는 것이 중요하다.

1) 복약지도 기본자세

- 환자에게 단정한 용모와 태도를 유지하며 정중하고 친절하게 상담한다.
- 환자의 비밀을 보장하고, 환자의 프라이버시를 침해하지 않는다.
- 복약상담 관련 전문지식을 갖추고 상담기술 향상을 위해 노력한다.

2) 복약지도 내용

- 효능
- 약물 부작용
- 용법
- 주의사항(보관 조건 포함)

3) 소아 입원환자 복약지도

① 전자의무기록의 내용을 검토하여 처방의 적절성을 확인한다.
② 해당 병동으로 가서 복약 안내문을 제시하고, 환자가 복용하는 약에 대한 효능, 용법 및 용량, 부작용 및 주의사항에 대하여 설명한다.
③ 복약지도 내용을 전산 시스템에 기록한다.

2. 소아 퇴원환자를 위한 업무

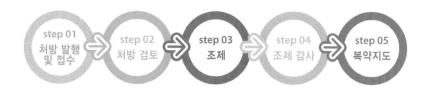

[성인 퇴원환자를 위한 업무] 및 [소아 입원환자를 위한 업무] 참고

처방 발행 및 접수

각 병동에서 처방을 입력하면 소아조제파트에 처방정보가 전달된다.

1) 정규 퇴원 처방

• 정규마감시간 전까지 입력한 처방

어린이병원의 경우 오전 7시에 접수 마감하여 오전 10시까지 조제 완료하도록 한다.

2) 추가퇴원 처방

• 정규마감시간 이후 입력한 처방

오전 7시 이후에 입력한 처방은 긴급 처방에 준하여 10분 내로 소아조제파트로 자동 접수된다.

처방 검토

처방 검토란 의사에 의해 발행된 처방전의 내용을 검토하는 절차를 말하며, 의문점이나 정정을 요하는 문의사항이 있는 경우 정해진 절차에 따라 처방의에게 문의하는 과정을 포함한다.

조제

의사의 처방에 따라 환자에게 투약하기 위해 준비하는 과정으로, 안전하고 청결한 조제를 하도록 한다.

1) 마약류(마약 및 향정신성 의약품)의 조제

마약의 경우 의약품 포장 박스가 불출되지 않도록 박스를 개봉하여 조제한다. 단, 향정신성 의약품의 경우 포장박스 상태로 불출 가능하다.

2) 제형별 조제

(1) 정제 및 캡셀제

① 예제제와 원박스(또는 원병)를 활용하여 조제한다.
- 정제 예제제란, 많은 수의 정제를 조제할 경우에 정확성과 편의성을 위하여 미리 약속된 개수 대로 정제를 세어둔 것을 말한다. 퇴원약 조제 시 기본적으로 정제 예제제를 활용하여 투약함을 원칙으로 한다.
- 총 투약 정제수가 해당 의약품 원박스(또는 원병) 수량보다 많을 경우 원박스(또는 원병)를 활용하고 남은 숫자의 정제는 예제제 봉투를 이용하여 담도록 한다.

② 정제 및 캅셀제 분할 투여

- 캅셀제이면서 1회 복용량이 1캅셀 미만인 경우는 산제로 조제함을 원칙으로 한다.
- 1회 복용량이 1/2정 또는 1/4정인 정제의 경우, 1/2정으로 분할 투약한다. 단, PTP 포장된 정제, 분할 시 안정성에 문제가 생길 수 있는 정제, 마약류 정제는 분할 투여하지 않으며, 환자 및 보호자가 직접 분할 투여할 수 있도록 안내문을 제공한다.

> **이렇게 분할해서 복용합니다.**
>
> - 깨끗하게 씻은 가위로 1회 복용량으로 잘라 복용합니다.
> - 약을 자르는 전용 가위를 준비하시면 더욱 좋습니다.
> - 미리 잘라 놓으면 약효에 영향을 미칠 수 있으니, 복용 전에 자르십시오.

╋ 분할 복용 안내문

③ 필요시 적절한 복약지도용 첨부 문서를 투약 봉투에 부착하거나 첨부할 수 있다.

- 예제제 여러 봉투를 포함하여 조제한 경우, 환자가 1회 용량을 예제제한 봉투로 착각하여 복용하는 것을 예방하기 위한 스티커

  예) prednisolone, dexamethasone

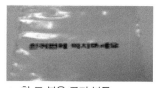

> 한꺼번에 한포를 다 복용하지 마십시오.
> 1회 용량은 봉투에 기재되어 있습니다.

╋ 한포 복용 금지 스티커　　　　　　　　╋ 한 포 복용 금지 봉투

- 냉장보관이 필요한 정제일 경우, 냉장보관임을 알려주는 스티커

  예) trientine 250mg cap

> 얼리지 말고
> 냉장고에 보관하십시오

╋ 냉장보관 스티커

- 단계적 감량 혹은 증량 복용하는 정제의 경우, 단계적으로 복용법을 안내하는 안내문

  예) prednisolone의 tapering schedule

```
이 약은 ① 이 _____ 일 분
         ② 이 _____ 일 분
         ③ 이 _____ 일 분
         ④ 이 _____ 일 분으로
         총 _____ 일 분 입니다.
①번 봉투의 약을 전부 복용한 후,
②번, ③번, ④번 순으로 복용하세요.
```
✛ 순서대로 복용 안내문

- 1회 복용량이 0.5포인 granule 제제인 경우, 먹기 직전 1포를 절반씩 나누어 2회 복용하도록 안내하는 스티커

  예) ramnos granule

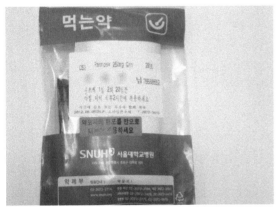

✛ [Ramnos granule 조제 예]
1회 복용량이 0.5포이므로 약품 총량과 약포지를 챙겨주고 '약포지에 한포를 반으로 나누어 복용하세요' 스티커를 붙여준다.

(2) 액제 등

① 1회 포장형 액제 : 총 수량대로 조제하며, 원 박스의 수량보다 많을 경우 원 박스를 넣고 남은 수량을 투약 봉투에 조제한다.

② 병 포장형 액제 : 총 mL 수를 확인 후 적절한 투약병을 선택하여 조제하며, 원병의 용량보다 많을 경우 원병을 넣고 남은 용량을 투약병에 충진한다.

(3) 주사제

① 주사약 봉투에 ampule과 vial이 부딪쳐 파손되지 않도록 주의하여 조제한다.

② 냉장 또는 냉동 주사약은 퇴원 후 귀가 시간이 길어서 이동시간 동안 적절한 온도 유지가 어렵다고 판단될 시, 냉매를 함께 챙겨 투약한다.

STEP **04** 조제 감사
환자의 안전을 위해 처방내용과 조제된 의약품(실물 및 수량)을 재확인하여 정확한 투약이 이루어지도록 한다.

STEP **05** 복약 지도
조제된 처방약을 환자에게 정확하게 투약하고 복약지도를 시행한다.

정규퇴원환자 (정신건강의학과병동, 중환자병동 등 일부 병동 제외)
정규 퇴원 환자에 한하여 복약지도를 시행하며, 요청이 있을 경우 추가 퇴원 환자에 대해서도 복약지도를 시행한다.

① 복약지도 담당 약사는 해당 병동의 정규 처방 퇴원환자 리스트를 확인한다.
② 전자의무기록의 내용을 검토하여 퇴원약 처방의 적절성을 확인한다.
③ 해당 병동으로 가서 퇴원약과 함께 복약 안내문을 제시하고, 환자가 복용하는 약에 대한 효능, 용법 및 용량, 부작용 및 주의사항에 대하여 설명한다.
④ 복약지도 내용을 전산 시스템에 기록한다.

3. 원내 처방을 받은 소아 외래환자를 위한 업무

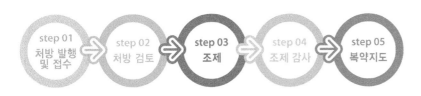

[원내처방을 받은 성인 외래환자를 위한 업무] 및 [소아 입원환자를 위한 업무] 참고

처방 발행 및 접수

각 진료과에서 의사가 처방을 입력하고 환자가 수납을 완료하면 처방정보가 소아조제파트에 자동으로 접수되어 처방전과 라벨이 출력된다.

외래환자 처방 투약번호

각 진료과에서 처방을 입력하고 환자가 수납하면, 수납이 완료된 처방정보가 소아 외래약국에 접수된다. 당일 주사실에서 투여받는 주사약이나, 환자가 직접 집으로 가져가는 약(자가약)은 자동으로 접수되며, 진료실 및 검사실에서 비품약을 먼저 사용하고 추후 불출하는 약(과내약, 검사실약, 주사실약)은 익일 일괄 접수한다. 어린이병원의 원내 처방은 1~1000번 사이의 투약 번호가 부여된다.

처방 검토
처방 검토란 의사에 의해 발행된 처방전의 내용을 검토하
는 절차를 말한다.

처방전 검토 담당 약사가 출력된 처방전과 투약라벨을 검토한다. HIS의 [오
더감사비교조회]-[문의내역] 항목을 확인하여, 이전 문의내역이 기록되어 있
을 시, 이를 반영하도록 한다.

1) 처방전 검토

(1) 용량 및 용법 확인

- 환아의 나이, 키, 체중을 고려하여 상용량인지 확인한다.
- 의약품의 특성과 질환 등에 따른 용법을 검토하되, 처방의가 처방 입력
  시 각 의약품에 대한 용법을 지정하였으므로, 지정한 용법을 따르되 특별
  한 경우 문의할 수 있다.

(2) 투약일수 확인

- 마약 중 내복제 · 외용제의 경우 90일 이내인지 확인한다.
- 경구용 향정약의 경우 일반 경구용 의약품의 투약범위를 준용하되,
  Zolpidem은 28일, triazolam은 21일, chloral hydrate은 14일로 제한한다.
- 처방된 의약품들의 투약 일수가 서로 일치하지 않는 경우, 환자 또는 처
  방의에게 확인할 수 있다.

(3) 투약경로 적절성 확인

(4) 투약단위 확인

2) 라벨 검토 및 투약 봉투 선택

- 라벨에 누락된 내용이 없는지 확인하고 보관조건 등을 고려하여 적절한 봉투에 붙여 조제가 용이하도록 한다. 투약경로에 착오가 없도록 내용약, 외용약, 주사약을 서로 다른 색의 봉투에 담는다.
- 많은 포수의 가루약 조제, 특별조제(환자 요청에 따른 맞춤 포장) 등 조제 시간의 지연이 예상되는 경우 환자에게 직접 또는 문자 전송을 통해 미리 양해를 구한다.

3) 처방 감사(검토) 시 문의 처리 및 문의내역 확인

- 처방내용에 의문점이나 정정을 요하는 사항 등 문의사항이 있는 경우 정해진 절차에 따라 문의하며, 문의사항은 투약구에서 처리하거나 진료실과 직접 연락하여 해결할 수 있으며 확인 내용을 처방전에 기록하거나 전산[문의내역]에 기록한다.
- 이미 수납 및 접수된 약에 대해 취소가 필요한 경우, 진료과에서 해당 약에 대해 반납 오더를 지시하고 이에 대해 환불 받을 수 있도록 약국의 처리를 한 후, 환자에게 약가를 받도록 안내한다.

STEP 03

조제
의사의 처방에 따라 환자에게 투약하기 위해 준비하는 과정으로, 안전하고 청결한 조제를 하도록 한다.

1) 마약류(마약 및 향정신성 의약품)의 조제

2) 제형별 조제

(1) 정제 조제 – 분할 투여

정제는 기본적으로 분할 투여하지 않는 것을 원칙으로 하며, 분할이 매우 어려운 정제에 한하여 0.5정으로 분할하여 투약한다(예 : almagate, amphojel, septrin®, isoniazid 등).

(2) 주사약 조제

① 1회분 처방

- 접수된 총량을 바로 투약한다.

② 다회분 처방(스케줄 처방)

- 모두 수납한 경우, 접수된 총량을 투약한다.
- 일부만 수납한 경우, 수납된 개수만큼 투약하고, 이후 추가 수납할 시 매번 수납된 만큼 투약한다.

③ 복막투석액

- 환자에게 직접 투약할 수도 있다.
- 처방량이 많고 투석액이 무거워서 환자가 직접 운반하기가 어려운 경우를 대비하여, 회사에서 환자 집으로 직접 배송해주는 시스템이 구축되어 있다. 환자별로 개인정보 제3자 제공 동의서를 사전에 득한 후, 환자정보, 배송해야 할 투석액 종류 및 수량, 주소 등에 관한 내용을 처방된 다음날 약품관리파트를 통해 회사로 전달한다.

④ 가정간호

- 가정간호 처방은 가정간호사가 환자를 방문하는 날짜에만 보험적용 받도록 되어있다. 가정간호 처방의 경우 미수납한 경우에도 약국으로 처방이 접수되며, 접수된 수량만큼 투약한다. 가정간호에서 미리 연락을 주는 경우, 당일 처방이 아닌 미래의 처방을 접수하여 투약하기도 한다.

3) 과내약 및 검사실약 불출 관리

① 외래환자의 처방 중 검사실, 처치실에서 검사 및 처치 목적으로 흔히 사용되어 비품을 보유하고 있는 일부 의약품들은 처방경로를 달리하여 투약번호가 생성되지 않는다. 예를 들면, 소아 피부과에서 피부 국소 마취 목적으로 사용되는 EMLA cream이나, 소아 내시경실에서 검사 시행 전 sedation 목적으로 사용하는 midazolam 등이 있다.

② 자동접수프로그램을 통해 접수되지 않고 익일 담당약사가 일괄 접수하여 집계한다.

  ㉮ 검사실약 : 소아소화기내시경센터, 소아핵의학과, 소아영상의학과 등
   • 환자의 수납 후 검사실의 "시행처입력"이 있어야 시행일 기준 익일에 접수된다.
   • 검사실 담당 직원이 일정기간 동안 약을 사용한 환자 리스트를 모아서 약국에 제출하면, 담당 약사는 접수 및 수납 여부를 확인하고 집계하여 불출한다.
   • 마약류 및 통계 의약품은 불출 시 인계장부에 해당 검사실 직원의 서명을 받고 투약한다.

  ㉯ 진료과약 : 소아안과, 소아피부과, 소아재활의학과, 소아청소년과 등
   • 검사실약과 동일한 방식으로 조제 및 투약한다.

  ㉰ 주사실약 : 소아예방접종 의약품
   • 예방 접종약의 경우 미리 예약된 환아를 기준으로 매일 오전 약을 일괄 불출한다. 업무 마감시에 남은 의약품을 돌려받고, 그 차이를 통해 사용량을 매일 집계한다.
   • 익일 담당약사가 일괄 접수한다.
   • 매월 마지막 날 한달 간의 처방량과 사용량을 집계하여 비교한다.

4) Chloral hydrate syrup 투약

향정신성 의약품 중 유일한 시럽제인 chloral hydrate syrup은 소아 환자의 검사 및 처치 시행 전에 짧은 sedation을 목적으로 자주 처방되는 의약품이다. 외래 간호사실에서 원병 단위의 비품을 보유하고 있으며, 비품을 소진하는 시기에 일정기간 동안 투약 받은 환자등록번호와 이름, 용량을 기록한 기록지를 약국에 제출하면, 투약하는 약사가 접수 및 수납여부를 확인하고

✛ 예방 접종
감염성 질환을 예방하는데 있어서, 비용 대비 효과가 매우 큰 방법이다. 백신이나 톡소이드를 투여하는 능동 면역과, 항체를 직접 투여하여 일시적으로 방어 효력을 제공하는 수동 면역이 있다. 백신에 대한 면역반응 정도는 유전적 소인, 항원의 물리 화학적 상태, 접종 경로, 연령, 영양 상태, 기존 항체 등의 요소에 의해 좌우될 수 있다. 국가 필수 예방접종과 기타 예방접종으로 나눌 수 있으며, 권장 일정에 따라 접종하는 것이 추천된다.

해당 과에 원병 단위로 투약한다.

5) 소아청소년 암센터

소아 암센터는 혈액종양분과 환자의 통원 항암치료를 목적으로 하여 개설된 특수 외래 클리닉이다. 낮병동과 암센터 외래로 구분되어 있으며, 낮병동은 장시간 항암제를 투여 받는 환자들이 당일 입원하여 치료하는 곳이다.

(1) 주사약

암센터 낮병동에서는 항암 치료시에 전처치 등의 목적으로 흔히 사용되는 주사약들을 비품으로 보유하고 있으며, 투약구 담당 약사는 당일 처방된 내용을 업무 마감 전에 챙겨 일괄 낮병동으로 불출하게 된다.

(2) 경구약

항암 치료 일정에 따라 원내 혹은 원외로 처방하게 되며, 일반적인 외래환자에 준하여 조제한다.

STEP 04 조제 감사
감사담당 약사가 처방전과 조제된 의약품을 검수한 후 서명한다.

용법에 관한 안내문이나 용법 지시 스티커들을 활용하여, 귀가 후 보다 정확하고 효율적인 투약이 이루어 질 수 있도록 감사하는 것이 중요하다.

1) 경구 및 외용약 감사

- 조제 및 감사가 이루어진 후, 투약구로 약을 운반한다(Dumbwaiter 이용).
- 환자 및 보호자에게 처방에 관하여 특별히 안내 및 복약지도 할 내용이

있는 경우, 처방전에 특수 도장 (복약지도 , 문의 등)을 찍는 등의
방법을 통하여 투약구 담당 약사에게 이를 전달한다.

2) 주사약 감사

• 장기간 보관하며 투여하는 경우가 많으므로, 주사약의 유효기간을 재확
인한다.

STEP 05

복약 지도
**조제된 처방약을 환자에게 정확하게 투약하고 복약상담을
시행한다.**

1) 투약 업무 및 투약구 관리

(1) 투약구 업무 절차

① 환자가 수납 영수증을 제출하면 환자명, 환자번호를 이중으로 확인한다.
② 투약도장을 처방전과 영수증에 날인하고 의약품을 교부하면서 복약상담
을 시행한다.

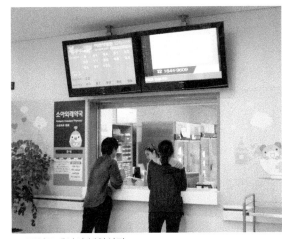

＋ 투약구에서의 복약상담

143

③ 교부가 완료되면 처방전 바코드를 스캐너로 읽거나 전광판 전용 컴퓨터
에서 해당번호를 삭제한다.

④ 투약한 처방전은 투약구 내에 모아두고, 마약 처방전은 따로 구분하여
보관한다.

(2) 투약 시 주의사항

① 투약 시에 처방약이 누락되지 않도록 한다.

② 감사자가 처방전에 특수 도장을 찍어둔 경우, 환자에게 문의하거나 특별
히 필요한 부분에 관해 복약지도를 한다.

③ 의약품 교부 도중 환자가 질문을 하거나 상담을 요청하는 경우 적극 응
대하며, 수납 또는 진료과에 문의가 필요하여 환자가 직접 가서 확인하
여야 하는 경우에 환자가 잘 이해하도록 설명한다.

④ 수납 영수증에 원외처방 번호가 있는 경우는 환자가 원외처방전을 출력
했는지를 다시 확인하고 필요한 경우 안내한다.

(3) 투약대기시간 관리

수납 후 환자에게 투약되기 까지 소요되는 시간을 투약대기시간이라고 하
며, 약의 종류와 제형에 따라 다를 수 있다. 대기시간은 평균 10~20분이며,
상황에 맞게 전광판 시간을 조절함으로써, 환자 및 보호자들에게 정확한 상
황을 안내하여야 한다. 특별히 투약대기시간이 길어질 수 있는 환자에게는
개별적으로 안내하여 양해를 구하는 것이 필요하다.

(4) 투약구 관리

① 청결히 관리하며, 긴급상황 등이 발생한 경우 즉시 주임약사 또는 파트
장에게 보고 처리한다.

② 비상벨의 위치를 확인하여 환자 및 보호자의 폭력 난동 등의 비상 상황
발생시 조속히 대응하도록 한다.

③ 약물 부작용에 대한 상담을 원하는 경우, 환자의 이전 처방 내역 등을 확
인하여 응대하며 약물부작용 모니터링 매뉴얼에 따라 부작용 내용을 기
록하고 환자에게는 의약품과 관련 부작용에 대해 설명한다.

2) 외래환자 투약

(1) 정확한 투약

① 다른 환자에게 투약되거나 누락되는 약이 없도록 투약번호, 환자성명, 진료과 등을 철저히 확인한 후 투약한다(open question).

② 마약을 처방 받은 환자에게 약물 복용 주의사항을 설명하고, 처방 수량을 투약구에서 확인한 후 환자의 서명을 받는다. 이때 설명한 약사도 처방전에 서명한다.

(2) 미수령약에 대한 관리

① 수납 후 약을 수령하지 않고 귀가하는 경우가 생길 수 있으며, 업무 마감 시 미수령약이 있는 환자에게 약을 수령하여야 함을 알린다(SMS 전송 또는 전화안내).

② 매월 말 미수령약이 있는 환자에게 다시 한번 안내한다.

3) 외래환자 복약지도

기본적으로 효능, 용법, 부작용, 주의사항에 관하여 복약지도 한다. 다음 진료일을 고려할 때, 처방 일수가 적합한지 확인하는 것도 필요하다.

(1) 외래환자에 대한 서면 및 구두 복약지도

- 외래환자의 경우 처방이 접수되면서 처방된 의약품에 대한 복약안내문이 자동적으로 출력된다. 처방 검토 및 조제약사는 해당 환자에 맞는 복약안내문을 조제된 약과 함께 감사대에 준비해둔다.
- 반납이 된 의약품이 있는 경우 복약안내문에서도 그 내용을 삭제하거나 수정하여 환자 및 보호자가 혼선이 없도록 한다.
- 외래환자에게 투약 시 반드시 서면 또는 구두로 복약지도를 하여 복약 이행을 높이도록 한다.

(2) 외래환자에 대한 특수 복약지도

① 특정약물(warfarin, 흡입기) 복약지도
- warfarin과 흡입기를 처방 받은 환자들에 대해 복약지도를 실시한다.

② 신장내과 외래환자

- 신장 내과 진료를 받는 환자들은 많은 종류의 약을 복용하는 경우가 많으므로, 복약지도가 특히 중요하다. 매주 신장내과 회진에 참석하여 복약 순응도 및 환자 상태에 관하여 의료진과 함께 논의한다.

③ 신경과 외래환자(뇌전증)

- 뇌전증 치료제를 복용하는 환자들은 다양한 부작용에 노출될 수 있으므로, 복약지도가 중요하다. 특히, 치료 약물의 변경이 있을 경우, 이에 관하여 자세히 복약지도 하는 것이 필요하다.

④ 간이식 외래환자

- 간이식 환자들은 면역 억제제를 포함한 다양한 종류의 약을 복용하는 경우가 많고, 장기간 약물을 복용하여야 한다. 적절한 복약지도를 통하여 최적의 약물 요법이 이루어 질 수 있도록 한다.

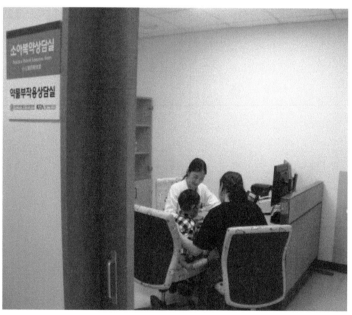

✚ 어린이병원 소아복약상담실

4. 원외처방을 받은 소아 외래환자를 위한 업무

2000년도부터 의약분업이 시행됨에 따라 원외처방 관리업무를 마련하고, 원외처방감사 및 처방전 출력, 대체조제 관리업무 등을 시행하고 있다. 기본적으로 원외처방을 받은 성인 외래환자를 위한 업무 흐름과 동일하며, 어린이병원의 원외처방은 20001 ~ 20999번 사이의 교부 번호가 부여된다.

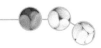

5. 의약품 관리

1) 특별관리 의약품

재고관리를 매일 실시한다.

2) 특별관리 외의 의약품

(1) 매월 말
일정 품목 재고관리한다.

(2) 6월, 12월 말
전 품목 재고관리한다.

| 실습 1. 처방전 감사 및 용법 지시 |

실습목표

처방전을 검토하여 처방의 적절성을 판단하고, 필요시 처방의에게 처방 내용에 관하여 문의하고, 처방 변경을 유도할 수 있다.

실습내용

1. 처방전 검토
(1) 환자의 병명과 (　　　) 및 (　　　)을 확인하여 의약품과 용법, 용량이 적절한지 확인한다.
(2) 처방상 병용 약물 상호작용을 확인한다.
   (기본적으로 EMR 내의 알러지 정보 및 CDSS에 의해 의료진에게 팝업창으로 공지된다)
(3) 처방일수가 적절한지 확인한다.
(4) 투약 경로가 적절한지 확인한다.
(5) 투약 단위가 적절한지 확인한다.

2. 처방 문의 처리
(1) 처방에 관한 문의사항이 있을 경우 처방의에게 확인한다.
(2) 문의한 내용을 문의내역에 기록한다.

처방전 검토

상용량을 고려하여 처방 적절성을 평가해보고, 필요시 추천 용법을 제시하세요.

1. Pneumonia, 15kg 5세 남아
   Amoxicllin 1000mg PO tid

2. Urticaria, 30kg, 9세 여아
   Levocetirizine 1tab (5mg) PO qid

3. Juvenile Idiopathic Arthritis, 20kg, 120cm, BSA 0.82m^2, 7세 여아
   Methotrexate 3tab (7.5mg) PO qd for 4 weeks

| 실습 2. 건조 시럽 조제 |

실습목표 건조 시럽 조제 방법과 유효기간을 알고, 정확한 방법으로 건조 시럽을 조제할 수 있다.

실습내용 1. 함량과 실용량 개념 이해

2. 건조 시럽 조제
(1) 함량과 실용량을 고려하여 칭량해야할 건조 분말량을 계산한다.
(2) 실제로 건조 분말을 칭량하고, (   )를 가하여 시럽으로 만든다.
(3) 필요에 따라 건조 시럽 만드는 법에 관한 안내문을 작성한다.
(4) 보관방법에 따라 적합한 스티커를 부착한다.

Case 건조 시럽 조제 계산 실습
조제할 총 용량(mL)을 계산하세요. 그에 따라 칭량하여야 할 건조 분말의 양을 계산하세요.

1. Amoxicillin 250mg PO tid, 3일 처방

2. Acyclovir 3mL PO tid, 30일 처방

3. Clarithromycin 250mg PO bid, 5일 처방

실습목표

산제 조제 지침을 숙지하여, 그에 따라 산제 처방을 조제할 수 있도록 한다.

실습내용

1. 산제 조제 지침 숙지

(1) 만 (　　) 미만의 환자는 기본적으로 산제로 조제한다.

(2) 제형에 따라 산제 조제 불가한 약물이 있으며, 대표적으로 (　　　), (　　　), (　　　), (　　　) 등이 있다.

(3) 한 포당 무게가 (　　　) 미만일 경우 부형제를 포당 (　　　) 씩 첨가하고, 부형제는 (　　　)을 사용한다.

2. 산제 조제량 칭량 및 조제 실습

(1) 부형제 첨가 유무를 판단한다.

(2) 원료 의약품 자체가 가루 형태인 약의 산제 조제를 실습한다.

(3) Dry syrup 및 단일 과립제가 있는 약물의 산제 조제를 실습한다.

(4) 정제 및 캅셀제를 분쇄하여 조제하는 약물의 산제 조제를 실습한다.

Case

산제 칭량 계산 실습

조제할 총 포수를 계산하세요. 그에 따라 총 칭량하여야 할 원료 의약품 혹은 단일 과립제의 양과, 부형제의 첨가 유무 및 첨가량을 계산하세요.

---

1. Vigabatrin(Vigabatrin 500mg 정제 1정의 무게 : 0.686g) 100mg PO bid 7일 처방

---

2. Cefixime granule(역가 : 50mg/g) 20mg PO bid 5일 처방

---

3. Ranitidine(150mg/tab) 30mg PO bid 3일 처방(Ranitidine 150mg 정제 1정의 무게 : 0.31g)

| 실습 4. 조제약 감사 |

처방전 검토와 제형별 조제약 감사지침을 익히고, 조제과오 유형과 방지대책을 습득한다.
필요에 따라 용법 지시 스티커 및 안내문을 함께 제공하여, 정확한 약 복용에 도움이 되도록 한다.

1. 정제 및 캅셀제 감사
(1) 정제의 모양 및 크기, 식별 기호 등을 통하여 처방된 약과 일치하는 약을 조제하였는지 확인한다.
(2) 정확한 수량이 조제되었는지 확인한다.

2. 내용 액제, 외용 액제 감사
(1) 색깔, 냄새, 점도 등을 확인함으로써, 처방된 약과 일치하는 약을 조제하였는지 파악한다.
(2) 용법 및 보관 조건에 맞는 적절한 스티커를 부착하였는지 확인한다.

3. 산제 감사
(1) 조제자가 기록해 둔 계산법을 다시 한번 확인하고, 무게 감사를 통하여 이론값과의 오차가 (   ) 이내인지 확인한다.
(2) 분포의 균등 정도, 이물 혼입 여부, labeling의 정확성 여부 등을 확인한다.

4. 조제과오 방지 대책 논의
(1) 조제한 약의 내용 및 수량을 재차 확인한다.
(2) 성상, 색깔, 약품명 등이 유사한 (   ) 의 종류에 관하여 알아본다.

| 실습 5. 퇴원환자 및 특정약물 복약지도 |

퇴원환자 또는 보호자에게 정확한 투약 및 복약지도 능력을 키운다.

1. 퇴원환자 복약지도
☞ 퇴원환자에 대해 복약지도를 한다.
(1) 전자의무기록을 검토하여 복약지도에 필요한 환자의 병력 및 약력을 파악한다.
(2) 기본적으로 (   ), 용법, (   ), 주의사항을 설명한다.
(3) 신뢰감을 줄 수 있는 적절한 복장 및 태도로 복약지도 한다.

2. 재원환자 특정약품 복약지도
☞ 와파린 복용, 흡입기 사용에 관하여 복약지도를 한다.

| 실습 6. 외래환자 투약 및 복약지도 |

환자 또는 보호자에 대한 정확한 투약 및 복약지도 능력을 키운다.

1. 원내처방 조제 및 감사 실습
(1) 외래 원내처방은 처방이 발행되고 (   ) 이 완료된 시점에서 접수된다.
(2) 접수된 처방을 검토하고, 필요시 진료과 의료진과 논의하여 변경을 유도한다.
(3) 조제한 처방을 감사하고, 경우에 따라 적절한 안내문과 스티커를 사용한다.

2. 외래환자 복약지도
(1) 기본적인 복약지도 방법에 준하여 복약지도 시행한다.
(2) 특별히 (   ), (   ), (   ) 환자의 경우, 보다 특
  수화된 복약지도를 실시한다.

3. 원외처방 관련 업무 실습
(1) 원외처방 발행의 흐름을 이해한다.
(2) 원외처방 변경에 관한 처리를 실습한다.

1. 다음 중 산제로 조제하지 않는 약물과 그 이유가 적합하게 연결되지 <u>않은</u> 것은?

① Valproate SR tab. - 약물이 서서히 방출되는 서방형 제제

② Cyclosporin capsule - 내용물이 액상으로 된 연질캅셀로, 절단시 약물 손실이 일어남

③ Nitroglycerin tab. - 약물이 장에서 방출되어 약효증대, 위장 장애 방지 등의 효과를 낼 수 있는 제형

④ Methylphenidate OROS - 약물이 서서히 방출되는 서방형 제제

2. 산제 조제 지침에 관한 내용 중 <u>틀린</u> 것은?

① 5세 미만의 소아는 기본적으로 산제로 조제한다.

② 1포당 무게가 0.1g 미만인 경우 1포당 부형제를 0.1g 첨가한다.

③ Ketone diet를 하는 환자는 1포당 무게에 관계없이 부형제를 첨가하지 않는다.

④ 부형제는 일반적으로 옥수수 전분(corn starch)을 사용한다.

3. 산제 조제 지침에 준하여, 다음 처방을 산제 조제할 경우, 계산량이 맞는 것은?

> Cefditoren pow 60mg tid 7일(Cefditoren pow의 역가 : 100mg/g)

① Cefditoren 100mg Tab (0.3g/tab) 37.8정의 무게 11.34g을 칭량, 분쇄하여 21포로 분포한다.

② Cefditoren pow과립제 37.8g과 유당 2.1g을 칭량, 혼화하여 21포로 분포한다.

③ Cefditoren pow과립제 37.8g을 칭량하여 21포로 분포한다.

④ Cefditoren pow과립제 18.9g을 칭량하여 21포로 분포한다.

4. 건조 시럽을 조제한 후 보관방법에 관한 설명 중 <u>틀린</u> 것은?

① Fluconazole syrup은 실온에서 14일간 안정하다.

② Erdos syrup은 냉장보관에서 10일간 안정하다.

③ Clarithromycin syrup은 실온에서 14일간 안정하다.

④ Amoxicillin/clavulanate syrup(7:1)은 냉장보관에서 7일간 안정하다.

5. 건조시럽의 안정성을 고려하여 다음 처방을 조제할 경우, 계산량과 보관 방법이 맞는 것은?

> Clarithromycin syrup 75mg bid 7일
> 참고) Clarithromycin : 함량 25mg/mL, 실용량 0.7g/mL

① 6g 칭량하여 42mL로 조제, 실온 보관시 14일까지 안정
② 29.4g 칭량하여 42mL로 조제, 실온 보관시 14일까지 안정
③ 29.4g 칭량하여 42mL로 조제, 냉장 보관시 7일까지 안정
④ 9.8g 칭량하여 21mL로 조제, 냉장 보관시 7일까지 안정

6. 처방 검토에 관한 내용 중 틀린 것은?
① 기본적으로 환자의 연령, 체중을 확인하여 상용량에 준하는 수준인지 확인하는 과정이 필요하다.
② 처방에 관하여 의문이 있을 경우, 처방의와 전화 통화 등을 통하여 처방을 확인하고 필요 시 변경하도록 유도하는 것이 필요하다.
③ 상용량을 벗어나는 처방은 절대 조제 및 불출하지 않는 것을 원칙으로 한다.
④ 처방의를 통해 문의한 내역은 전산상에 기록을 남기도록 한다.

7. 어린이병원 외래환자에 관한 내용 중 틀린 것은?
① 원내처방은 처방 발행과 동시에 자동적으로 접수된다.
② 처방에 관하여 의문이 있을 경우, 처방의와 전화 통화 등을 통하여 처방을 확인하고 필요 시 변경하도록 유도하는 것이 필요하다.
③ 검사실 및 진료과에서 비품을 가지고 있는 일부 약은 환자에게 불출하지 않고, 정기적으로 검사실이나 진료과로 불출할 수 있다.
④ 환자가 원외처방전을 교부 받은 후에 처방이 변경된 경우, 교부된 원래 처방전을 회수하고 변경된 처방을 재교부하여야 하는 것이 원칙이다.

특성화된 업무 소개 (2)

응급의료센터 처방 조제

1. 서울대학교병원 응급의료센터

각종 사고의 증가와 신속한 치료가 필요한 뇌혈관질환이나 심장병이 증가함에 따라, 응급상태에 있는 환자에 대하여 적기에 적정수준의 응급의료를 제공하기 위해 서울대학교병원 응급실이 서울권역 응급의료센터로 지정받아 운영되고 있다.

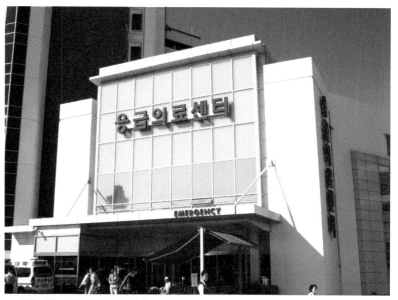

✚ 서울대학교병원 응급의료센터

2. 응급의료센터 처방에 따른 약제부 업무

서울대학교병원 약제부에서는 응급의료센터에서 발행되는 약 처방전을 접수 받아 처방 검토, 조제 및 감사하여 불출하는 업무가 이루어지고 있으며, 응급의료센터의 약 처방전 발행은 병동(단기응급병동) 및 중환자실(응급중환자실)과 응급실을 구분하여 적용한다.

1) 병동 및 중환자실 처방

병동과 중환자실은 입원환자 대상의 처방전 발행지침을 따른다.

2) 성인 응급실 처방

(1) 경구 및 외용약

구분	처방접수, 투약 시간	투약 장소
평일	8:30~17:30	외래약국
토요일	8:30~12:30	(나머지 시간은 병실약국)
공휴일	24시간	병실약국

① 원내처방
- 응급실에 6시간 이내 체류자는 1일분만 원내처방이 가능하며 응급실로 불출한다.
- 응급실에 6시간 이상 체류자는 14일까지 원내 투약이 가능하며 경구외용약 처방에 9000번대의 투약번호가 부여된다. 응급실 퇴원약(귀가약)은 외래약국에서 환자에게 직접 투약한다.

② 원외처방
- 원외처방전은 29001~29900번(응급실)로 투약번호가 부여되고, 환자가 수납 후 KIOSK에서 직접 출력(약국용, 본인보관용 총 2매)할 수

✛ KIOSK (약처방전발행기)
수납이 완료된 처방에 대해 원외처방전을 자동으로 출력하는 기기

있다.

(2) 주사약

• 병실약국에서 투약한다.

3) 소아 응급실 처방

• 경구 및 외용약, 주사약

구분	처방 접수, 투약 시간	투약 장소
평일	7:00~21:30	소아약국
토요일, 공휴일	7:00~17:30	(나머지 시간은 병실약국)

05

Chapter+++

주사제 처방검토, 조제 및 안전대책

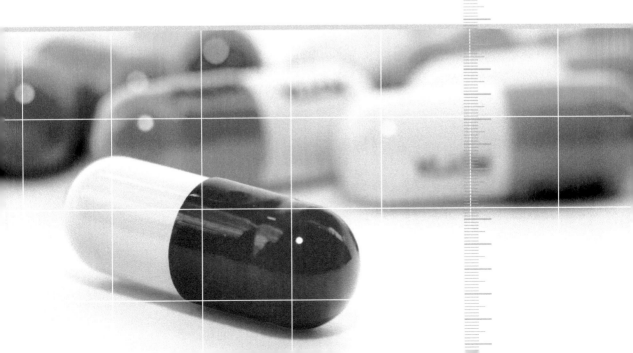

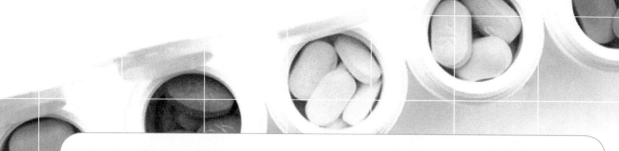

01

주사제 무균조제 및 항암화학요법 관리

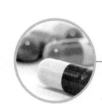

실 · 습 · 목 · 적

● 주사제 무균조제를 위한 환경과 방법에 대해 습득하고, 각 약물의 조제상 특성을 숙지한다. 또한 특별히 주의를 요하는 의약품의 처리방법 및 관련 업무 규정을 익혀 정확하고 안전한 조제가 이루어지도록 한다.

Check List

☑ 무균조제를 위한 설비와 사용법을 파악한다.

☑ 조제 장비와 주사제 무균 조제법을 습득한다.

☑ 항암제 조제 시 안전 수칙을 익힌다.

☑ 주사조제 시 각 약물의 안전성 및 배합 적합성에 대한 특성을 숙지한다.

1. 주사제 무균조제

무균조제란 조제자의 안전을 담보하는 환기후드가 설치된 환경에서 필요한 보호장구(보호복, 장갑, 마스크, 모자 등)를 갖추고 세균이나 기타 미생물의 오염 없이 훈련된 사람이 주사제 등의 혼합행위를 하는 것을 말한다.

1) 무균조제를 위한 설비

(1) 무균조제대(Laminar airflow work bench)

- 일반 주사제(항생제, 전해질, TPN)는 수평형 무균조제대(horizontal laminar airflow work bench)를 이용하며, 성능은 청정도 class 100, 공기 유속 90 ft/min 이상 이어야 한다.
- 항암제 등 인체에 해로운 약물은 수직형 무균조제대(vertical laminar airflow work bench)를 이용하며, 성능은 청정도 class 100, 공기 유속 90 ft/min 이상으로 안의 공기가 밖으로 나오지 않아야 한다.

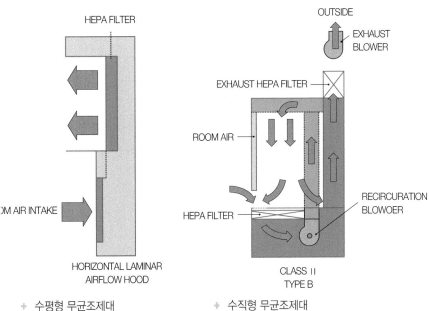

＋ 수평형 무균조제대   ＋ 수직형 무균조제대

(2) 무균조제대 사용방법

- 모든 작업은 가능한 조제대 가장자리로부터 약 15cm 안쪽에서 수행한다.
- HEPA filter와 조제하고자 하는 의약품, 물품 등의 사이에는 일정 거리를 둔다.
- 조제 전후 또는 무엇인가 흘렸을 경우에 무균조제대의 조제 작업면을 80% 알코올로 세척해야 한다.

(3) 무균조제대 점검

무균조제대는 목표로 하는 청정도(class 100)가 유지되고 있는지 주기적으로 점검한다.

① 낙하균 시험

무균조제대 내의 낙하균을 측정하는 것으로 매 3개월마다 실시하며, 각 무균조제대 당 3개의 혈액한천 배지를 놓아 1시간 동안 커버를 반 정도 개방 방치한 후 수거하여 항온조에 넣어 24~72시간이 지난 후 결과를 판정한다. Class 100이므로 직경 9cm plate에서 낙하균은 검출되지 않아야 한다.

② 입자수 검사

무균조제대 내의 입자수를 측정하는 것으로 보통 HEPA filter 교체 후 실시하며 5 μ m 이상의 입자가 "0"이어야 한다.

③ HEPA filter 교체

사용빈도에 따라 차이가 있으나 1일 8~9시간 작동 기준으로 연 1~2회 교체할 수 있다.

④ Prefilter 교환(수평형 무균조제대의 경우)

HEPA filter의 load를 줄이기 위해 교체한다.

(4) 주사 조제실과 준비실 분리

주사 조제실은 오염을 방지하기 위해 주사 조제실과 주사조제 준비실을 분리하도록 한다.

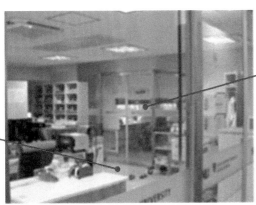

주사 조제실

주사조제
준비실

＋ 서울대학교병원 암진료조제파트의 주사조제 준비실

2) 무균 조제 준비 및 정리과정

① 무균 조제를 위해 작업 30분 전에 무균조제대의 전원을 켠다.

② 반지, 시계 등 액세서리를 빼놓는다.

③ 손을 깨끗이 씻는다.

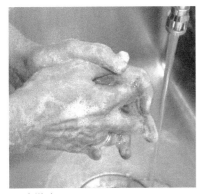

＋ 손씻기

④ 보호복(무균 조제복), 모자, 마스크를 착용한다.

⑤ 항암제 조제 시에는 일회용 토시와 앞치마를 착용하고 3중으로 장갑을
착용한다.

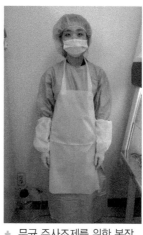 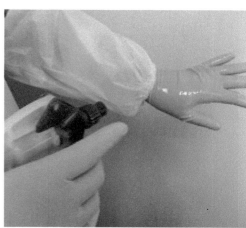

✚ 무균 주사조제를 위한 복장   ✚ 무균조제 하기 전에 80% 알코올로 손 소독을 한다.

⑥ 무균조제대 내의 작업선반과 벽면을 80% 알코올로 깨끗이 닦는다.

⑦ 항암제 조제 시에는 무균조제대의 작업선반에 방수지(부직포)를 깔고 알코올로 닦는다.

⑧ Ampule, vial, 수액 등 조제할 의약품의 유효기간, 혼탁, 이물, 누수 등 이상 유무를 점검한다.

⑨ 조제에 필요한 물품을 알코올로 닦아 조제대에 넣는다.

⑩ 조제할 의약품의 마개부분을 알코올 거즈로 잘 닦는다.

⑪ 취할 용량에 적합한 주사기를 준비한다.

⑫ 무균 조제를 실시한다.

⑬ 조제 후 무균조제대를 정리한다.

- 주사바늘은 Needle 박스에 분리 수거한다.
- 주사기, 거즈 등은 의료폐기물 박스에 분리 수거한다.
- 무균조제대 내를 80% 알코올로 공기의 흐름 방향대로 잘 닦는다.

3) 무균 조제법

(1) Syringe, Needle 사용 시 주의사항

① Syringe
- 종류 : 유리, 플라스틱(plain, Luer-lock)

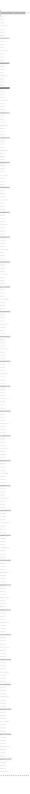

✚ Luer—lock syringe

Tip 모양이 나사형으로 되어 있어 syringe와 needle이
분리되지 않음

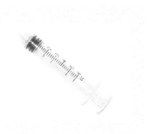

- Size : 0.5~50mL
- Capacity : interval 주의(예 : 10mL syringe는 한 칸이 0.2mL)
- 무균을 보장하기 위해 무균조제대 내에서 포장 벗김
- 무균상태 유지를 위해 만지면 안되는 부분 : tip, plunger

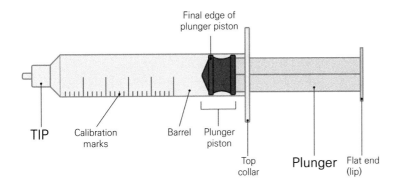

② Needle

- Gauge, length로 표시
  - Gauge : 13~27
  - Length : 3/8 ~ 3 $\frac{1}{2}$ Inch
- 무균을 보장하기 위해, 무균조제대 내에서 포장 벗김

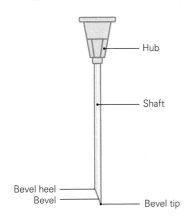

③ 주사기 눈금 보는 법

- 눈금을 읽어야 할 위치는 고무패킹의 끝부분(final edge of plunger piston)이다.

아래 그림에서, 고무패킹의 끝부분은 주사기 통의 1.5mL 눈금과 평행이므로 취해진 약액의 양은 1.5mL이다.

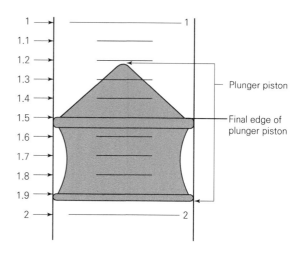

(2) Ampule에 들어있는 약 조제법

① 유리 ampule의 절단

㉮ Ampule을 80% 알코올 거즈로 닦아 무균조제대에 넣는다.

㉯ Ampule의 윗부분을 잘라서 개봉할 경우에는 ampule의 선이나 점으로 표시된 목 부분을 앞으로 오도록 잡아 멸균 거즈로 감싼 후 엄지와 검지를 이용하여 개봉한다.

㉰ 파편이 HEPA filter나 다른 무균제제에 튀지 않도록 한다.

㉱ OPC (one point cut) ampule의 경우, V자형 홈 바로 위에 표시된 점이 있는데, 점이 표시된 쪽을 앞으로 향하게 잡고 이 점을 보면서 양손의 엄지와 검지로 ampule을 감아쥔 후, 뒤쪽으로 가벼운 힘을 가하여 절단한다.

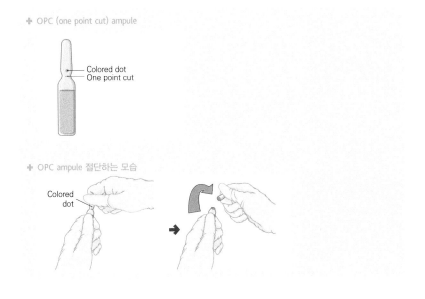

◆ OPC (one point cut) ampule

Colored dot
One point cut

◆ OPC ampule 절단하는 모습

Colored
dot

② 약물의 채취

㉮ 절단된 ampule을 한 손으로 기울여 잡고 다른 한 손으로 약물을 채취할 주사기를 쥐고, 주사바늘이 ampule의 절단면에 닿지 않도록 주의하면서 ampule 내로 삽입한다. 이때 주사바늘의 사면(bevel)을 아래쪽으로 향하게 하면서 ampule 절단면에 비스듬히 주사바늘을 넣으면, 유리 파편이 주사기 내로 들어가는 것을 최소화할 수 있다.

㉯ 주사기 내로 공기가 들어가지 않도록 주사바늘의 사면이 약물에 완전히 잠긴 상태에서 약물을 취하고 주사기 내의 공기방울을 제거한다.

㉰ Ampule을 절단할 때 유리조각이 주사액에 떨어질 수 있으므로, ampule에서 약액을 취할 때 또는 수액 등에 넣을 때는 filter가 부착된 주사바늘을 사용한다.

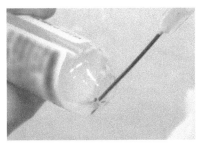 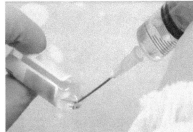

◆ ampule 내에 주사침을 넣는 방향

③ Plastic ampule 주사제

㉮ 한 손으로 ampule의 몸통부분을 잡고 다른 한 손으로 머리 부분을 감싸듯 쥐고 한 번에 힘을 주어 비틀어 절단(개봉)한다.

㉯ 약물의 채취는 유리 ampule 주사제의 약물 채취방법에 준하여 행한다. 이는 plastic ampule 주사제가 유리 ampule 주사제에 비하여 재질 특성상 약물이 용기의 파편으로 오염될 우려가 상대적으로 적으나, 그 가능성을 완전히 배제할 수는 없기 때문이다.

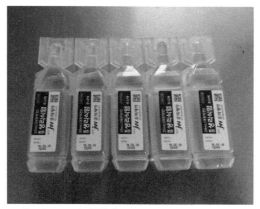

✦ Plastic ampule 주사제

(3) Vial에 들어있는 약 조제법

① Vial에 주사바늘 삽입

㉮ Vial 주사제의 고무마개 주위를 80% 알코올 거즈로 닦아내고 자연건조를 통하여 완전히 건조시킨다.

㉯ 고무마개에 주사바늘을 삽입할 때 고무 파편이 떨어져 나올 수 있으므로 주사바늘은 뾰족한 팁과 사면이 고무마개의 같은 지점을 통과할 수 있게 삽입한다. 이때 먼저 침의 뾰족한 팁이 고무마개를 뚫은 후 사면의 반대쪽 면이 고무마개에 닿도록 오른쪽과 아래쪽으로 동시에 압력을 가한다.

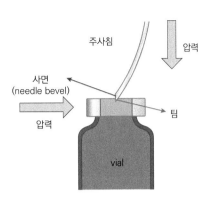

✤ 고무마개에 주사침을 삽입하는 방법

✤ 이물 생성 방지

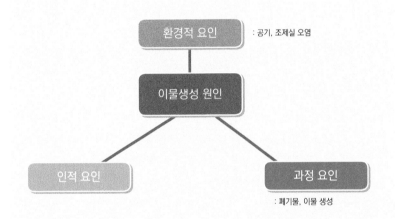

① 인적 요인 방지 : 조제자는 손씻기를 철저히 하고, 노출부위를 가능한 한 줄여야 한다(packaging people).

② 과정 요인 방지 : 이물생성(고무파편, 유리파편)을 줄이기 위해 고무파편(coring)이 혼입되지 않도록 주사 조제법을 익혀야 하고, ampule 제제를 조제할 때에는 유리파편이 혼입되지 않도록 5μm filter needle을 사용해야 한다.

② 약물의 채취

㉠ Vial 내의 약물이 분말형태일 경우 이를 액상 형태로 만들기 위하여 용법·용량에 맞는 분량의 정해진 용제(예 : 주사용수)를 먼저 vial 내로 주입한다.

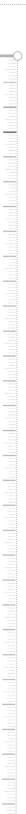

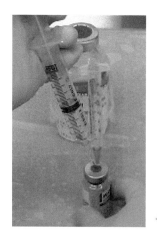

✚ 용제를 vial 내로 주입

㉯ 약물의 채취 전, 약물이 완전히 용해되었는지 확인한다(액상 vial 주사제 : ㉮~㉯절차 생략).

㉰ Vial로부터 5mL 이하의 약액을 취할 때는 vial 내부로 공기를 넣지 않으나 5mL 이상을 취할 때는 취할 부피만큼 주사기에 공기를 담아 vial에 채우면서 약액을 뺀다.

㉱ Vial에 주사바늘을 삽입한 후 vial을 거꾸로 하여 적당한 양을 빼내도록 피스톤을 뒤로 당긴다. 만약 주사기 안에 공기가 있으면 vial 내로 공기를 서서히 주입하고 주입 후 피스톤을 뒤로 당긴다. Vial 내로 즉시 모든 공기를 주입하면 기포가 생기기 쉽고 vial 내부압력이 크게 증가하여 약액이 샐 수도 있으므로 주의한다.

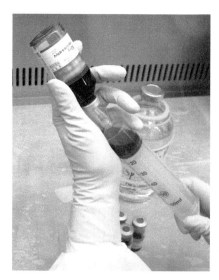

✚ Vial에 주사바늘 삽입하여 약액을 취하는 모습

⑪ 주사기로부터 기포를 제거하기 위해 vial 내부에 주사바늘을 둔 채 주사기 몸체를 가볍게 두드려 기포가 표면에 뜨도록 한다.

⑪ Vial에서 주사바늘을 빼낸 후에 주사기 내의 부피를 조정할 필요가 있으면 피스톤을 뒤로 약간 당겼다가 앞으로 밀며 조정하는데 이는 주사바늘 안에 남아있는 약액을 깨끗이 제거하여 약물이 조제공간으로 튀는 것을 최소화하기 위함이다.

(4) 플라스틱 백과 유리병의 조제법

① 플라스틱 백

㉮ 플라스틱 백은 overwrap이 되어 있어 fluid loss를 막게끔 되어 있으나, 조제 전 플라스틱 백 부위에 새는 곳이 있는지 확인하도록 한다.

㉯ 플라스틱 백 주입구에는 막이 두 개이므로, 약액을 넣기 위해서는 needle의 길이가 3/8인치 이상 되어야 한다.

㉰ 주사약을 조제할 때에는 주입구가 HEPA filter를 향하도록 한다.

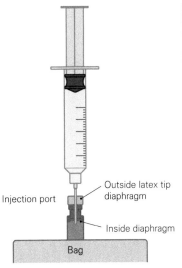
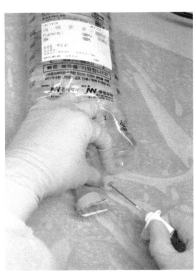

✦ 플라스틱 백 조제 모습

② 유리병의 조제법

㉮ 먼저 유리병에서 뚜껑을 벗긴다.

㉯ 주입구를 알코올 솜으로 닦은 후 약액을 넣는다. 필요시 vacuum 장치를 이용하여 유리병 안쪽이 음압이 되도록 하여 약액을 넣을 수도 있다.

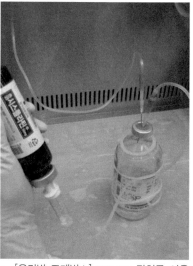 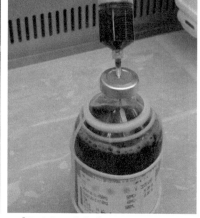

＋ [유리병 조제법Ⅰ] vacuum 장치를 이용
하여 약액을 넣을 수 있다.

＋ [유리병 조제법Ⅱ] Syringe에 약액을 취
해 유리병에 넣을 수 있다.

ⓓ 고무마개 파편이 생기지 않도록 주의한다.

ⓔ 무균조제대에서 꺼내기 전에 protective seal을 씌운다.

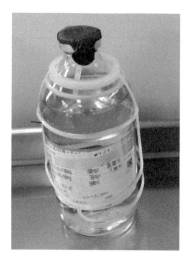

＋ Protective seal을 씌운 유리병 조제된 항
암제

4) 조제 후 보관방법

조제 전후 냉장 및 차광보관을 요하는 의약품은 해당 조건에 적합하게 보관
한다.

2. 항암화학요법 관리

항암화학요법 관리는 항암제의 조제, 투약, 보관 등의 과정을 포함한다. 항암화학요법을 안전하고 효과적으로 시행하기 위하여 항암제 주사조제를 담당할 약사는 항암화학요법 관리 교육을 받아야 한다. 항암화학요법 관리 교육에는 무균조제의 중요성, 업무 흐름, 조제 준비 및 정리, 폐기 절차, 항암제의 기본 정보(보관, 희석방법, 유효시간) 등이 포함된다.

1) 항암제 주사 조제 과정

(1) 조제 전 감사
항암제 주사조제 처방에 대한 처방 검토를 시행한다.

(2) 조제 전 준비사항
① 무균조제를 위해 보호구 착용 전 손 소독제를 이용하여 손을 깨끗이 씻는다.
② 주사용 항암제 조제 시에는 멸균 처리된 일회용 가운과 모자, 마스크, 장갑(1회용 비닐장갑, 멸균 장갑, 항암제용 장갑), 토시 및 앞치마를 착용한다.
③ 수직형 무균조제대(vertical laminar flow hood)에 조제준비를 한다. 무균조제대 내부를 알코올로 깨끗이 닦은 후 방수지(부직포)의 코팅된 면이 바닥을 향하도록 깔고 needle box, 폐기용 봉투도 알코올로 닦아 준비한다.
④ 주사기, 주사바늘, 수액세트 등 조제에 필요한 물품을 알코올을 뿌려 무균조제대 안으로 넣는다. 주사기는 가능한 한 luer-lock이 있는 것을 사용한다.
⑤ 조제 시 사용할 항암제와 수액병을 알코올을 뿌려 무균조제대 안으로 넣는다.

(3) 조제

① 처방검토가 완료된 처방에 대해 조제를 시작한다.

② 조제 전에 처방라벨(환자성명, 등록번호, 처방 일시, 약품명, 처방용량, 환산 volume, 희석수액, 보관조건, 조제 시간 또는 유효시간 등)을 확인하고, 조제할 항암제와 희석 수액을 라벨과 대조하여 확인한다.

③ 각 항암제의 조제법을 준수하여 무균조제를 시행한다. 액체로 된 항암제는 처방 용량을 취한 후 해당 희석용액에 희석하고, powder로 된 항암제는 정해진 용매로 녹인 후 해당 희석용액에 희석한다.

▶ Intrathecal 투여 약물 조제

척수강 내 투여 약물은 라벨에 투여경로를 'IntraThecal'로 표시하고, 멸균봉투에 개별 포장하여 "척수강 내 주사" 스티커를 멸균봉투와 주사기에 부착한다. 척수강 내 투여 약물과 다른 투여경로 약물은 조제 시간을 분리하여 조제 오류가 발생하지 않도록 한다.

▶ 수중 분사해야 하는 약물

Docetaxel과 같이 끈적거리는 약물은 수중분사하여 약액이 수액병에 부착되는 것을 방지하고, bevacizumab 같이 생물학적 제제는 수중분사를 통해 거품의 생성을 방지한다.

▶ 리피터 펌프를 이용하여 모으는 방법

조제의 편의성을 위해 재구성이 필요한 약물 조제에 리피터 펌프를 이용한다. 리피터 펌프는 보정 작업이 필요하며, 리피터 펌프의 이송라인을 vial에 주입 시 needle을 사용하고, syringe 주입 시 커넥터를 사용한다.

✚ 리피터 펌프(Repeater pump)
대용량의 약물을 Syringe 또는 기타 용기에 일정 분량씩 충전할 때 정량의 약액을 주사기 또는 기타 용기로 이동시키는 펌프이다.

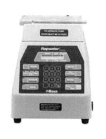

(4) 조제 후 감사 및 불출

① 조제된 약을 거꾸로 들고 성상과 이물, 전체 용적을 확인한다.

② 조제된 약의 라벨에 기재된 환자명, 약품명, 용량, 날짜가 처방전의 내용과 일치하는지 다시 확인한다.

③ 조제된 약은 차광, 냉장 등 해당 보관 조건에 맞게 보관한다.

④ 조제된 약은 파손 및 분실을 방지하기 위하여 뚜껑이 있는 항암제 및 고위험약물 전용 용기에 담아 불출한다. 척수강 내 투여하는 약물은 척수강 내 항암제 용기에 따로 담아 불출하여 다른 항암제와 동시에 이동하지 않도록 한다.

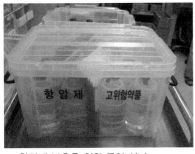 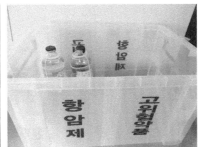

✛ 항암제 불출을 위한 투약 상자

(5) 조제 후 정리 및 폐기

① 주사바늘은 특별히 고안된 견고한 플라스틱 용기인 needle 박스에 분리수거한다.

② 항암제의 빈 용기 및 조제 완료 후 남은 항암제, 일회용 물품, 주사기 등은 폐기용 봉투에 넣어 밀봉하여 뚜껑이 있는 의료폐기물 전용용기에 폐기한다.

③ 사용된 부직포는 밀봉이 가능한 폐기용 봉투에 담는다.

④ 깨끗한 알코올 거즈로 무균조제대 내부와 외부를 닦는다.

** 모든 유해 폐기물은 최종으로 병원의 별도 폐기공간에 모아져서 폐기된다.

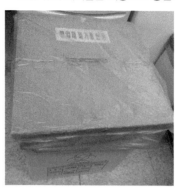

✚ 의료 폐기물 전용용기

2) 항암제 파손 혹은 누출 시 대처방법

• Spill kit를 구비하고 구비장소와 사용방법을 숙지한다.

Spill Kit의 구성과 사용방법

✚ Spill kit의 사용 목적
인체에 유해한 약물이나 화학물질이 누출되었을 때 보다 안전하고, 보다 빠르게 인체에 유해한 물질을 처리하기 위해 필요한 물품을 모아놓은 kit

✚ Spill kit의 구성
Shield Mask, 장갑, 가운, 흡수포, 유리조각 모으는 비와 쓰레받기, 봉투

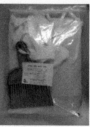
✚ 포장을 풀기 전

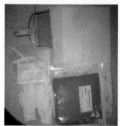
✚ 포장을 푼 후

✚ 사용방법
① 유해약물 및 유해위험물질의 누출이 있는 곳에 접근을 제한한다.
② Spill kit 내 가운, 라텍스 장갑, 유기용제 마스크, 보안경를 착용한다.
③ 흡수성 패드로 닦아낸다(약물이 고체인 경우 젖은 흡수성 거즈로 닦아낸다).
④ 비와 쓰레받기로 병 조각을 모아 거둔다.
⑤ 엎질러진 영역은 세제용액을 이용하여 3회 닦아내고 깨끗한 물로 닦아낸다.
⑥ 누출량이 많은 경우는 다른 직원이 spill kit를 추가로 개봉하여 개인보호구를 착용하고 제거를 돕는다.
⑦ 모아놓은 유리조각과 닦아낸 흡수성 패드는 봉투에 담아 의료폐기물 전용용기에 버린다.
⑧ 유해약물로 오염된 재활용 물품은 가운과 장갑을 착용하고 세제를 이용하여 2회 세척을 한다.

✚ 유효기간
Spill kit은 소독이 불필요하며, 유효기간이 없음

- 항암제가 파손되거나 누출된 경우에는 주의표시를 하여 다른 사람의 접근을 제한한다.
- 항암제가 파손되거나 누출된 장소는 spill kit을 이용하여 보호장구를 착용한 직원이 즉시 치운다.
- 부주의 또는 사고로 항암제에 노출된 경우 즉시 보호장구를 벗고, 오염된 피부를 15분 이상 물과 비누로 씻어 낸다.
- 눈에 들어갔을 때 많은 양의 물을 사용하여 적어도 15분 동안 눈을 씻는다.
- 노출된 부위를 중심으로 응급조치를 취한다.
- 노출 양상에 따라 항암제 노출에 대한 보고서(직무 중 신체손상 및 감염 노출 보고서)를 작성하고, 필요시 적절한 의학적 관리를 받는다.

3) 항암제 보관방법

(1) Intact vial/ampule의 보관

- 항암제는 제조회사에서 정한 보관방법에 따라 적절한 온도, 습도, 환기, 조도가 유지되는 장소에 보관한다.
- 의약품 보관용 냉장고의 온도는 매일 체크한다.
- 매월 1회 이상은 의약품 유효기간을 확인하고 관리한다.

(2) 조제가 완료된 항암제의 보관

- 조제가 완료된 항암제는 조제 후 안정성을 고려하여, 적절한 보관조건에 따라 보관한다.
- 조제가 완료된 항암제는 항암제의 라벨 하단에 유효시간을 표시하여 불출하고, 병동이나 외래에서 이를 준수하여 투약한다.

| 실습 1. 주사제 무균 조제를 위한 준비 |

주사제 무균조제를 위한 환경과 방법에 대해 익히고, 무균 조제를 위한 준비를 해 본다.

1. 무균 조제대(Laminar airflow work bench)
(1) (   ) 무균조제대 : 일반 주사제(항생제, 전해질, TPN) 조제
(2) (   ) 무균조제대 : 항암제 등 인체에 해로운 약물 조제

2. Syringe 사용
(1) (   ) syringe : Tip 모양이 나사형으로 되어 syringe와 needle이 분리되지 않아 주로 항암제를 수액에 mix 할 때 사용
(2) Plain syringe : 주로 항생제를 수액에 mix 하거나, mix한 약물을 syringe로 불출하는 경우에 사용

3. 무균조제 준비
① 무균 조제를 위해 작업 30분 전에 무균조제대의 전원을 켠다.
② 반지, 시계 등 액세서리를 빼놓는다.
③ (   )을 깨끗이 씻는다.
④ 보호복(무균조제복), 모자, 마스크를 착용한다.
⑤ 항암제 조제 시에는 일회용 토시와 앞치마를 착용하고 3중으로 장갑을 착용한다.
⑥ 무균조제대 내의 작업선반과 벽면을 (   )로 깨끗이 닦는다.
⑦ 항암제 조제 시에는 무균조제대의 작업선반에 방수지(부직포)를 깔고 알코올로 닦는다.
⑧ Ampule, vial, 수액 등 조제할 의약품의 유효기간, 혼탁, 이물, 누수 등 이상 유무를 점검한다.
⑨ 조제에 필요한 물품을 알코올로 닦아 조제대에 넣는다.
⑩ 조제할 의약품의 마개부분을 알코올 거즈로 잘 닦는다.
⑪ 취할 용량에 적합한 (   )를 준비한다.
⑫ 무균 조제를 실시한다.

실습목표

항암제 조제 시 주의점 및 각 항암제의 특성을 이해하고, 항암제 안정성 정보를 바탕으로 약물의 특징에 맞게 항암제를 조제해본다.

실습내용

1. 항암제 제형 확인

☞ 제형의 특징에 따른 조제법과 주의점을 확인한다.

(1) Powder / Solution

(2) Vial / Ampule

2. 항암제 투여 경로 확인

(1) IV infusion 및 IV push하는 항암제 조제

(2) SC 및 IM 하는 항암제 조제

(3) IT하는 항암제 조제

   - 예 : methotrexate, cytarabine

3. 조제법이 특징적인 항암제

조제법상 특징을 숙지한다.

4. 항암제 투여 시간

항암제 투여 시점 및 희석 후 (   )을 확인하고 이에 맞게 조제한다.

5. 조제 감사

항암제 조제 후 약물의 적절성, 조제시간, (   ) 혼입여부를 확인한다

1. 다음 주사제 무균조제에 관한 설명 중 옳지 <u>않은</u> 것은?

① 조제자는 손 씻기를 철저히 하고 노출부위를 가능한 한 줄여야 한다.

② Ample 제제를 조제할 때에는 유리파편이 혼입되지 않도록 5 μm filter needle을 사용해야 한다.

③ 이물 생성을 줄이고 고무파편이 혼입되지 않도록 수중 분사를 해야 한다.

④ 무균조제대의 HEPA filter와 조제하는 의약품 사이에는 공기의 흐름을 방해할 수 있는 물체를 두지 않아야 한다.

2. 무균조제대에 대한 다음 설명 중 괄호 안에 들어갈 사항이 순서대로 바르게 짝지어진 것은?

(㉮)는 (㉯)를 이용하며, 성능은 청정도 (㉰), 공기 유속 90ft/min 이상으로 안의 공기가 밖으로 나오지 않아야 한다.

	㉮	㉯	㉰
①	항암제	horizontal laminar airflow work bench	class 100
②	항암제	vertical laminar airflow work bench	class 100
③	TPN	horizontal laminar airflow work bench	class 10
④	항생제	vertical laminar airflow work bench	class 10

3. 다음 중 항암제 파손 처리에 대한 설명으로 <u>잘못된</u> 것은?

① 항암제가 파손되거나 누출된 경우는 다른 사람의 접근을 제한하고 spill kit를 이용하여 보호장구를 착용한 직원이 즉시 치운다.

② 피부에 항암제가 노출된 경우 오염 부위를 물과 비누로 씻어낸다.

③ 눈에 튀었을 경우 물 혹은 생리식염수로 15분 이상 안구를 씻어낸다.

④ 항암제에 오염된 구역을 여러 차례 닦아내고, 장갑 및 가운을 벗어 일반 쓰레기통에 폐기한다.

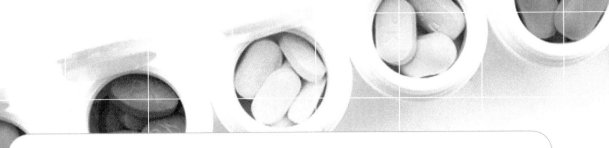

02

TPN 및 일반주사제 주사조제 업무

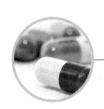

실·습·목·적

● 주사조제의 목적 및 필요성을 알고 항생제, 고영양수액 및 기타 주사조제 업무에 대한 처방검토 및 조제, 감사 업무의 기본을 익힌다.

Check List

☑ 발행된 주사제 처방전의 내용을 파악하고, 처방내역의 수정해야 할 사항이 나 의문사항을 확인하는 연습을 통해 "약물요법의 적정성 평가방법"을 익힌다.

☑ 주사조제파트 각 부서의 업무 분담과 조제업무 흐름을 이해한다.

☑ 환자의 약물치료에 필요한 정보를 수집하고, 특정환자를 대상으로 복약지도를 수행할 수 있다.

주사조제 업무는 정맥이나 척추 및 피하, 근육 등을 통해 체내에 직접 적용하는 항암제, 항생제, 기타 주사제, TPN (Total Parenteral Nutrition) 등을 혼합하는 행위를 말한다. 주사조제는 면역기능이 저하된 환자들에게 무균적으로 조제된 주사제를 공급하고, 항암제와 같이 취급시 주의를 필요로 하는 의약품으로부터 조제자를 안전하게 보호하기 위해서 무균조제대 내에서 필요한 보호구를 갖추고 무균조제지침에 따라 시행한다.

서울대학교병원 약제부 주사조제파트는 주사조제실, TPN자문실, 제제실로 구성되어 있으며, 본원 및 어린이병원, 암병원의 모든 환자를 대상으로 TPN을 조제하고, 일부 병동의 항생제와 기타 주사약을 조제하며, TPN자문과 시판하지 않으나 치료목적에 필요한 제제를 생산하여 공급하는 등의 업무를 수행하고 있다.

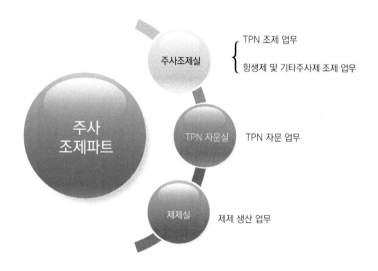

1. TPN 조제 업무

TPN 조제실에서는 본원과 어린이병원 및 암병원의 입원환자에 대하여 TPN을, 외래환자에 대하여 Home TPN을 무균적으로 조제하여 투약한다. 또한, 약사 및 학생의 교육과 TPN 조제관련 문의 업무 등을 하고 있다.

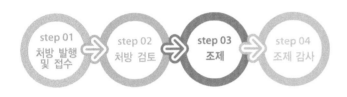

step 01 처방 발행 및 접수 → step 02 처방 검토 → step 03 조제 → step 04 조제 감사

STEP 01 처방 발행 및 접수

처방 접수를 받아 처방전을 출력하고 일괄감사 시행 후 TPN 집계표를 출력한다.

+ TPN (Total Parenteral Nutrition, 고영양수액)
경구 영양 또는 경장 영양 섭취가 불가능한 환자 또는 경구 영양 섭취가 부족하여 영양 결핍인 환자를 대상으로 정맥으로 영양을 공급하는 것

+ Home TPN
장기간 정맥 영양지원이 필요한 환자들 중에서 입원치료가 필요하지 않은 경우 집에서 TPN을 직접 공급하며, 주기적인 외래 진료를 통해 영양상태 및 검사 수치 등을 확인

TPN 집계표

투 약 일 : 2017-04-05 　　　　　　　　　　　근 무 지 : TPN(본원)
ReportID : SD_PBT_Pbt251Rpt　　출력일자 : 2017년 04월 05일　출력시간 : 오후 05:29　Page : 4/6

약품코드	조제약품명	함량	단위	병동	총량	환자명	환자번호	갯수	비고
NTFL18P	NTFL18P 말초 1875ml	1875ml		038	1			1	
				125	1			1	
	⇒총 : 2								
OL15C	OL15C 중심 1500ml	1500ml		054 HPR free:	1			1	
				124 heparin, MVH free, 50cc/hr: TMPI 1via	1			1	
	⇒총 : 2								
OL1P	OL1P 말초 1000ml	1000ml		101 heparin, MVH free : TMPI 1via	2			2(2000)	
				114 MVH free: TMPI 1via	1			1	
	⇒총 : 3								

+ TPN 집계표 출력 예

STEP 02 처방 검토

일괄감사 처리된 처방에 대해 각각 개별감사를 실시한 후, 라벨을 출력한다.

1) TPN 처방 검토

(1) Special TPN

TPN 자문회신을 통해 환자 개별에 맞추어 macronutrients 및 micronutrients 조성이 결정된 제제이며, 오토믹서를 이용하여 조제된다.

- 처방검토 항목
  ① 약품종류 : mix 하지 않는 약물 확인
    - 전해질 제제, 미량원소 제제, 비타민 제제 외의 TPN에 일반적으로 mix하지 않는 약물이 포함되어 있는지 확인한다.
  ② 약품농도 : Dextrose, NaCl, Heparin
    - TPN 조제에 사용되는 약품의 농도가 맞는지 확인하고, 상이한 경우 담당주치의와 상의하여 처방변경을 요청한다.
  ③ 전해질 : 상용량 범위 및 PN limit 농도 확인
    ㉮ Ca + 2P 농도 < 45~60mEq/L
    ㉯ K 농도 < 150mEq/L (말초 < 80mEq/L)
    ㉰ Na 농도 < 180mEq/L
  ④ Heparin 용량 : 0.25~1U/mL (PN volume)

(2) 시판품을 이용한 원내조제 TPN

시판 TPN에 Multivitamins, 복합미량원소, Heparin을 추가로 mix하여 조제한다.

- 처방검토 항목
  ① 원내제제에 mix되는 약품 중 제외가 필요한 경우(OOO free)
    - 처방전 용법비고란을 확인하여 전산화면의 TPN 상세내역에서 해당

약품 삭제

② 전해질 또는 미량원소의 추가가 필요한 경우

 - 전산화면의 TPN 상세내역에서 추가되는 약품의 이름과 용량 기재

  ㉮ Ca 또는 P가 추가되는 경우 [Ca+2P] 계산

$(Ca + 2P) \times 1000 / total\ volume(mL) = \underline{\hspace{1.5cm}} mEq/L$

(단위: Ca는 mEq, P는 mM)

계산한 값이 45mEq/L 이하가 되어야 하며, 계산이 45mEq/L 이상
인 경우에는 TPN 의뢰 내용을 확인 후 담당 주치의와 상의한다.
(45mEq/L 이상인 경우 결정이 생길 수 있으나 온도, 아미노산
의 농도 등을 감안할 때 mix 가능 범위가 달라질 수 있음)

  ㉯ 삼투압

 - 말초정맥용 시판 TPN에 전해질이 추가로 mix되는 경우 삼투
압이 제한 범위 내에 있는지 확인한다.

(3) 원내조제 TPN(약속처방)

원내에서 조제되는 TPN이며, 표준화된 상황에서 사용할 수 있도록
macronutrients 및 micronutrients 조성을 정해놓은 제제이다. 의사는 약품
코드만으로 오더가 가능하며, 오토믹서를 이용하여 조제된다.
(예 : 당뇨환자용 제제, 신질환 환자용 제제, 소아용 제제, 신생아용 제제)

• 처방검토 항목

 : 원내제제에 mix되는 약품 중 제외 또는 추가가 필요한 경우

 - Special TPN과 동일한 방법으로 조제되는 제제로, 필요에 따라 간단
한 전해질이나 미량원소, 비타민의 제외가 가능하다.

 - 시판 TPN과 동일한 방법으로, 의사의 용법비고란에 따라 전산화면
의 TPN 상세내역을 수정한다.

2) 라벨 출력

개별감사 완료 후 라벨을 출력한다.

3) 라벨 감사

처방 접수 단계에서 출력한 TPN 집계표와 비교하여 라벨이 올바르게 수정되었는지, 접수된 환자의 라벨이 모두 출력되었는지 최종 확인한다.

STEP 03

조제
처방 검토가 완료된 처방에 대하여 무균 조제를 시행한다.

1) Special TPN 조제 (오토믹서 이용)

[오토믹서 세팅]
① 약사가 당일 사용할 약품에 따라 오토믹서의 configuration을 정하고, 각 약품을 오토믹서에 연결한다.
② 다른 약사가 priming을 통해 inlet 내에 약물을 채우고, inlet이 정확한 포트에 연결되었는지 이중 확인한다.
③ Calibration을 하여 오토믹서의 세팅을 완료한다.

⬇

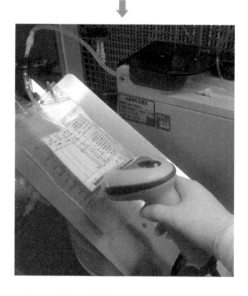

✛ 오토믹서가 켜져 있는 상태에서 라벨을 출력하면 접수된 라벨의 정보가 기기로 전달
→ 바코드로 라벨을 스캔하고 환자번호, TPN 용량을 확인한 후 조제를 시작

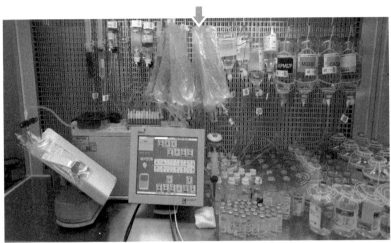

+ TPN이 조제되는 동안에는 해당 약물이 제대로 들어가는지 확인하고, 필요시 약품을 교체

조제된 TPN은 저울로 무게를 측정하여 오차범위가 계산 값의 ±3%인지 확인하고, 조제 완료

2) 시판품을 이용한 TPN 조제

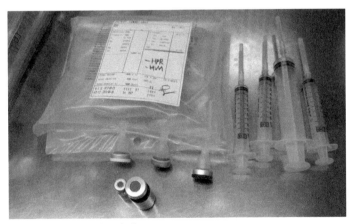

+ TPN 조제에 필요한 의약품과 재료

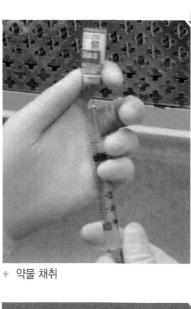

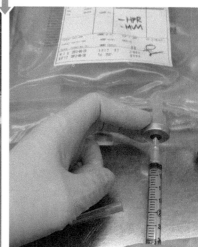

+ 약물 채취   + TPN bag에 mix

주입구를 알코올 거즈로 닦은 후 parafilm이나 cap으로 막은 후, 무균 조제대 밖으로 내보낸다.

STEP **04**

조제 감사

집계표를 보고 병동, 이름, 시판품 코드와 실물 일치 여부, 라벨 내용 확인, 이물질 혼입 여부를 확인한 후 병동 별로 투약함에 넣어 불출한다.

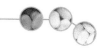

2. 일반주사제 조제 업무

항생제 주사조제 업무는 소아와 성인 항생주사조제로 나뉜다. 소아 항생주사조제에서는 어린이병원의 소아 혈액종양 병동, 소아 청소년과 병동, 소아 비뇨기과 병동 입원 환자의 항생제 주사(항바이러스제, 항진균제 포함), 그 외 생물학적 제제 등 기타 주사제, 조제 의뢰된 원내 미보유 주사제 등을 무균적으로 조제, 투약하며 항생제 관련 문의답변 업무를 수행하고 있다. 성인 항생주사조제에서는 혈액종양내과 병동 입원 환자의 항생제와 기타 주사제, 그 외 일부 병동 입원환자의 기타 주사제 무균 조제 업무를 수행하고 있다.

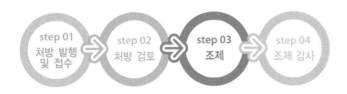

처방 발행 및 접수
처방 접수를 받아 처방전을 출력하고 보류신청된 처방을 처리한다.

정규 접수 (오전 7시) 이후 2시간 간격으로 추가처방을 접수 받고 소아 항생주사조제는 오후 4시에 마감하며, 성인 항생주사조제는 오후 3시에 마감한다.

처방 검토
항생제 처방을 보고 약용량, 수액 배합가능 여부, 농도 등을 확인 후, 라벨을 출력한다.

1) Mix 하지 않는 경우

주사조제파트에서 mix 하지 않는 의약품은 │MIX 안함│ 처리를 하여 소아조제파트 또는 입원조제파트에서 약으로 불출되도록 한다.
• Mix하지 않는 의약품 : 항생제가 아니거나, 안정성이 짧은 항생제(Sulfamethoxazole/Trimethoprim inj 등), pre-mix된 항생제(Ciprofloxacin inj, Levofloxacin inj, Metronidazole inj 등)

189

2) Mix 하는 경우

처방된 항생제의 용량이 치료용량 범위 내에 있는지, 희석 수액 선택은 적절한지, 희석농도는 적정범위 내에 있는지 등과 투여간격, 투여횟수, 항생제 선택의 적절성 등을 확인 후 감사처리하고 라벨을 출력한다.

STEP 03

조제
처방 검토가 완료된 처방에 대하여 무균 조제를 시행한다.

1) 조제 준비

처방 검토가 완료되면 조제해야 할 항생제 및 수액을 준비하여 조제실 내로 이동 후 출력된 라벨을 적당한 수액에 붙여 클린벤치 내에 셋팅하고, 조제해야 할 항생제들은 캡을 제거한 후 알코올을 뿌려 클린벤치에 넣어 무균 조제 준비를 한다.
※ [Chapter 05. 01 – 1. 주사제 무균조제] 참고

2) 조제

Repeater pump를 이용하여 항생제를 적당한 수액으로 재구성한 후 무균 조제를 시행한다.

(1) 재구성 시 주의사항

① 거품이 많이 생기는 약물(예 : Teicoplanin, Micafungin)은 재구성 시 기벽을 따라 수액을 넣어 준 후 흔들지 말고, 손바닥 위에서 살살 굴려 녹인다. 취할 때에도 천천히 취하여 거품 발생을 줄인다.

② 대부분의 약물은 재구성 시 Water for injection을 사용하지만 예외가 있으므로 주의하여 조제한다.

   • Normal saline으로 재구성을 해야 하는 약물의 예 : Imipenem, Meropenem

• 희석수액(normal saline, 5% dextrose)으로 재구성해야 하는 약물의
    예 : Micafungin, Tigecycline

(2) 조제 시 주의사항

① 조제약물과 희석수액의 배합불가 여부를 확인하여 조제한다.
    • 희석수액을 normal saline으로만 조제해야 하는 약물의 예
        : Caspofungin, Ertapenem, Imipenem, Infliximab
    • 희석수액을 5% dextrose로만 조제해야 하는 약물의 예
        : Amphotericin-B, Ambisome®
② 조제약물을 희석수액에 희석, 조제 시 안정성이 보장되는 시간이 충분한
    지 고려하여 조제한다.
    • 5% dextrose에 희석 시 배합불가는 아니나 안정성이 짧아 조제해주지
        않는 약물의 예
        : Meropenem(실온 1시간), Ampicillin(실온 2시간), Ampicillin/
        Sulbactam(실온 2시간)
    • 재구성액의 안정성이 짧아 재구성 후 즉시 조제해야 하는 약물의 예
        : Ampicillin(실온 1시간), Ampicillin/Sulbactam(실온 1시간)

STEP 04

조제 감사

조제된 주사제의 수액 및 용량 적절성 및 이물 유무를 감
사한 후 불출한다.

• 차광약물은 차광봉투에 넣어 불출한다(예 : Micafungin, immuno-
    globulin, Amphotericin-B).

| 실습 1. TPN 조제 업무 |

실습목표 TPN 처방 검토를 통한 조제 준비와 성인 및 소아 TPN 실제 무균 조제를 한다.

실습내용

1. 처방 발행 및 접수

2. 처방 검토
☞ 처방검토를 통해 라벨 수정을 시행해본다.
(1) Mix 하지 않는 경우
(2) 시판품에 전해질 mix 하는 경우
(3) 전해질을 추가하거나 빼는 경우
(4) 중복처방
(5) [Ca + 2P] 계산
- (Ca + 2P) × 1000/total volume(mL) = _____ mEq/L(단위: Ca는 mEq, P는 mM)

3. 조제
☞ TPN 무균 조제를 해본다.
(1) Special TPN 조제 : (   )를 이용하여 조제
(2) 시판 TPN 조제

4. 조제 감사

| 실습 2. 항생제 주사조제 업무 |

항생제 조제 시 주의점 및 각 항생제의 특성을 이해하고, 빈용되는 항생제를 익히고 조제해 본다.

1. 처방 발행 및 접수

2. 처방 검토
☞ 항생제 주사의 수액배합 가능 여부, 상용량 등을 바탕으로 처방검토를 시행하여 본다.

(1) Mix 하지 않는 항생제 처방
(2) 항생제 용량 확인 업무
   - 하루 총용량을 환자의 (   )으로 나눈 후 상용량 범위에 들어가는지를 확인한다.

3. 조제
☞ 항생제 무균 조제를 해본다.

4. 조제 감사

| 자기 평가 문제 |

1. TPN (Total parenteral nutrition)에 대한 다음 설명 중 괄호 안에 들어갈 사항이 순서대로 바르게 짝지어진 것은?

> (㉮) 또는 경장 영양 섭취가 불가능한 환자 또는 (㉮) 섭취가 부족하여 영양 결핍인 환자를 대상으로 (㉯)으로 영양을 공급하는 것은?

	㉮	㉯
①	경구 영양	동맥
②	경구 영양	정맥
③	정맥 영양	동맥
④	정맥 영양	정맥

2. 현재 시판되는 TPN제제에 추가로 전해질을 혼합할 때 침전을 고려하여 용량을 제한하여야 하는 전해질은?

① Na^+　　　② K^+　　　③ Ca^{2+}　　　④ Mg^{2+}

3. 항생제 주사 처방 검토 시 확인해야 할 사항이 <u>아닌</u> 것은?

① 항생제의 용량이 치료용량 범위 내에 있는지 여부
② 희석 수액 선택은 적절한지 여부
③ 희석농도는 적정범위 내에 있는지 여부
④ 이물 혼입 여부

4. 다음 항생제 처방 중 안정성에 문제가 있어, 처방 변경을 요청해야 하는 경우는?

① Ambisome 150mg + N/S 150mL
② Infliximab 30mg + N/S 250mL
③ Caspofungin 50mg + N/S 100mL
④ Micafungin 50mg + D5W 50mL

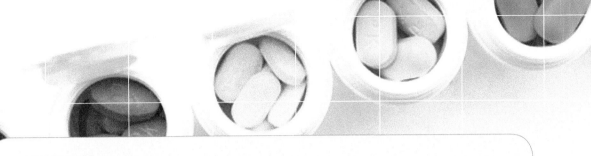

03

암환자를 위한 조제 업무

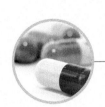

실 · 습 · 목 · 적

● 암환자를 위한 조제의 목적 및 필요성을 이해한다. 원내처방 조제의 실무적인 내용을 익혀 조제 및 복약지도를 한다. 또한 항암제 조제에 필요한 설비, 기구의 원리 및 용도를 이해하고 항암제 투여 시 주의사항에 대해 익힌다. 이를 통해 암환자의 처방에 대해 이해하고 설명할 수 있는 능력을 배양한다.

Check List

☑ 암환자의 대표적인 항암약물요법을 알고, 항암 주사제 및 기타 주사제의 무균 조제 과정의 중요성을 알고 이해한다.

☑ 항암제의 종류와 특성, 부작용을 알고, 부작용 방지를 위해 처방되는 약을 안다.

☑ 암환자가 복용하는 마약성 진통제 및 향정신성 약물을 알고, 복용법을 설명할 수 있다.

☑ Chart review를 통해 암환자의 임상상태를 파악하고, 암환자를 대상으로 한 복약지도를 할 수 있으며, 복약지도의 중요성을 설명할 수 있다.

☑ Chart review를 통해 암환자의 처방 검토를 시행할 수 있으며, 처방내역의 수정해야 할 사항이나 의문사항을 확인하는 연습을 통해 "약물요법의 적정성 평가방법"을 익힌다.

암진료조제파트는 암병원의 단기병동, 별관병동, 낮병동 입원환자 및 암병원 외래환자의 처방조제를 담당한다. 이들 대상 환자의 일반 경구약, 주사약 등의 조제업무를 하며, 외래환자의 원외처방관리를 한다. 또한 본원, 암병원, 어린이병원의 항암제 무균주사조제 업무를 담당한다. 항암화학요법 환자의 경우 항암 프로토콜 기반 처방검토 및 암환자 팀의료 활동에 참여하여 정확하고 안전한 약물요법에 기여하며, 여러 특수 상황에 대한 복약상담 업무를 시행한다. 암진료조제파트는 크게 일반조제실, 주사조제 준비실, 주사조제실, 외래약국, 복약상담실, 소아항암주사조제실로 구분할 수 있다.

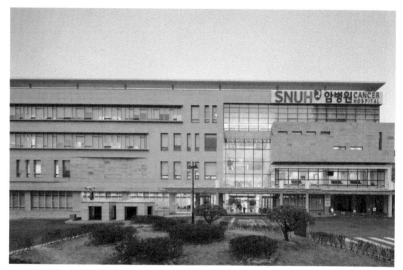

✛ 서울대학교병원 암병원

1. 입원 및 외래 암환자를 위한 조제 업무

일반조제실에서는 단기병동, 별관병동 입원환자, 낮병동 및 의약분업 예외 외래환자의 경구약 및 외용제, 주사제 처방을 조제한다. 또한 의약품 관련 문의업무와 약사 및 학생의 교육 업무 등을 담당하고 있다.

1) 병동 입원환자 처방

암병원 입원환자에게 발행되는 처방을 접수 받아 처방검토, 조제, 감사하여
투약한다. 처방은 정규, 추가, 긴급, 퇴원으로 구분할 수 있다. 정규 처방의
경우 평일에는 UDS (Unit Dose System)으로 이루어지고 있다. 단기병동에
입원한 환자에게 특정약물(흡입기, warfarin)이 처방된 경우에 복약지도를
시행한다.

2) 낮병동 환자 처방

암병원에서 항암치료를 받는 외래환자 중 항암주사제 투여에 소요되는 시간
이 긴 경우는 암병원 주사실이 아닌 암병원 낮병동에서 주사제를 투여 받게
된다. 낮병동은 6시간에서 12시간 미만의 항암치료를 받는 환자를 대상으로
하며, 당일 입원하여 항암치료를 받고 당일 퇴원하지만 입원병동으로 분류되
고, 오전8시/오후2시로 예약을 받아 운영한다. 낮병동에서 처방되는 모든 약
은 퇴원약에 준하여 암병원 조제파트에서 검토, 조제, 감사하여 투약한다. 또
한 낮병동에서 퇴원하는 모든 환자에 대해 복약지도를 시행하고 있다.

3) 외래환자 처방

외래환자의 처방은 원외처방이 원칙이나, 의약분업 예외 의약품을 처방 받
거나 예외 사유가 있는 암병원 외래환자의 경우 처방검토, 조제, 감사하여
투약한다. 암병원 외래환자의 원내 처방전은 5001~7000번으로 투약번호가
부여되며 환자가 수납한 후 암진료조제파트로 접수된다.

2. 외래 암환자를 위한 투약구 업무

암병원 3층에 위치한 외래약국은 암병원 외래환자를 대상으로 투약, 복약지도 및 원외 처방과 관련된 외부약국, 환자, 보호자에 대한 문의 응대업무를 담당하고 있다. 또한 각 진료과와 검사실에서 사용하는 과내검사약 접수, 조제, 불출 업무를 시행하고 있다.

3. 주사조제 준비 업무

주사조제 준비실에서는 입원환자 및 외래환자에게 처방되는 항암 주사제의 무균조제를 위한 준비 업무를 한다. 항암 주사제 및 일부 주사제의 무균조제를 준비하고 표준화된 프로토콜 기반의 처방검토 및 이에 따른 처방중재, 조제, 감사 업무를 시행하고 있다. 주사조제 준비실은 무균주사 조제를 위해 적절한 환경(class 100,000/ISO 8)을 유지해야 한다.

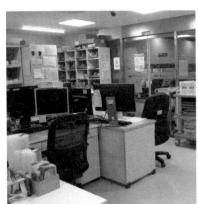

+ 주사조제 준비실 모습

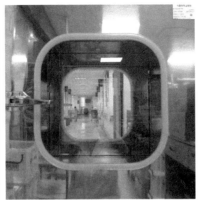

+ [Pass box] 주사조제 준비실과 주사실 사이에 설치되어 있어 내부 청정도를 그대로 유지하면서 주사실로 바로 의약품을 투약할 수 있다.

+ PASS BOX (입실관리장치)
청정도가 서로 다른 ZONE의 경계에 설치하여 사람이 출입하지 않고 물품의 출입이 가능하게 하여 오염의 원인이 되는 먼지 세균 등이 실내로 유입되는 것을 방지하기 위해 사용하는 기기

1) 입원환자 항암제 조제

입원 환자를 대상으로 항암 주사제와 일부 병동에 한하여 항암치료 보조제인 leucovorin, mesna를 처방 접수하고, 조제 준비 및 감사 업무를 하며, 항암 프로토콜을 바탕으로 검토 및 처방 중재 후 무균적으로 조제, 투약하고 있다.

2) 낮병동 항암제 조제

낮병동 입원은 오전 8시와 오후 2시로 나뉘어지며, 항암 주사제 및 항암치료 보조제인 leucovorin을 처방 접수, 검토하고 무균적으로 조제, 투약하고 있다.

3) 주사실 항암제 및 주사약 조제

주사실에서 투약하기 위한 모든 주사제에 대해 처방 접수, 검토, 조제 준비, 조제 후 감사, 투약 업무를 시행하고 있다. 주사실에서 전송되는 처방은 수시로 불출되어야 하며, pass box를 통해 주사실로 바로 투약할 수 있는 설비를 갖추고 있다.

4) 항암 주사제의 처방 검토 시행

항암제는 다른 약물 요법에 비해 좁은 치료역(therapeutic index)를 가지고 있을 뿐 아니라, 해당 암종 및 진행 정도, 프로토콜에 따라 투여 용량, 투여 간격, 투여 경로가 다양하여 약물 오류의 위험성이 높다. 항암제 사용 관련 오류는 독성의 증가뿐 아니라, 종양 반응의 감소로 인한 치료의 실패라는 결과를 초래할 수 있으며, 항암 주사제는 조제 후 약물 오류가 확인될 경우 고가의 항암제 파손으로 인한 경제적 손실이 발생할 수 있다. 이를 예방하기 위해, 암진료조제파트에서는 표준화된 프로토콜 기반의 처방 검토를 통한 약사의 처방 중재를 시행하고 있다.

(1) 항암 프로토콜 기반의 처방 검토 과정

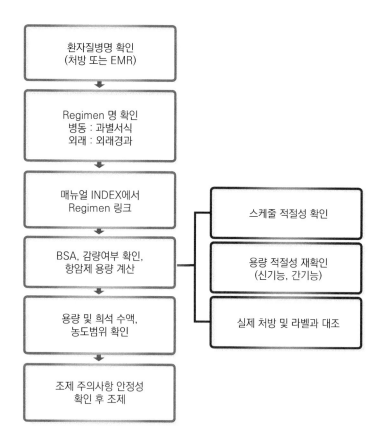

(2) 처방 검토의 실제

① 항암 regimen 확인 : 의약품, Cycle, Day

- Loading dose, maintenance dose 주의

  예) Trastuzumab (IV)

    − Weekly Trastuzumab : 1st cycle D1 4mg/kg, D8~ 2mg/kg

    − 3-weekly Trastuzumab : 1st cycle D1 8mg/kg, 2nd cycle~ 6mg/kg

- 항암 regimen 예

항암약물요법 regimen	약물
FOLFOX	• Oxaliplatin, Leucovorin, 5-FU (push) 및 5-FU (continuous infusion)
R-CHOP	• Rituximab, Cyclophosphamide, Doxorubicin, Vincristine, Prednisone
FOLFIRI	• Irinotecan, Leucovorin, 5-FU (push) 및 5-FU (continuous infusion)

② 키, 몸무게, BSA 기반 용량 확인

- 몸무게 10% 이상 변화 시 문의

- 환자의 BSA (Body surface Area) 계산법: $\sqrt{(체중(kg) \times 키(cm)) / 3,600}$

③ 감량여부 확인

- 외래 경과, 입원 경과, 과별서식 참고

- 신 기능, 간 기능, ANC (Absolute neutrophil count), platelets 등 고려

④ 용량 및 희석 수액, 농도범위 확인

- 항암제 계산용량 및 처방량 확인

- 희석 가능 수액과 농도 범위 고려

- 예

농도 범위	Busulfan ≥ 0.5mg/mL Docetaxel ≤ 0.74mg/mL Oxaliplatin ≥ 0.2mg/mL Topotecan 0.025~0.05mg/mL Etoposide ≤ 0.4mg/mL	Carboplatin ≥ 0.5mg/mL Vinorelbine 0.5~2mg/mL Paclitaxel 0.3~1.2mg/mL
희석 가능 수액	• N/S만 가능 : Bevacizumab, Cisplatin, Pemetrexed, Trastuzumab • D5W만 가능 : Belotecan, Oxaliplatin	

⑤ 조제 후 안정성 확인

예) 조제 후 유효기간이 짧은 약물

- Docetaxel [6hr], Carboplatin [8hr], Fludarabine [8hr], Busulfan [12hr]

(3) 항암처방정보 입력

처방 검토 후, 항암 처방 정보를 약제프로그램에 입력하여, 빠른 처방 검토를 위한 database를 만들고 다음 처방 검토 시 참고할 수 있도록 하고 있다.

• 항암 처방 정보 저장 양식

: (년도/월/일) 항암 Regimen #cycle Day ★감량여부

키 / 몸무게 / BSA

의약품 용량

(문의내용 또는 다음 처방 검토 시 주의 사항 입력)

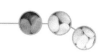

4. 주사조제 업무

주사조제실에서는 입원병동 및 낮병동, 주사실에서 투약하는 항암제와 주사실에서 투약하기 위해 접수되는 주사약 중 serotonin antagonist 계열 항구토제 및 항암치료 보조제인 leucovorin, 기타 일부 약제(ex. IV globulin) 등에 대해 무균적으로 조제하고 있다.

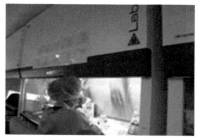

✛ 무균 주사조제 모습

주사조제실은 무균 조제를 위한 HEPA filter 시설과 조제자 보호를 위한 설비가 되어 있는 BSC (class1, ISO 3, class II Type A2)를 구비하고 있다. 주사조제 준비실과는 pass box로 연결되어, 주사조제실의 무균환경(class 10,000/ISO 7)이 잘 유지되도록 하고 있다.

5. 소아환자 항암제 주사조제 업무

소아 항암주사조제실은 어린이병원에
위치한 항암제 조제실로 어린이병원
전병동의 입원환자와 외래환자(소아
청소년암센터 낮병동 및 암센터 주사
실 환자)의 항암주사제를 무균적으로
조제, 투약하고 있다. 또한 소아혈액
종양병동인 서8 병동의 병동약사 활
동(복약지도, 병동 및 소아청소년 암
센터 외래 진료실 처방 감사, 약제 관련 문의답변)을 담당하고 있다.

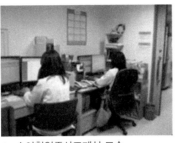

＋ 소아항암주사조제실 모습

1) 소아환자의 항암제 처방 검토 시행

(1) 처방 검토 업무 과정
항암 스케줄표 및 전자의무기록을 근거로 하여 처방약제 종류 및 용량, 수
액의 적절성을 검토한다.

① 소아혈액종양내과 항암 시트 출력
새로운 항암 치료 스케줄이 시작되면, 전자의무기록의 과별 서식지에 있는
항암 시트를 출력하여 해당 항암 치료 스케줄이 끝날 때까지 매일 시트를
보면서 처방 검토한다.

② 항암제 처방 검토
항암 진행 스케줄과 환자 상태 반영의 적절성을 검토한다.

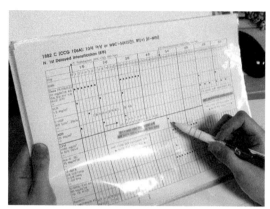

✛ 항암 진행 스케줄표를 이용한 처방 검토 모습

③ 처방 문의 내역 확인

의료진에게 직접 확인하여 근거를 명확히 하고 처방 오류인 경우에는 처방을 변경하도록 안내한다.

④ 문의 내역 약제 프로그램에 기록

(2) 처방 검토 시 확인사항

① 용량 및 희석 수액

항암제 계산용량, 금회 사용량 및 희석 수액이 적절하게 처방되었는지 확인

② Regimen 상의 투여 스케줄

투여 스케줄에 맞게 처방되었는지 여부(누락 및 중복 처방 등) 확인

③ Supportive care 약물 사용의 적절성 및 용량

예: 진토제, G-CSF (Granulocyte colony stimulating factor), 항생제 등

④ 환자 상태 파악

입원경과, 검사결과, vital sign 등을 확인

⑤ 항암 치료 스케줄 혹은 메뉴얼에 명시되어 있는 규칙에 근거

⑥ 기타

보험/비보험 등이 맞게 처방되었는지 확인

6. 복약상담실 업무

1) 암환자 복약상담

외래환자에 대한 전문적인 복약상담은 진료시 의사의 "복약상담" 오더에 의해 이루어진다. 이 외에도 간암으로 간이식을 받은 환자, 흡입기 사용 환자에 대한 복약상담이 이루어진다. 암병원에서 warfarin 투여를 받는 환자 중 항응고약물상담(ACS) 의뢰된 경우에도 상담을 한다. 또한 항암치료에 따른 부작용에 대한 상담(ADR)이 필요한 환자에게도 복약상담을 시행하고 있으며, 마약성 진통제 복용법 및 부작용에 대해서도 상담을 시행하고 있다. 상담은 암병원 3층 외래약국 내 복약상담실에서 진행된다.

조혈모세포 이식을 위해 입원한 환자의 경우 이식 시행 전 투여되는 약제를 검토하여 이식 시행 전 이식 일정 및 투여되는 약물에 대한 1차 복약상담을 병동에서 시행한다. 이후 이식 기간 동안 약물 요법 및 환자 상태 follow-up 및 이식 종료 후 퇴원 시 2차 복약상담을 실시한다.

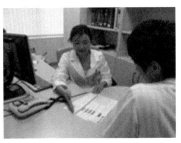

＋ 복약상담 모습

2) 소아 암환자 복약상담

어린이병원에서 진료를 보는 암환자를 대상으로 항암제 사용과 관련된 부작용 및 약물 복용에 관련된 상담 업무를 시행하고 있다. 상담은 어린이병원 4층 소아항암주사조제실에서 전화 문의 및 방문을 통하여 진행된다.

(1) 소아 입원 암환자 복약지도

처음 입원하여 항암 치료를 받는 환아의 경우, 병동에서 보호자를 대상으로 항암제 치료 시 전반적인 주의사항 및 항암치료계획에 대한 복약지도(항암제 부작용, 주의사항)를 시행하며 재입원한 환아는 항암치료계획이 변경된 경우에 복약지도를 시행한다. 퇴원복약지도는 정규 퇴원 환아에 한하여 시행하며, 추가 퇴원은 경우에 따라 복약지도를 시행할 수 있다.

(2) 소아 조혈모세포이식 환자 복약지도

조혈모세포이식 전 사용되는 전처지 약물과 이식 후 사용되는 부작용 예방 약제 등에 대하여 조혈모세포 이식 설명문, 이식 스케줄표, 복약지시문, 면역억제제 설명문의 4가지 안내문을 활용하여 복약지도를 시행한다.

(3) 소아 외래 암환자 복약지도

소아청소년과 암센터 외래진료에 참여하여 항암치료계획서에 따라 처방을 확인하고, 치료계획이 변경되는 경우에는 보호자를 대상으로 복약지도를 시행한다.

검사 결과, 외래 및 입원 경과 기록지 등을 통해 약물 관련 부작용 발현 여부를 관찰하고, 발현 증상의 양상에 따라 자가 대처법을 교육하거나 상담 내용을 의료진에게 제공하여 추가 약제를 추천함으로써 부작용 발생 및 악화의 위험성을 예방하고 있다.

| 실습 1. 암병원 입원, 낮병동 및 외래 환자를 위한 업무 |

실습목표

암병원 병동의 입원환자, 낮병동 환자 및 외래환자를 위한 각각의 업무를 익히고, 처방을 검토한 후 조제, 감사하는 방법을 습득한다.

실습내용

☞ 암병원 입원, 퇴원 및 외래환자 처방을 조제해 본다.

1. 병동 입원환자 처방
☞ 단기병동, 별관병동 입원 환자를 대상으로 UDS 조제 방법에 따라 환자별로 충진
해본다.

2. 낮병동 환자 처방
☞ 암병원 낮병동에 입원하는 환자의 기준에 대해서 알아본다.
☞ 낮병동 환자를 대상으로 항암제 외에 조제해주는 약물에 대해서 숙지한다.

3. 외래환자 처방

실습목표

항암약물요법을 알고, 사용되는 항암제 및 기타 주사제의 조제법과 무균조제의 중요성에 대해 안다. 암환자의 특성을 이해하고, 항암제 투여 스케줄과 각 약의 특성 및 용량 등을 익힌다. 또한 처방된 항암제의 용량을 직접 계산해보고, 항암제 용량 결정 시 주의해야 할 점에 대해 알아본다.

실습내용

1. Regimen에 따른 약물

암종별 대표적인 항암약물요법 및 각각 항암약물요법 regimen에 사용되는 약물을 배워본다.

항암약물요법 regimen		약물
FOLFOX	•	• Oxaliplatin, Leucovorin, 5-FU (push) 및 5-FU (continuous infusion)
R-CHOP	•	• Irinotecan, Leucovorin, 5-FU (push) 및 5-FU (continuous infusion)
FOLFIRI	•	• Rituximab, Cyclophosphamide, Doxorubicin, Vincristine, Prednisone

2. 처방 검토 업무

항암제 조제 전 항암 프로토콜 기반 처방검토 업무를 알 수 있다.

(1) 환자 질병명 확인
(2) Regimen명 확인
(3) BSA, 감량여부 확인, 항암제 용량 계산
   * 환자의 BSA (Body Surface Area) 계산법 = (   )
(4) 용량, 희석수액, 농도범위 확인
(5) 조제 주의사항, 안정성 확인 후 조제

3. 무균 조제

항암 주사제와 기타 주사제의 무균조제 과정을 알 수 있다.

| 실습 3. 소아환자 항암제 주사조제 업무 |

소아암 환아의 특성을 이해하고, 항암제 투여 스케쥴과 각 약의 특성 및 용량 등을 익힌다. 또한 처방된 항암제의 용량을 직접 계산해보고, 항암제 용량 결정 시 주의해야 할 점에 대해 알아본다.

1. 처방 검토

(1) 처방 검토 업무 과정

　① 항암제 처방 접수

　② 소아혈액종양내과 항암 시트 출력

　③ 항암제 처방 검토 : 항암 진행 스케쥴과 환자 상태 반영 적절성 확인

　④ (　　　　　　　) 확인

　⑤ 문의 내역 기록

(2) 처방 검토 시 확인사항

　☞ 입원 환아를 대상으로 시행되는 항암 스케쥴의 용량을 계산해보고, 적절성을 평가해 본다.

　① 용량 및 (　　　　　)

　② Regimen 상의 투여 스케쥴

　③ (　　　　　　　　　) 사용의 적절성 및 용량

　④ 환자 상태 파악

　⑤ 항암 치료 스케쥴 혹은 메뉴얼에 명시되어 있는 규칙에 근거

　⑥ 기타

| 실습 4. Chart review 및 복약지도 |

Chart review를 통해 실제 암환자의 임상 상태를 파악하고, 종양질환의 특징과 전반적인 약물 치료법을 숙지하여 입원환자의 복약지도 실무에 적용할 수 있도록 한다.

실습내용

1. 암병원 낮병동 퇴원환자 복약지도
☞ 암병원 낮병동 퇴원환자를 대상으로 복약지도를 시행해 본다.

(1) Chart review를 통한 환자의 임상상태를 파악
환자의 임상상태를 평가하기 위해서 확인해야 하는 Lab 수치 대해서 공부

(2) 환자 복약지도
복약지도 하는 약물의 효능 및 부작용을 설명

2. 소아 항암 환아 복약지도
☞ 소아 항암 환아의 항암요법을 교육해 본다.
(1) 복약지도 대상
　① 소아 입원 암환자 복약지도
　② 소아 조혈모세포이식 환자 복약지도
　③ 소아 외래 암환자 복약지도

(2) 복약지도 과정
　① 전자의무기록을 통한 입원 초진, 진단 시 상황, 치료의 흐름, 현재의 입원 경과, 앞으로의 치료 목표 파악
　② 현재 시행되는 모든 약물 요법의 적절성 파악
　③ 투여 약물 확인 후 발생 가능한 이상 반응, 약물/음식/질환 등의 상호작용 및 이에 따른 주의사항, 항암제 투여 후 관리법 확인
　④ 적절히 항암교육을 시행 하며, 환자나 보호자의 질문에 적절히 대응

| 자기 평가 문제 |

1. 암병원 낮병동 환자는 ㉮시간에서 ㉯시간 미만의 항암치료를 받는 환자를 대상으로 한다.

	㉮	㉯
①	4	6
②	6	12
③	6	8
④	4	12

2. 항암제 처방 검토시 감량 여부를 확인하기 위해서는 환자의 현재 Lab 수치를 확인해야 한다.
   이때 확인 하는 대표적인 Lab 수치는 무엇인가?

ㄱ. ANC (Absolute neutrophil count)   ㄴ. Platelet count   ㄷ. 신기능   ㄹ. 간기능

① ㄱ, ㄴ
② ㄱ, ㄴ, ㄹ
③ ㄱ, ㄷ, ㄹ
④ ㄱ, ㄴ, ㄷ, ㄹ

3. 항암 프로토콜 기반의 처방 검토 과정의 순서는?

ⓐ BSA, 감량여부 확인, 항암제 용량 계산
ⓑ Regimen 명 확인
ⓒ 환자 질병명 확인
ⓓ 조제 주의사항 안정성 확인 후 조제
ⓔ 용량 및 희석 수액, 농도범위 확인

① ⓒ-ⓑ-ⓐ-ⓔ-ⓓ
② ⓒ-ⓑ-ⓐ-ⓓ-ⓔ
③ ⓑ-ⓒ-ⓓ-ⓔ-ⓐ
④ ⓑ-ⓐ-ⓒ-ⓓ-ⓔ

4. 3-weekly Trastuzumab (IV) regimen에서 1st cycle D1에 Loading dose로 (ⓐ)mg/kg를 투약하고, D8에 maintenance dose로 (ⓑ)mg/kg를 투약한다.

① ⓐ-4, ⓑ-2

② ⓐ-6, ⓑ-4

③ ⓐ-8, ⓑ-6

④ ⓐ-10, ⓑ-8

5. 반드시 D5W에만 희석해야 하는 항암제는?

① Bevacizumab

② Cisplatin

③ Pemetrexed

④ Oxaliplatin

특성화된 업무 소개 (1)

제제실

1. 조제실 제제

1) 법령상에서의 조제실 제제

「약사법」 제41조, 총리령 「의약품 등의 안전에 관한 규칙」 제52~56조, 식품의약품안전처고시(의료기관 조제실 제제 관리기준) 등

(1) 조제실 제제의 정의
"조제실 제제"라 함은 내원환자의 미래수요를 예측하여 필요한 환자에게 신속·정확하게 조제 또는 투약에 사용할 목적으로 식품의약품안전처장이 안전성·유효성을 인정한 의약품을 일정한 함량 또는 용량 단위의 형태(제제)로 가공한 것으로 의사의 처방에 의해 사용하는 제제를 말한다.

(2) 조제실 제제의 범위
① 대한민국약전에 실려 있는 의약품 중 다음 구분에 따른 제제에 해당하지 아니하는 제제로서 식품의약품안전처장이 정하여 고시하는 제제
  ㉮ 마약 또는 향정신성의약품을 함유하는 제제
  ㉯ 항생물질제제, 생물학적 제제 및 성호르몬제제
  ㉰ 국내에서 생산되거나 수입되는 제제

㉑ 일반의약품에 해당하는 제제

② 대한민국약전에 실려 있지 아니한 의약품 중에서 식품의약품안전처장이 정하여 고시하는 제제

(3) 조제실 제제의 신고

조제실 제제를 생산하고자 할 때에는 국내제조품목 허가가 없거나 생산·공급되지 않는 의약품인지 먼저 식품의약품안전처에 확인한 후 의료기관 조제실 제제 제조품목 신고서를 시장·군수·구청장에게 제출한다. 의료기관 조제실 제제의 제조품목신고서 작성시에는 다음 각 사항을 준수하여야 한다.

① 원료의약품의 명칭은 일반명칭을 사용하고 첨가제(부형제, 용제 등)의 분량을 동시에 기재한다.

② 각 원료의약품의 배합목적(주성분, 보조성분, 부형제, 용제 등)과 자가품 질관리에 필요한 규격을 설정한다.

2) 조제실 제제의 분류

제제실은 조제실 제제를 생산하는 부서이다. 조제실 제제는 3가지로 나눌 수 있다.

(1) 원내제제

병원에서 특정 환자의 치료에 꼭 필요하지만 제약회사에서 공급을 받을 수 없는 의약품으로 병원 약제부 자체 내에서 제조하여 사용하는 의약품을 말한다. 미리 제제화되어 재고를 갖고 있거나, 요청이 있으면 즉시 조제할 수 있는 제제이다. 원내 제제는 투약된 환자로부터 약가 정산이 가능하다.

✛ 원내제제 종류 예시

	제제명	포장단위	용도	보관방법
내용 액제	Ephedrine solution 1%	100mL	기관지확장제	차광보관
외용 액제	Acetic acid 5%	100mL	조직검사 시약	차광보관
	Lidocaine 1%, 2%	1,000mL	국소마취목적의 가글	실온보관

점안, 점이, 점비 제	Ceruminal water	10mL	귀지연화제	냉장보관
	T-AT 0.25%	10mL	산동제	냉장차광 보관
	T-Fluresceine 0.25%	10mL	각막결손의 진단	냉장차광 보관
	T-NaCl 10%	10mL	각막부종	냉장보관
주사 제	Sod. Acetate	20mL	Acetate 보급제	실온보관
	Sod. benzoate 20%	20mL	Ammonium 대사 이 상 시	냉장보관
연고 제	EV cream	10g/Tube	부신피질호르몬제	실온보관
	Salicylic acid oint 5%, 10%	10g/Tube	피부각질 연화제	냉장보관
처치 약	Chlorhexidine 0.05%	500mL	소독제	차광보관

(2) 특수제제

특수제제란 검사 및 처치 보조를 목적으로 반드시 필요한 제제이나 국내에
는 시판품이 없어 한시적으로 만들어 사용하는 제제이다. 특수제제가 필요
한 진료과는 '특수제제 신청서'를 약사위원회로 접수하고 약사위원회에서
특수제제 신정에 대해 검토한다. 진료과는 '득수제제생산의뢰서'를 작성하
고, 제제에 필요한 원료 약품, 재료 및 용기 등을 준비하여 제제실로 접수한
다. 제제실 약사는 생산의뢰 받은 특수제제가 약사위원회에서 승인된 특수
제제인지 확인한 후, 관련자료와 접수된 서류에 의거해 제제화한다.

(3) 제제처방

조제파트로부터 '제제 처방 의뢰서'를 통해 제제행위를 의뢰 받아 조제하는
제제이다. Aseptic no capping 가글제 등 무균조제를 해야 하는 경우와 주
사제를 이용한 항생제 안약조제 등 조제과에서 제제가 어렵거나 불가능한
경우 제제 처방을 의뢰한다.

2. 품질관리

1) 제제관리

(1) 연고제
① 패유성 냄새 유무
② 중량편차시험 : 검체 10개를 무작위로 선별, 무게 측정하여 편차를 ±5% 이내로 되게 한다.

(2) 내 · 외용수제
이물검사(육안으로 확인)

(3) 점안 · 점이 · 점비제
① 이물검사
② 무균시험 : Clean bench 낙하균 test와 Flow rate test로 대체

(4) 주사제
① 이물검사
② 무균시험 : Clean bench 낙하균 test와 Flow rate test로 대체
③ 엔도톡신시험 : LAL test

2) 원료관리

제제실에서 제제 생산에 필요한 원료의약품을 통합물류부 약품관리파트에 청구하고 의약품이 약품관리파트에 납품되기에 앞서 제제실에서 '검수' 과정을 거치게 된다. 검수는 담당약사가 행하며 그 목적은 균일한 품질의 제제를 생산하는데 있다. 이 과정에서 담당약사는 원료의약품의 성분, 원산지, 함량, 제조 또는 소분년 · 월 · 일 및 성상 등을 살펴보고 이상한 점 등이 발견되면 사용을 거부할 수 있다.

3. 제제실 유해, 위험물질 안전관리

1) 유해, 위험물질

유해, 위험 물질이란 물리적위험성(폭발성, 발화성, 산화성, 인화성, 가연성, 금속부식성, 고압가스 등) 물질 및 건강 및 환경 유해성(급성독성, 피부부식성 또는 자극성, 심한 눈 손상성 또는 자극성, 호흡기 과민성, 피부 과민성, 발암성, 생식세포 변이원성, 생식독성, 흡인 유해성, 수생 환경 유해성 등) 물질을 말한다.

✦ 제제실 유해, 위험물질 예시

물질명	사용용도
에틸알코올	원내제제원료
아세트산	원내제제원료

2) 유해, 위험물질 관리

(1) 보관방법

① 직사광선을 피하고 통풍이 잘되는 서늘한 곳에 보관한다.

② 화기와 열원으로부터 먼 곳에 보관한다.

③ 외부 충격에 흔들리거나 떨어지지 않도록 보관한다.

④ 위험물질 취급 후 에는 반드시 용기 마개를 닫아 밀폐하여 보관한다.

⑤ 지정된 장소에 보관하며 관계자 외 사용을 금지한다.

⑥ 저장장소에는 안전보건표지를 부착한다.

⑦ 작업장에 다량 보관하지 말고 최소량만 보관한다.

⑧ 각 물질 별 세부 보관 및 저장방법은 물질안전보건자료를 우선하여 적용한다.

(2) MSDS (Material Safety Data Sheet, 물질안전보건자료)

화학물질 또는 화학물질을 함유한 제제를 취급하는 경우에는 화학물질의 명칭 · 성분 및 함유량, 안전 · 보건상의 취급주의사항, 건강 유해성 및 물리적 위험성, 그 밖에 고용노동부령으로 정하는 사항 등이 기재된 물질안전보건자료를 비치해야 한다.

참고

EV Cream 만들기
- 함량 : 10g/tube
- 생산지시서

원료명	단위	기본 사용량
Desoxymethasone	G	5
Vaseline	G	5

- 제제법
  a. 각 원료를 Kneader에 넣고 혼화한다
  b. Paste Filler로 10g씩 충진한다.
  c. 라벨을 붙이고 tube 끝을 마감한다. 이때 EVC의 고유번호인 412를 각인한다
- 효능 : 부신피질호르몬제
- 품질관리
  a. 패유성냄새 : 없어야 함
  b. 중량편차시험 : +5 ~ -5% 이내

실습 1. 제제실 업무

조제실 제제를 이해하고, 각 과정에 쓰이는 사용기기를 정확하게 파악하여 제제업무를 수행해 본다.

1. 조제실 제제
☞ 법령상 조제실 제제의 정의를 숙지한다.
☞ 조제실제제를 직접 만들어본다.
  (1) 원내제제
  (2) 특수제제
  (3) 제제처방

2. 품질관리
☞ 제제의 품질관리에 필요한 시험들의 종류를 파악하고 간단한 이물검사 등을 실습해본다.

3. 제제실 유해, 위험물질 안전관리
☞ 유해, 위험물질 관리하는 방법을 숙지한다.

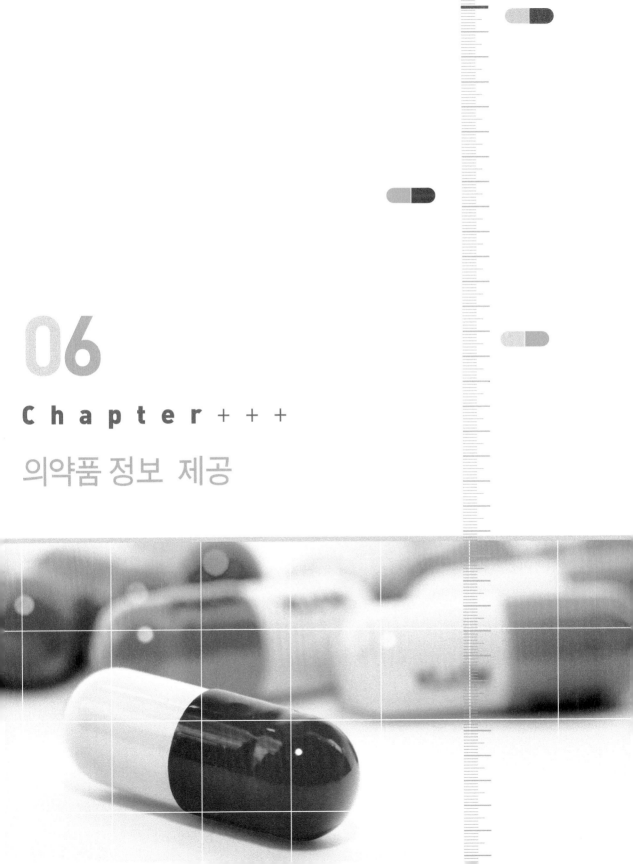

06

Chapter +++

의약품 정보 제공

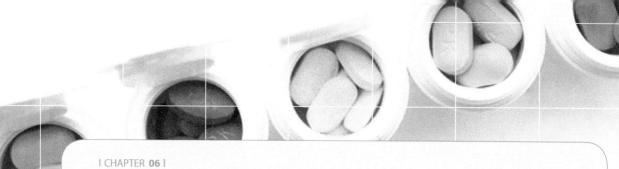

01

의약품 정보 제공 업무의 이해

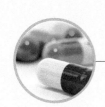

실 · 습 · 목 · 적

● 약사위원회 관련 업무 및 의약품 정보제공에 대한 기본적인 이론과 실무적
인 내용을 익혀 정보 관리 및 제공 업무를 수행한다.

Check List

☑ 신규 의약품의 도입 절차에 대해 알 수 있다.

☑ 원내 미보유 의약품의 긴급사용 절차에 대해 알 수 있다.

☑ 약사위원회의 구성과 역할을 알 수 있다.

☑ 의약품 정보 제공 프로그램이나 의약문헌을 이용하여 적절한 정보를 제공
한다.

☑ 의약품집 및 뉴스레터 알림 사항을 알 수 있다.

의약정보파트에서는 약사위원회 관련 업무와 의약품 정보제공 업무를 담당하고 있다. 약사위원회 관련업무로는 신규 의약품 신청, 원내 미보유 의약품 긴급사용 신청, 허가사항 초과 약제 비급여 사용 승인 관련 업무 등이 있으며, 월 1회 약사위원회를 개최하고 있다. 의약품 정보제공 업무로는 의약품 정보 알림, Q&A 업무와 의약품 식별 업무 등을 시행하고 있다.

1. 약사위원회 관련 업무

1) 신규 의약품 도입

(1) 신규 의약품 도입 절차

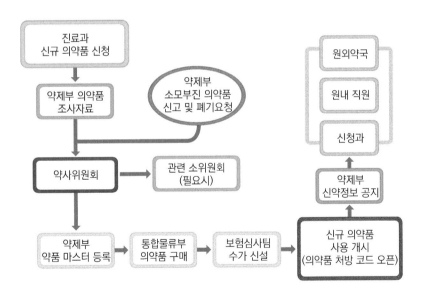

(2) 신규 의약품 신청

대상	현재 병원에서 사용 중인 약제와 성분/함량/제형이 다르고, 신청시점에 국내 정상 유통 중인 의약품(일반/비급여 의약품 제외)
방법	각 진료과에서 [신규의약품 도입신청서]를 작성하여 전산 내부 결재를 통해 약사위원회로 접수
신청서 기재사항 (해당 내용 미비한 경우 반려)	• 원내도입/원외등록 여부 • 신규/제형 및 규격추가/대체/기타 여부 • 신청자(진료과, 교수명) • 월간사용 예정량(실제로 사용 가능한 예측량)

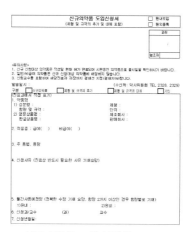

✤ 신규 의약품 도입 신청서

(3) 신규 의약품 사용 및 처방 가능 시점

① 도입 결정된 신규 의약품의 원내 사용 가능 시점

- 병원장의 약사위원회 회의록 결재 후 구매절차 및 수가등록 절차를 거쳐 사용 가능
- 기존의 약제를 대체하여 통과된 경우에는 원활한 의약품의 관리를 위하여 기존에 사용 중인 의약품 재고가 소진되는 시점에 사용 가능

② 원외 등록약으로 결정된 신규 의약품의 처방가능 시점

병원장의 약사위원회 회의록 결재 후 병원 외 약국에 의약품 재고가 준비되는 시점

(4) 부결에 대한 재심의를 요구할 필요가 있는 경우

신청 교수가 추가 자료를 보완 제출하여 부결된 해당 위원회 날짜로부터 3 개월 이내에 1회에 한하여 재심의 요청 가능

(5) 소모부진 의약품

신약신청 교수에게 약사위원회 위원장 명의로 사용권장 공문을 보내어 6개 월의 기간을 두고 사용을 권장하고, 신청 교수가 퇴직 등으로 병원에 근무 하지 않을 경우는 신청 진료과에 공문 발송

2) 원내 미보유 의약품 긴급사용

(1) 긴급사용 의약품

환자의 진료에 꼭 필요한 의약품으로 병원 내에 대체 가능한 다른 성분의 의약품이 없는 경우, 의료진의 책임하에 해당 환자에게 해당 수량만큼만 긴 급하게 구매/등록하는 의약품

(2) 긴급사용 의약품 신청

대상	• 병원 내에 대체 가능한 다른 성분의 의약품이 없으며, 투약 지연시 환자의 치료에 매우 심각한 영향을 미치는 경우 • 대체 가능한 다른 성분의 의약품이 있으나, 환자의 특이성으로 인하여 지정한 성분이 치료상 반드시 필요하고 투약 지연시 환자의 치료에 매우 심각한 영향을 미치는 경우
방법	각 진료과에서 [원내 미보유 의약품 긴급사용 신청서]를 작성하여 전산 내부 결재를 통해 약사위원회로 접수
신청서 기재사항 (해당 내용 미비한 경우 반려)	• 원내도입/원외등록 여부 • 환자정보(등록번호, 이름, 병동) • 원내 사용시 긴급구매량(최소포장단위) • 주치의명/연락처, 담당지정의(진료과, 교수명)

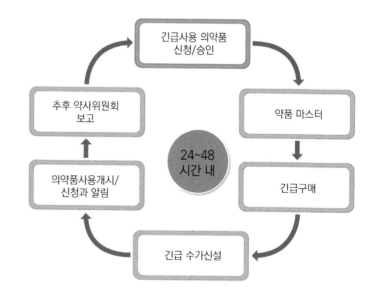

원내미보유 의약품 긴급사용신청서

<유의사항>
1. 긴급도입 의약품은 해당 환자를 위해 구입되므로 필수사용량(최소 포장단위)만 신청하여야 합니다.
2. 긴급도입한 의약품은 신청교수의 관리하에 해당 진료과와 해당 환자에게 모두 사용되어야 합니다.
3. 부득이한 상황으로 재고 소모가 불가능한 경우는 혼합물품·약품관리파트로 반납물 타이머 바코드 발송일시:
  그 사유를 첨부문 또는 그룹메일로 메일로 해당 조제파트로 보내야 합니다. (단, 반납은 포장단위로만 가능함)
발송일시:
(수신처 약사위원회 TEL 2328, 2329)

[진료과에서 직접 표기]
1. 약품명 및 함량,규격
 1) 영문 성분명 :
 2) 제형 :
 3) 함량, 규격, 단위 :
2. 상품명
 1) 영문 상품명 :
 2) 한글 상품명 :
3. 제약회사
 1) 제조회사 :
 2) 판매회사 :

4. 적응증
5. 주 용법·용량
6. 신청사유(진료상 반드시 필요한 사유 기재요망)
7. 환자정보
 1) 등록번호
 2) 환 자 명
 3) 병 동
8. 원내사용시 긴급 구매량(최소 포장단위로 기재요망)
9. 주치의명 및 연락처
10. 담당 지정의
(과)   (교수)
2015.09.23 개정

✦ 원내 미보유 의약품 긴급사용 신청서

(3) 긴급사용 의약품 도입 절차

① 입원환자용 원내 긴급사용 의약품

긴급사용 의약품 신청/승인

약품 마스터

긴급구매

긴급 수가신설

의약품사용개시/신청과 알림

추후 약사위원회 보고

24~48 시간 내

약사위원회 위원장의 원내 미보유 의약품 긴급사용 신청서 승인

• 약품관리파트로 구매 요청
• 보험심사팀 협조
구매요청일로부터 24~48시간 이내 약품을 공급하도록 구매 및 수가 등록 진행

의약정보파트에서 신규 원내코드 등록하여 처방발행 가능토록 한 후 신청교수에게 연락

결재 완료된 긴급구매 요청서를 해당 조제파트에 메일로 알림

② 외래환자용 원외처방 긴급사용 의약품

처방 승인이 결정된 긴급사용 의약품은 의약정보파트에서 신규 원외코
드를 등록하여, 승인일자로부터 24시간 이내에 원외처방이 가능하도록
한다.

- 응급사용이 요구되는 경우에는 결재 진행중인 신청서 사본과 함께 약
  제부로 유선 연락을 취하도록 하며, 약제부장의 승인 하에 우선 사용을
  시행할 수 있다.

(4) 긴급사용 의약품 사용 가능 시점

원칙적으로 서류를 접수하고 진료부원장 결재 후 24시간 이내
(단, 처음 긴급 구매하는 의약품인 경우는 의약품 구입, 코드생성, 수가생성
등에서 다소 시간이 소요)

(5) 긴급사용 의약품의 약품 마스터 관리

- 조제 약품명 앞에 #표시를 하여 긴급구매임을 표시
- 라벨내용에 환자명과 수량(예 : 김주원 100 tab)을 기입
- 주치의 및 해당 불출부서에 유선 및 메일로 처방 가능 시점 알림
- 퇴원 등의 이유로 의약품 사용 종료를 알려오면 처방코드 종료

(6) 긴급사용 의약품 재고 관리

- 긴급사용 의약품은 해당 환자별 수량이 정해져 있으므로 신청 환자에게
  모두 소모하여야 함
- 부득이한 상황으로 재고 소모가 불가능한 경우는 신청 의사가 그 사유를
  기재하여 해당 조제파트로 협조전을 작성함

3) 약사위원회

(1) 약사위원회 심의 사항

- 약제에 관한 사항
- 마약류의 관리와 투약에 관한 사항
- 의약품에 관한 정보수집 및 제공에 관한 사항

- 의약품의 효율성 및 부작용에 관한 사항
- 의약품의 선정 및 사용에 관한 사항
- 기타 원장이 필요하다고 인정하여 부의하는 사항

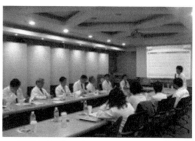

✚ 약사위원회 모습

(2) 약사위원회 구성

- 위원장을 포함하여 21인의 위원으로 구성
- 진료부원장을 위원장으로 약제부장, 임상약리학과장(이상 당연직)을 포함하여 임상교수, 약사, 간호사, 의약품 구매 및 조달 관련 직원(이상 임명직)

(3) 약사위원회 회의

- 위원회의 회의는 정기회의와 임시회의로 구분하되, 정기회의는 월 1회 정기적으로 개최하고, 임시회의는 원장이 요구하거나 위원장이 필요하다고 인정할 때에 위원장이 소집한다.
- 위원회는 위원 과반수의 출석으로 개회하고, 출석위원 과반수의 찬성으로 의결한다.

(4) 소위원회

- 해당 안건과 관련한 사항을 보다 전문적으로 검토하기 위하여 약사위원회 산하에 분야별로 소위원회를 두어 자문을 구할 수 있다.
  - 서울대학교병원은 총 18개의 소위원회가 설치
- 소위원회는 위원회로부터 의뢰 받은 사항을 검토하여 그 결과를 위원회에 보고하여야 한다.

(5) 선정 약사위원회

원내 사용 의약품의 입찰 가능 회사를 선정하는 약사위원회로 연 1회 개최한다.

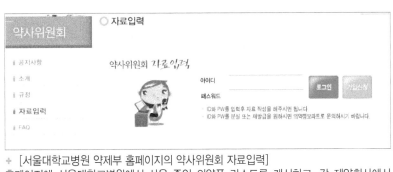

+ [서울대학교병원 약제부 홈페이지의 약사위원회 자료입력]
홈페이지에 서울대학교병원에서 사용 중인 의약품 리스트를 게시하고, 각 제약회사에서 생산중단 여부, 신규판매 의약품 등을 일정기간 동안 웹상으로 입력

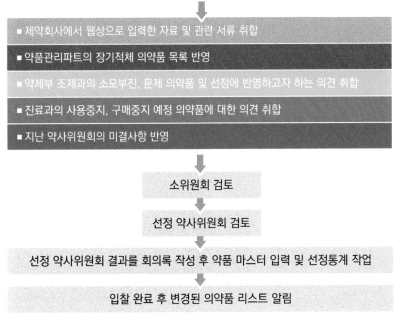

4) 약품 마스터 관련

(1) 약품코드 관리

- (선정)약사위원회에서 결정된 사항대로 처방 및 조제에 필요한 사항을 전산으로 입력하여 관리
- 매년 입찰이 완료되면 사용 중지, 구매 중지, 원외 처방약으로 변경된 의약품, 원내에서 사용하는 의약품 중 복수선정 의약품의 원외처방가능 회사를 정리하여 마스터에 반영

(2) 병용, 연령, 임부 금기 관련 내용 반영

5) 허가사항 초과 약제 비급여 사용 승인 관련

(1) 신청 대상

식약처 허가 또는 신고범위를 초과하여 처방 및 투약하고자 하는 경우로,

- 대체 가능한 약제가 없는 경우
- 대체 가능한 약제가 있으나 투여금기 등으로 투여할 수 없는 경우
- 대체 가능한 약제의 투여나 대체 치료법보다 비용 효과적이거나 부작용이 적고 임상적으로 치료효과가 높을 것으로 기대되는 경우

(2) 신청 방법

진료과에서 관련 근거 논문(예 : systemic review, meta-analysis, case control study, cohort study, case report 등)을 첨부하여 자료를 작성하여 협조전으로 진료과의 과장까지 결재를 득하여 약사위원회로 접수

(3) 검토 및 보고

접수된 안건에 대해서는 관련성이 높은 소위원회에서 검토하고, 그 결과를 건강보험 관리위원회에 송부하고, 추후 약사위원회에 보고

2. 의약품 정보 제공 업무

1) 의약품 정보 제공

(1) 신규 의약품 정보 제공

① 정보 알림

약사위원회의 결정에 따른 신규 의약품, 대체 의약품, 규격변경 의약품,

생산중단 의약품, 선정회사 변경 등에 대한 정보를 제공한다.

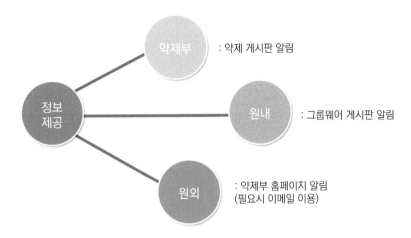

약제부 : 약제 게시판 알림

원내 : 그룹웨어 게시판 알림

원외 : 약제부 홈페이지 알림
(필요시 이메일 이용)

＋ 그룹웨어(Groupware)
원내 직원들이 컴퓨터로 연결된
장소에서 그룹 작업을 지원하기
위한 원내 소프트웨어

② 신규 의약품 견본의약품 전시

- 신약장에 매달 통과된 신규 의약품을 간단한 정보와 함께 전시한다.
- 전시된 신규 의약품은 주기적으로 의약정보파트에서 관리한다.

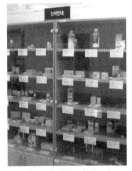

＋ 신규 의약품 전시모습

(2) 성상, 포장, 허가사항 변경 알림 및 의약품 보관조건 알림

- 제약회사 또는 병원약사회 등으로부터 접수된 의약품의 성상 및 허가사항 변경 공문을 약제부 복도 게시판에 게시한다.
- 위의 변경사항을 온라인 의약품집에 반영한다.

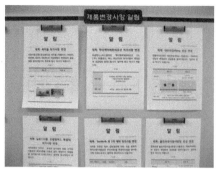

＋ 제품변경사항 알림 게시물

(3) 의약품집 및 뉴스레터

① 온라인 의약품집

- 신규의약품이 도입되거나 변경된 의약품 정보가 있을 경우 수시로 업데이트하여 신속한 정보 알림을 할 수 있도록 한다.
- 온라인 의약품집은 기본정보(성분, 약리, 효능, 적응증, 용량, 소아, 부작용, 금기, 주의, 임부, 수유부, 저장, 비고, 보험, 주사관련정보 항목) 및 동효능 약물 정보 등으로 구성되어 있으며, 필요한 항목에만 정보를 입력한다.
- 식약처 허가사항을 기본으로 하며, 필요시 다른 참고자료를 활용한다.

② 뉴스레터(Newsletter)

- 뉴스레터는 주기적으로 PDF 파일로 발행한다.
- 뉴스레터에는 약사위원회 소식, 특집, 신약정보, 안전성 정보, FDA 승인 약물, 최신문헌 검토, Q&A, 약제부 소식 등을 게재한다.
- 약제부 홈페이지에 뉴스레터를 게시하여 항상 열람 가능하도록 한다.
  - 서울대학교병원 약제부 홈페이지 주소 : http://pharm.snuh.org/

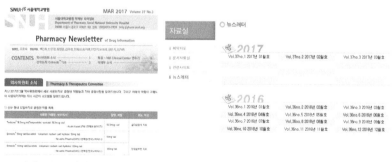

＋ 약제부 뉴스레터　　　　　　＋ 약제부 홈페이지 뉴스레터 열람 화면

2) 질의 응답(Q&A)

3) 의약품식별

| 실습 1. 약사위원회 업무 |

 실습목표 약사위원회 관련 업무에 대해 이해하고, 유사제제 비교표를 작성해본다.

 실습내용 1. 원내 외 사용 중인 당뇨병 치료제 중에서 SGLT2 inhibitor 제제로 분류되는 약제들의 유사제제 비교표를 작성해본다.

유사제제 비교표 : SGLT2 inhibitor제제(2017.05.01현재)

상품명	For***	Jar***	Sug***
성분명	Dapagliflozin	(①)	Ipragliflozin
함량/제형	10mg tab	10mg, 25mg tab	50mg tab
FDA 승인여부	O	O	(②)
작용기전	Sodium Glucose Co-Transporter 2 (SGLT2) inhibitor		
국내 허가 적응증	제(③)형 당뇨병 환자의 혈당조절을 향상시키기 위해 식사요법 및 운동요법의 보조제		
	1. 단독요법		
	2. 병용요법 1) 이전 당뇨병 약물치료 경험이 없으며 단독요법으로 충분한 혈당조절이 어려운 경우 (④)과 병용투여 2) 메트포르민 또는 설포닐우레아 단독요법으로 충분한 혈당조절을 할 수 없는 경우 병용투여 3) 인슐린(인슐린 단독 혹은 메트포르민 병용) 요법으로 충분한 혈당조절을 할 수 없는 경우 병용투여 4) DPP-4 저해제인 시타글립틴(시타글립틴 단독 혹은 메트포르민 병용) 요법으로 충분한 혈당조절을 할 수 없는 경우 병용투여 5) 메트포르민과 설포닐우레아 병용요법으로 충분한 혈당조절을 할 수 없는 경우 병용투여	2. 병용요법 1) 이전 당뇨병 약물치료 경험이 없으며 단독요법으로 충분한 혈당 조절이 어려운 경우 메트포르민과 병용투여 2) 메트포르민 단독요법으로 충분한 혈당조절을 할 수 없는 병용투여 3) 메트포르민과 피오글리타존 병용요법, 또는 메트포르민과 설포닐우레아 병용요법으로 충분한 혈당조절을 할 수 없는 경우 병용투여 4) 인슐린(인슐린 단독 또는 메트포르민 병용 또는 메트포르민과 설포닐우레아 병용) 요법으로 충분한 혈당 조절을 할 수 없는 경우 병용투여 5) 메트포르민과 DPP-4 저해제인 리나글립틴 병용요법으로 충분한 혈당 조절을 할 수 없는 경우 병용투여	2. 병용요법 1) 메트포르민 또는 피오글리타존 단독요법으로 충분한 혈당조절을 할 수 없는 경우 병용투여

용법 용량	통상	단독 및 추가 병용요법: 10mg qd 초기 병용요법(+메트포르민): 5mg or 10mg qd	10mg qd, 내약성 우수한 경우 (⑤) 증량 가능	50mg qd
	고령자(65세 이상)	용량조절 불필요 75세 이상 : 투여 시작 권장하지 않음	용량조절 불필요 85세 이상 : 투여 시작 권장하지 않음	용량조절 불필요 75세 이상 : 투여 시작 권장하지 않음
신장애	경증	용량조절 불필요	용량조절 불필요	–
	중등증~중증	CrCl < 60mL/min: 사용하지 않는다.	CrCl < 60mL/min : 투여 시작하지 않는다. CrCl < 45mL/min : 사용하지 않는다.	CrCl < 60mL/min : 사용하지 않는다.
간장애	경증~중등증 (Child-Pugh 7~9)	용량조절 불필요	용량조절 불필요	용량조절 불필요
	중증 (Child-Pugh >9)	초기 (⑥), 내약성에 따라 10mg qd	권장되지 않음	권장되지 않음
PK	흡수	Tmax : 2hr BA : 78%	Tmax : 1.5hr	Tmax : 1hr BA : 90%
	대사	간대사 : UGT1A9	간대사 : UGT2B7, UGT1A3, UGT1A8, UGT1A9	간대사 : UGT2B7
	신배설	75%	54.5%	68%
	$T_{1/2}$	8~12.9hr	12.4hr	15hr
부작용		저혈당, 외음부질염, 귀두염 및 관련 생식기감염, 요통, 배뇨통, 다뇨, 이상지질혈증	저혈당, 가려움증, 배뇨증가, 배뇨곤란, 체액량 감소, 외음부질염, 요로감염, 질모닐리아증 등	빈뇨, 다뇨, 저혈당, 신우신염, 방광염, 외음부질염 등

| 자기 평가 문제 |

1. 다음 중 서울대학교병원 약사위원회의 위원장은?

　　① 서울대학교병원 원장
　　② 서울대학교병원 부원장
　　③ 서울대학교병원 약제부장
　　④ 서울대학교병원 약무과장

2. 서울대학교병원 사용 의약품의 선정 빈도로 맞는 것은?

　　① 매년　　　　② 2년에 한 번　　　　③ 5년에 한 번　　　　④ 매달

3. 약사위원회에서 통과된 신규 의약품의 원내처방가능 시점은 언제인가?

　　① 통과신약의 수가적용 일자
　　② 통과신약의 원내입고 일자
　　③ 통과신약의 계약일자
　　④ 약사위원회 회의록의 결재완료일자

4. 긴급사용 의약품이란?

　　① 외래환자 진료에 의사가 긴급하게 요청하여 구매해 주는 약
　　② 원내 미보유인 의약품이지만 치료에 꼭 필요한 의약품으로 해당 환자에게 해당 수량만큼 구매/등록해 주는 약
　　③ 주사약인 경우 장기처방 환자를 위해 병원이 구매를 대행해 주는 약
　　④ 모든 의약품에 대하여 원내 미보유인 의약품인 경우로 진료에 필요한 의약품은 모두 구매하여 공급해 주는 약

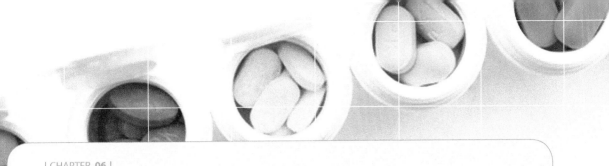

02

질의 응답(Q&A)

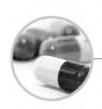

실 · 습 · 목 · 적

● 의약품 정보 제공 프로그램에 대해 이해한다.

Check List

☑ 의료인 및 환자에게 적절한 정보를 제공하고 상담내용을 기록할 수 있다.

☑ 의약문헌의 종류와 활용방법을 알 수 있다.

1. 업무 소개 및 업무 흐름

1) 업무 소개

의약정보파트에서의 Q&A 업무는 서면 및 구두상으로 원내·외 의사, 간호사, 약사, 환자 및 보호자로부터 의약품 정보 관련 질문을 받았을 때 질문자에 대한 정보를 파악한 후, 질문의 종류를 분류하고 배경 정보를 수집 및 분석하여 질문자의 눈높이에 맞는 정보를 제공하는 것으로 정보 제공 후, 평가하고 기록하는 과정까지를 포함한다.

2) 업무 흐름

(1) 서면 또는 구두로 질문 접수 및 내용 파악

① 질문자의 직종, 소속을 파악해야 질문자의 눈높이에 맞는 적절한 정보를 제공할 수 있다.

② 부적절한 답변을 했거나 추가 답변이 필요한 경우, 신속하게 정정할 수 있도록 문의한 사람의 이름, 전화번호 등을 반드시 확인하여 기록해 둔다.

(2) 참고 문헌을 활용하여 정보를 수집

① 질문내용에 따라 적절한 문헌을 활용하여 정보를 수집하며, 문헌의 특징을 고려하여 [3차 문헌 → 2차 문헌 → 1차 문헌] 순으로 선택하여 조사한다.

② 즉시 답변하기 어려운 경우는, 자료를 찾아보고 연락하기로 시간약속을 하되, 반드시 약속시간을 지키도록 노력한다.

(3) 구두 또는 서면으로 문의 내용에 대한 정확한 정보를 제공

(4) Q&A 내용의 기록 및 보고

① 질문자 정보, 질문 분류, 질문내용, 답변내용, 참고문헌, 소요시간, 응답

자 등을 입력한 후 저장한다.

② 적절하게 답변을 하지 못한 경우, 환자에게 미치는 영향을 최소화 하도록 주의하고 반드시 상급자에게 보고한다.

2. 의약문헌의 종류

1) 3차 문헌(Tertiary resources)

- 1, 2차 문헌 중 널리 인정되어 사용되는 것을 토대로 정보를 평가하고 결과를 정리하여 출판한 것으로 교과서, compendia, 전문학술지에 실리는 review article 등을 포함하여 가장 신뢰할 수 있는 정보원이다.
- 원내 참고문헌 :

  AHFS Drug Information

  Applied Therapeutics

  Drug Information Handbook

  Drug Interaction Facts

  Drugs in pregnancy and lactation

  Goodman & Gilman's the Pharmacological Basis of Therapeutics

  Handbook on Injectable Drugs

  Harrison's Principles of internal medicine I, II

  Pharmacotherapy

2) 2차 문헌(Secondary resources)

- 1차 문헌을 광범위하게 수집하여 전문적으로 공평하게 분석, 요약한 정보원으로 온라인 검색을 통해 1차 정보원으로 바로 연결될 수 있는 초록집, 인용록, 색인, 목록집 등으로 정보획득에 있어 단독으로 사용되지 않는 문헌적 자료이다.
- 원내 참고문헌 : Inpharma, IPA, Medline

3) 1차 문헌(Primary resources)

- 가장 최근의 정보원으로 학술지에 게재되었거나 아직 발표되지 않은 원저로 연구 결과, 사례발표, 비교/평가 연구 등이 포함되며 2, 3차 문헌의 기초가 되는 정보의 최초 자료이다.
- 원내 참고문헌 : AJHP, Drugs 등 Journal

3. 의약문헌의 활용

질문의 종류	문헌명
의약품 식별 및 확인	• 국내 : 약학정보원, 드러그인포, 킴스온라인 • 국외 : Micromedex, Drug identifier CD, 일본의약품집
성분, 함량, 상품명, 제약회사(원내 및 국내/외 유통 유무)	Micromedex, 드러그인포, 킴스온라인, PDR, Martindale's, 제약회사 자료
용법, 용량	AHFS DI, Micromedex, Applied therapeutics, Drug information handbook, Pediatric dosage handbook
약리, 약물치료, 대체약	Pharmacotherapy, Goodman & Gilmans, AHFS DI, Micromedex
이상반응, 독성, 중독	AHFS DI, Micromedex, Applied therapeutics, PDR, Pubmed
상호작용	Drug interaction facts, AHFS DI, Micromedex, PDR
임신, 수유, 소아	Drug in pregnancy and lactation, Micromedex, AHFS DI, Pediatric dosage handbook, 약물과 선천성 기형
약물평가, 비교	Drug Facts & Comparisons, Micromedex
안정성, 배합변화, 보관방법	Handbook of injectable drugs, AHFS DI, Micromedex, 제품설명서(insert paper)
분할, 분쇄 여부	PDR, Micromedex, 제약회사 자료
분자량, 화학식	Merck index, Martindale's, Micromedex, 약학정보원
약가, 보험적용	보험심사팀, 제약회사

4. Q&A 사례

질문자	원내, OO병동 간호사, 연락처 OOOO
질문 분류	투여경로/용법/용량
질문 내용	Amphotericin B liposome 주사를 투여하려고 합니다. 0.9% 생리식염주사액에 희석해서 투여해도 되나요? 정확한 재구성 및 희석 방법을 알려주세요.
답변 내용	Amphotericin B liposome 제제는 0.9% 생리식염주사액과는 물리적으로 적합하지 않으므로 반드시 5% 포도당 주사액을 사용하여야 합니다. 정확한 조제 방법은 다음과 같습니다. ① 50mg 바이알에 주사용수를 12mL를 넣어 4mg/mL로 재구성 (reconstitution) 하며, 바이알을 세게 흔들어 약을 완전히 분산시킵 니다. ② 재구성 용액에서 필요량을 계산한 후, 5마이크론필터를 사용하여 1~19배의 5% 포도당 주사액이 들어있는 멸균용기에 주입합니다. 희석농도는 2.0~0.2mg/mL 입니다. ③ 조제시에 생리식염주사액을 사용해서는 안되며, 추천된 용액 이외의 다른 용액을 사용하거나 용액 중에 방부제(예 : 벤질알코올)등이 존재하면 이 약의 침전을 초래할 수 있으므로 주의하여야 합니다.
참고 문헌	• 식약처 의약품사이트(http://ezdrug.kfda.go.kr), • Micromedex (http://www.micromedexsolutions.com)
소요 시간	5분
응답자	의약정보파트 OOO

실습 1. 의약품 정보제공 업무

실습목표 의약품 정보제공 프로그램에 대해 이해한다.

실습내용

1. 임신/수유시 적용

질문자	보호자
질문 내용	Levothyroxine을 복용하던 환자가 임신을 했습니다. 계속 투여해도 되나요
답변 내용	
참고 문헌	

2. 상호작용

질문자	간호사
질문 내용	Simvastatin을 복용하고 있는 환자에게 Clarithromycin을 투여하면 안 된다고 들었습니다. 이유가 무엇인가요?
답변 내용	
참고 문헌	

3. 투여경로/용법/용량

질문자	의사
질문 내용	Morphine을 경구로 100mg/day 복용하던 분이 있는데 fentanyl patch로 바꾸어 처방하려고 합니다. fentanyl patch 몇 mcg/hr짜리 제제를 처방하면 될까요?
답변 내용	
참고 문헌	

■ 참고

- Micromedex(R) healthcare series: http://www.micromedexsolutions.com
- 식품의약품안전처 의약품 본부: http://ezdrug.kfda.go.kr - 허가 사항 검색
- 약학정보원 : http://www.health.kr   - 의약품 식별정보 검색
- 드럭인포 : http://druginfo.co.kr   - 국내 유통여부, 허가사항, 식별 등
- 킴스 : http://www.kimsonline.co.kr   - 국내 유통여부, 허가사항, 식별 등
- 약국닷컴 : http://yakguk.com   - 전국 약국, 병원 전화번호 검색
- 약물상호작용 : Drug interaction facts, Stockley's Drug Interactions
- 임신 수유 : Drugs in pregnancy and lactation
- 동 효능 약물 비교 : Drug facts and comparison
- 안정성/혼합가능성 : Handbook on injectable drugs
- 일본약 : 일본의약품집

1. 의약정보 제공과 관련하여 활용할 수 있는 참고문헌에 대한 설명 중 잘못된 것은?

① 용법, 용량에 대한 정보는 Drug information handbook, Applied therapeutics에서 찾아볼 수 있다.

② 상호작용에 대한 정보는 대한약전에서 찾아볼 수 있다.

③ 안정성, 배합변화에 대한 정보는 Micromedex에서 찾아볼 수 있다.

④ 임신, 수유 관련 정보는 Drug in pregnancy and lactation에서 찾아볼 수 있다.

2. 의약문헌의 종류에 대한 설명으로 맞는 것은?

① 질문내용에 따라 문헌의 특징을 고려하여 1차 → 2차 → 3차 순으로 선택조사한다.

② 1차 문헌은 가장 신뢰할 수 있는 정보원이다.

③ 2차 문헌은 1차 정보원으로 바로 연결될 수 있는 초록집, 인용록, 색인 등이다.

④ 3차 문헌은 1차, 2차, 3차 중 가장 최근의 정보원이다.

3. 다음 중 3차 문헌이 아닌 것은?

① Medline

② Martindale

③ Pharmacotherapy

④ Physician's Desk reference (PDR)

4. 다음 중 2차 문헌은?

① Applied Therapeutics

② AJHP (American Journal of Health-System Pharmacy)

③ AHFS Drug Information

④ Inpharma

5. 다음 중 질병중심의 문헌이 아닌 것은?

① Applied Therapeutics

② Pharmacotherapy

③ Harrisons Principles of Internal Medicine

④ Drug fact and Comparisons

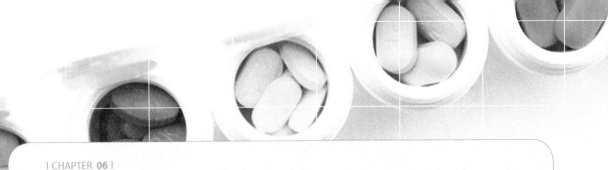

03

의약품 식별

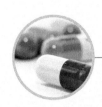

실·습·목·적

● 의약품 식별 업무의 필요성과 식별 과정에 대해 이해한다.

Check List

☑ 의약품 식별표시, 모양, 색깔, 분할선 등의 정보를 이용하여 의약품 식별을
할 수 있다.

☑ 의약품을 식별한 후 효능, 효과 등에 관한 정보를 제공할 수 있다.

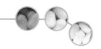

1. 업무 소개 및 업무 흐름

1) 업무소개

의약품 식별 업무는 원내 입원환자 및 외래환자가 복용 중인 의약품(지참약 포함)에 대한 정보를 제공함으로써, 의료진의 진료에 도움을 주는 업무이다. 의약품 식별 결과를 통해 환자의 약력을 정확하게 파악하고, 신규 처방 의약품과의 상호작용, 중복 처방 가능성

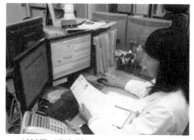

+ 의약품 식별 업무

을 평가하여 효과적이고 안전한 약물치료에 기여할 수 있다.

2) 업무 흐름

① 의약품 식별 의뢰
② 의약품 식별 의뢰서 출력 : 의약품 식별 의뢰서를 출력하여 작성한다.
③ 의약품 접수 : 의약품 식별의뢰서와 식별하고자 하는 의약품을 의약정보 파트로 접수한다.
④ 의약품 식별(의약정보파트) : 의약품 식별 화면에서 식별 결과를 입력하고 출력한다.
⑤ 의약품 식별 결과 검토 및 회신(의약정보파트)
⑥ 의약품 식별 회신 내용 확인(주치의 또는 담당간호사)

2. 의약품 식별 과정

① 의약품 식별화면에서 의약품 식별 오더와 의뢰날짜, 환자명, 병동, 주치의
  명 등을 확인하고 환자를 선택한다.
② 접수된 의약품을 식별이 용이하도록 투명 비닐봉투에 옮기고 환자명, 병동
  등을 라벨링하여 의약품이 바뀌지 않도록 주의한다.
③ 의약품 식별표시 및 마크, 제형, 모양, 색깔, 분할선 등의 정보를 이용하여
  식별한다.
  • 식별표시 : 의약품에 기재된 글자, 숫자, 또는 마크
  • 제형 : 정제(나정, 필름코팅정, 당의정, 다층정, 설하정 등), 캡슐(연질캡
    슐, 경질캡슐) 등
  • 모양 : 원형, 타원형, 장방형, 사각형, 오각형 등
  • 색깔 : 하양, 노랑, 미황, 파랑, 주황, 빨강, 녹색 등
  • 분할선 : 약의 분할을 용이하게 하기 위해 의약품에 그어진 선
④ 국내 유통 의약품인 경우 약학정보원(www.health.kr), 드러그인포(www.
  druginfo.co.kr) 등의 참고문헌을 활용할 수 있으며, FDA 승인 의약품인 경우
  micromedex(www.micromedexsolutions.com), 일본약인 경우 일본의약품집을 참
  고한다.
⑤ 의약품 식별 결과를 의약품 식별화면에 입력하고 저장한 다음 결과를 출력한다.
⑥ 성분명, 상품명, 함량, 효능 등이 빠짐없이 정확히 기재되었는지 다시 한 번
  확인한다.

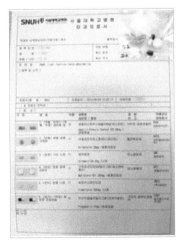

✦ 의약품 식별 회신서 예(1)

3. 의약품 식별 회신 사례

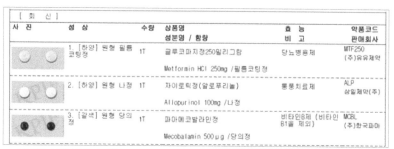

사 진	성 상	수량	상품명 성분명 / 함량	효 능 비 고	약품코드 판매회사
	1. [하양] 원형 필름 코팅정	1T	글루코파지정250밀리그람 Metformin HCl 250mg /필름코팅정	당뇨병용제	MTF250 (주)유유제약
	2. [하양] 원형 나정	1T	자이로릭정(알로푸리놀) Allopurinol 100mg /나정	통풍치료제	ALP 삼일제약(주)
	3. [갈색] 원형 당의 정	1T	파마메코발라민정 Mecobalamin 500μg /당의정	비타민B제 (비타민 B1을 제외)	MCBL (주)한국파마

✦ 의약품 식별 회신서 예(2)

실습목표

의약품 식별 업무의 필요성과 식별 과정에 대해 이해한다.

실습내용

다음 성상에 해당하는 의약품의 성분명, 함량, 상품명, 회사, 효능을 기재하고 어떠한 질환으로 약을 복용하는 환자인지 발표한다.

1. 사례 1
(1) 한 면에 '952'가 새겨진 흰색 타원형 정제
(2) 한 면에 'Y 분할선 H'가 새겨진 등황색(주황색) 원형 정제
(3) 'ASTX 100'이 표시된 주황색의 투명한 경질 캡슐

2. 사례 2
(1) 한 면에 'D.W 500'가 새겨진 흰색 원형 정제
(2) 한 면에 'AMA 분할선 RYL'가 새겨진 8자형 녹색 정제
(3) 한 면에 '277'이 새겨진 베이지색 원형 정제

3. 사례 3
(1) 한 면에 'LC' 다른 한 면에 '2'가 새겨진 주황색 원형 정제
(2) 한 면에 'P 분할선 M' 다른 한 면에 '☆HANWHA'가 새겨진 흰색 원형 정제
(3) 한 면에 'MB' 다른 한 면에 'CD'가 새겨진 하늘색 원형 정제

■ 참고
- 약학정보원 : http://www.health.kr   - 의약품 식별정보 검색
- 드럭인포 : http://druginfo.co.kr   - 국내 유통여부, 허가사항, 식별 등
- 킴스 : http://www.kimsonline.co.kr   - 국내 유통여부, 허가사항, 식별 등
- 약국닷컴 : http://yakguk.com   - 전국 약국, 병원 전화번호 검색
- Micromedex(R) healthcare series: http://www.micromedexsolutions.com
- 일본의약품집

자기 평가 문제

1. 다음 중 의약품 식별 시 참고할 수 있는 자료가 <u>아닌</u> 것은?

① 약학정보원(http://www.health.kr)

② BIT Druginfo (http://www.druginfo.co.kr)

③ 식약처 의약품사이트(http://ezdrug.kfda.go.kr)

④ Micromedex (http://www.micromedexsolutions.com)

2. 다음 중 의약품 식별 업무에 대한 설명으로 <u>잘못된</u> 것은?

① 원내 입원환자 및 외래환자가 복용 중인 약물에 대해 정보를 제공하는 업무이다.

② 접수된 의약품의 성상, 제형, 모양, 색깔, 분할선 등의 정보를 이용하여 식별한다.

③ FDA 허가를 받은 수입약은 Micromedex (http://www.micromedexsolutions.com)를 참고한다.

④ 일본약은 약학정보원(http://www.health.kr)을 참고한다.

07

Chapter +++

약무 행정, 의약품 관리업무,
임상시험약 관리 및 약물부작용
모니터링 정보 제공

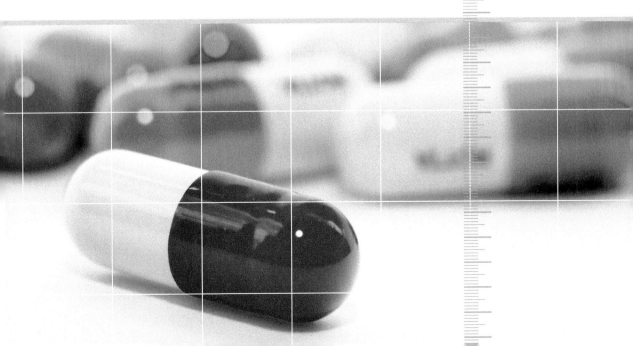

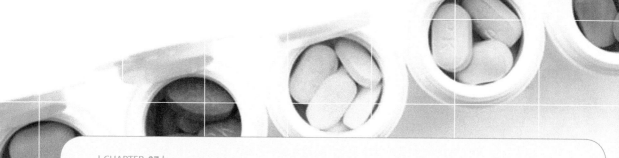

CHAPTER 07

약무 행정, 의약품 관리업무, 임상시험약 관리 및
약물부작용모니터링 정보 제공

01

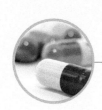

약무 행정업무의 이해

실 · 습 · 목 · 적

● 약무 행정업무와 교육업무가 이루어지는 과정을 보고 이해한다.

Check List

☑ 약무교육파트에서 이루어지는 전반적인 업무 흐름을 이해할 수 있다.

☑ 기안문의 종류와 접수방법 및 결재가 진행되는 과정에 대해 이해할 수 있다.

☑ 기안문을 작성하는 방법을 습득하여 활용할 수 있다.

약무교육파트에서는 약제부의 기본운영계획의 수립, 실시, 평가와 인사계획 수립 및 부서내 인력수급과 배치, 각종 회의 및 행사, 자산관리 업무 등 약제업무와 관련된 행정업무와 약사 및 직원직무교육, 전공약사 교육, 병원약학 실무실습과 관련된 약학대학생 및 타병원 약사 교육, 병원약학 및 임상약학 연구 등에 관한 교육 업무를 담당하고 있다.

1. 약무 행정

1) 약제부 인력관리

약제부 내에 근무하는 직종으로는 크게 약무직과 운영기능직이 있다. 약무교육파트에서는 약무직 및 운영기능직의 신규발령/사직/부서이동 등 인력의 효율적 관리를 담당하고 있다.

✛ 의료기관 약사 정원(의료법 시행규칙 제 38조 2항)

구분		약사 정원
상급종합병원		연평균 1일 입원환자수를 30명으로 나눈 수와 외래환자 원내 조제 처방전을 75매로 나눈 수를 합한 수 이상의 약사
종합 병원	500병상 이상	연평균 1일 입원환자수를 50명으로 나눈 수와 외래환자 원내 조제 처방전을 75매로 나눈 수를 합한 수 이상의 약사
	300병상 이상 500병상 미만	연평균 1일 입원환자수를 80명으로 나눈 수와 외래환자 원내 조제 처방전을 75매로 나눈 수를 합한 수 이상의 약사
	300병상 미만	1인 이상의 약사
병원, 치과병원(30병상 이상), 한방병원		1인 이상의 약사. 다만 100병상 이하의 경우에는 주당 16시간 이상의 시간제 근무약사를 둘 수 있다(한방병원은 한약사).
요양병원		1인 이상의 약사 또는 한약사. 다만 200병상 이하의 경우에는 주당 16시간 이상의 시간제 근무 약사 또는 한약사를 둘 수 있다.

*비고: 약사 수의 산정시 그 수가 1미만인 경우에는 1로 하고, 1 이상인 경우 소수점은 반올림한다.

2) 병원 타부서 및 외부기관으로부터의 공문 접수 및 기안문 작성

(1) 정의(서울대학교병원 문서규정)

+ **문서부서**
문서에 관한 사무를 주관하는 부서

- 문서란, 병원의 부서 상호간이나 대외적으로 업무상 작성 또는 시행되는 문서(도면, 사진, 디스크, 테이프, 필름 및 슬라이드, 전자문서 등의 특수 매체 기록을 포함) 및 병원의 문서부서에서 접수한 모든 문서를 말한다. 또한 전자문서는 컴퓨터 등 정보처리능력을 가진 장치에 의하여 전자적인 형태로 작성, 송수신 또는 저장된 문서를 말한다.

+ **전자이미지 서명**
전자문서상에 표시한 서명

- 문서는 다른 특별한 규정이 있는 경우를 제외하고는 당해 문서에 대한 서명(전자이미지서명 포함)에 의한 결재가 있음으로써 성립하며 수신자에게 도달됨으로써 그 효력을 발생한다.

(2) 공문의 접수

- 외부공문을 메일이나 우편, 팩스를 통해 약무교육파트에서 접수하는 경우, 약무 행정 담당자가 서울대학교병원 공문 접수번호를 받은 후 다음과 같은 서식으로 작성하여 결재를 진행한다.

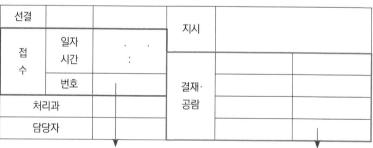

선결			지시		
접수	일자 시간	. . :			
	번호		결재· 공람		
처리과					
담당자					

접수일자 및 공문접수번호 기입   기안자 및 결재선 지정에 따른 결재자 서명

(3) 기안문의 작성

① 기안문의 종류

㉮ 내부결재

- 결재란 결정할 권한이 있는 상관이 부하가 제출한 안건을 검토하여 허가하거나 승인하는 과정으로서, 내부결재는 병원 혹은 약제부 내의 결정권자를 결재자로 지정하여 기안에 대한 승인을 받는 과정이다.

- 결재를 받고자 하는 내용의 기안문을 작성하여 내부결재를 받아두면 추후 공문으로 발송 시 근거자료로 활용이 가능하기 때문에, 주로 허가 및 기록의 역할을 하게 된다.
- 원외 기관으로부터 연수, 교육 등에 대한 공문이 약제부로 접수되는 경우 내부결재하여 승인받는다.

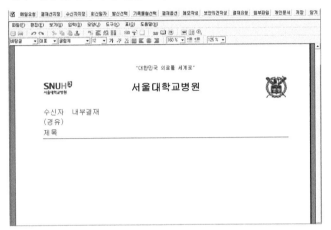

+ 내부결재 양식 예

㉴ 협조전
- 협조전이란 타부서의 상호 업무협조 등이 필요한 경우에 사용하는 문서로서, 원내 전체부서 또는 외부 기관의 협조가 필요한 경우 일반기안문(내부결재)으로 작성한다.

+ 협조전 양식 예

㉰ 기타

• 회의록, 교육장소사용신청서, 서비스 요청서, 프로그램 사용권한 신청서 등

② 기안문의 구성 – 발신문

구분			내용
두문	발신기관명/ 분류번호/ 문서번호/ 시행연월일/ 수신기관	수신기관의 표시	경유 · 경유기관 및 경유부서장 직명
			수신 · 수신기관 및 수신부서장 직명 (수신기관이 두 개 이상일 경우 → 수신처참조 표시 후 수신처란에 수신기관명 또는 기호표시)
			참조 · 문서를 직접 처리해야 할 수신기관 의 부서장 직명
본문	제목, 내용		간명, 간략하게 작성
결문	발신자명의, 수신처란	수신처란을 설 정하는 경우	발신명의 다음 줄 왼쪽에 수신처 표기 후 수신기관명 또는 수신처기호 기입

③ 문서의 작성 – 일반기안문

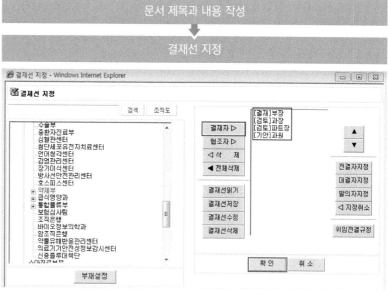

＋ 결재선 지정화면

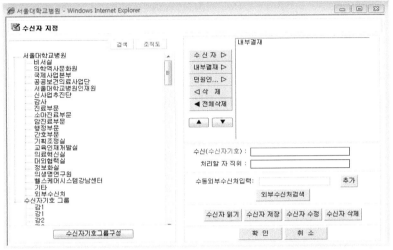

수신자 지정

('내부결재'로 설정되어 있으며, 원내 전체 부서 또는 외부기관 협조가 필요하여 작성하는 경우
수신자를 지정한다(대외발신공문은 '수동외부수신처입력'에 작성하여 추가))

✛ 수신자 지정화면

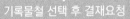

기록물철 선택 후 결재요청

✛ 기록물철
전자결재에서 완결된 문서를 분
류하여 관리하는 항목

2. 교육 업무

1) 교육 행정

(1) 문서 작성, 접수 및 관리

현직 및 전공약사, 약학대학 학생 등의 교육과 관련된 각종 문서를 작성하
고 교육 관련 공문의 접수 및 이를 관리/보관한다.

(2) 교육장소, 경비 신청 및 관리

매년 초 교육에 필요한 장소의 신청 및 교육 예산을 계획하고 이를 관리한다.

2) 교육 업무

(1) 약제세미나

매년 초 약사 및 약학대학 학생을 대상으로 하는 약제세미나 주제를 선정한 후 월 1~2회 세미나를 진행하고 있다. 의사, 약사, 약학대학 교수 등 다양한 분야의 강사 강의를 통해 급속도로 변화하는 의료 환경의 이해와 전문적인 약학정보 습득을 목표로 한다.

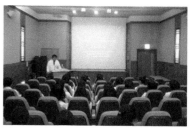

✛ 약제세미나 모습

✛ 약제세미나 주제

No.	주제	연자
1	레지던트 업무보고	레지던트약사
2	해외연수병원 약제업무 소개	약사
3	순환기 질환에서의 병원약사의 역할	약사
4	약사의 의약품 오남용 중재	약사
5	심혈관계질환에서의 약물사용	순환기내과 교수
6	중환자실에서 Sedation 약제 사용	마취통증의학과 교수
7	만성통증환자의 정신과적 접근	정신건강의학과 교수
8	약제와 관련 있는 보험심사팀 업무소개	보험심사팀
9	연구논문 작성법	약학대학 교수
10	FARM note 작성법	약학대학 교수
11	외국 약학대학 실습생 발표	외국약대 실습생
12	한국의 신약개발	한국보건산업진흥원
13	마약류 의약품 처방실태와 건강보험에서의 관리	건강보험심사평가원

(2) 임상약제업무 세미나

전공약사 및 현직약사를 대상으로 병원약제업무의 기본 지식 습득 및 임상약제업무를 위한 전문 지식 습득을 목표로 하여 매년 4월부터 다음해 2월 사이에 세미나를 진행하고 있다. 세미나는 기본적으로 참석자 전원 발표를 기본으로 하고 운영자가 comment하는 방식으로 진행된다. 또한 세미

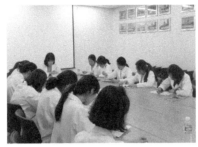

＋ 임상약제업무 세미나 모습

나는 전공약사 교과과정을 토대로 하여 기초와 심화 과정으로 구분되며, 아래와 같은 과정이 개설되어 있다.

＋ 임상약제업무 세미나(2017년도)

구분	과목(주제)명
기초과정	임상약동학(CPCS)
	고영양수액요법(TPN)
심화과정	항암 약물요법(ONC)
	Transplantation (TPL)
	Intensive Care Unit (ICU)
	항응고 약물요법(ACS)

(3) 신규약사 교육

신규로 임용 받은 약사를 대상으로 아래와 같은 사항을 교육한다.

• 공통교육 : 약제부 소개 및 병원생활 안내, 기본교육, 전산교육
• 사이버 교육 : 신규약사 교육지침서(기본사항 / 실무 공통사항 / 파트별 교육)

(4) 사이버인재원 필수 교육

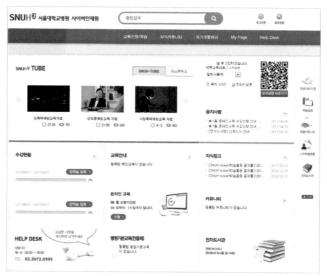

✚ 사이버인재원 main 화면

사이버인재원은 직원의 자기개발을 위하여 사이버상으로 다양한 분야에 대해 교육받을 수 있는 시스템으로 전문직무역량, CS 역량, 리더십역량, 글로벌역량, 공통 역량 등 다양한 교육과정을 제공하고 있다.

약제부에서 지정한 약무직 필수이수교육과정은 다음과 같으며 약무교육파트에서는 해당 필수과목의 교육 및 이수를 전반적으로 관리하는 업무를 담당하고 있다.

- 따르릉~본원 병실약국입니다. 무엇이든 물어보세요
- 실수하기 쉬운 약처방, 이것만 주의하자
- 병원 CS '마음으로 치유하는 CS 백신'
- 의료기관의 개인정보 보호
- 마약류 관리지침
- 혼자서도 가능한 항암제 조제

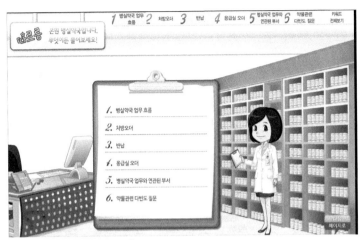

✦ [사이버인재원 강의 화면]
따르릉~본원 병실약국입니다. 무엇이든 물어보세요

(5) 약무직 보수교육

한국병원약사회(The Korea Society of Health-System Pharmacists, KSHP)에서 주관하는 각종 학회 및 세미나의 안내 및 신청과 약사 연수교육에 대해 전반적으로 관리하고 있다.

① 의료기관 근무약사 연수교육(2017년도 기준)

보건복지부는 약사법 제15조 및 동법 시행령 제35조, 동법 시행규칙 제5조 규정에 따라 약사는 연간 8시간 이상의 연수교육을 이수하도록 하고 있으며, 연수교육 미이수시 약사법에 의하여 과태료 및 행정처분 등 법적 제제를 가하고 있다.

• 연수교육 미이수자 징계
  ㉮ 과태료(약사법 제98조) : 다음 각 호의 어느 하나에 해당하는 자에게는 100만원 이하의 과태료를 부과한다.
    - 제7조를 위반하여 약사 · 한약사의 신고를 하지 아니한 자
    - 제15조에 따른 연수교육을 받지 아니한 자

261

④ 행정처분(약사법 시행규칙 제50조)

위반사항	근거 법령	행정처분			
		1차 위반	2차 위반	3차 위반	4차 위반
약사 또는 한약사가 법 제15조에 따른 연수교육을 받지 않은 경우	법 제 79조	경고	자격정지 3일	자격정지 7일	자격정지 15일

② 한국병원약사회 주관 교육

구분	교육명
학술대회 및 세미나	춘계/추계 학술대회, 춘계/추계 학술세미나
연수교육	관리자 및 중간관리자 연수교육, 신규약사 연수교육
병원약학분과 교육	감염약료, 내분비약료, 노인약료, 복약지도, 소아약료, 심혈관계약료, 약물경제성평가, 약물부작용, 영양약료, 의약정보, 임상시험, 임상약동학, 장기이식약료, 종양약료, 중환자약료
전문약사 공통교육	임상약학 연수교육, 전문약사역할, 의약통계, 임상약동학, 의약정보
프리셉터 교육	실무교육강사 양성교육, 전문역량 강화교육

(6) 전문약사 및 BPS 자격시험

① 전문약사 자격시험

- 전문약사(전문약사제도 운영규정)
  : 치료 성과 및 환자의 건강 개선에 기여하기 위해 해당 전문 분야에 통달하고 약물요법에 관해 보다 전문적인 자질과 능력을 갖춘 임상약사
- 전문약사 자격시험은 한국병원약사회가 주관하여 분야별로 약물요법에 대해 보다 전문적인 지식과 능력을 갖춘 임상약사를 양성하기 위하여 2010년부터 시행되었다. 내분비질환약료, 소아약료, 심혈관계질환약료, 영양약료, 장기이식약료, 종양약료, 중환자약료, 감염약료, 의약정보, 노인약료 등 총 10개 분야에서 전문약사가 배출되고 있으며, 7년마다 재인증 받아야 한다.

② BPS 자격시험

- BPS (Board of Pharmacy Specialties) 자격시험은 미국약사협회가 인

증하는 전문약사 자격시험으로써 보다 전문적인 자질과 능력을 갖춘 약사를 인증하기 위해 1976년부터 전 세계적으로 시행되고 있다. Ambulatory Care Pharmacy, Nuclear Pharmacy, Nutrition Support Pharmacy, Oncology Pharmacy, Pharmacotherapy, Psychiatric Pharmacy, Critical Care Pharmacy, Pediatric Pharmacy 등 총 8개 분야에 대해 년 1회 시험이 실시되며 7년마다 재인증 받아야 한다.

(7) 약학대학 학생 실습

약학대학 학생 실습은 환자에게 양질의 약제서비스를 제공하기 위한 약제업무 각 분야에 대한 이론과 실무를 교육함으로써 합리적인 약물요법에 관한 약사 고유 직능 개발을 목표로 하고 있다.

✚ 서울대학교병원 약제부 병원약학 실무실습 프로그램

필수 실무실습 : 10주(400시간) 프로그램	심화 실무실습 : 15주(600시간) 프로그램
• 입원환자 처방검토 및 조제	• 의약정보
• 주사제 처방검토, 조제 및 안전대책	• 임상약동학 업무
• 일반환자 복약지도	• 장기이식 약료
• 고위험군 약물요법	• 중환자 약료
• 외래환자 처방검토 및 조제	• 항응고약료
• 병원 약무행정 및 의약품 관리업무	• 소아약료
• 의약정보	• 고영양수액요법
• 약물이상반응 모니터링	• 고형암 약료
• 특정약물 복용환자 복약지도	• 약물이상반응 모니터링
	• 임상시험

(8) 외국 약학대학 학생 실습

외국 약학대학에 재학중인 학생을 대상으로 매년 4주간의 병원약학실습을 실시하고 있으며 실습은 입원조제, 외래조제, 소아조제, 주사조제, 암진료조제 파트를 로테이션하며 진행된다. 약무교육파트에서는 외국약학대학 학생들의 실습신청을 받고 실습의 진행 및 평가에 이르기까지 전반적인 실습이 원활히 진행될 수 있도록 관리하는 역할을 한다.

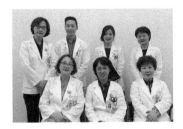

✚ 2016년도 외국약학대학 실습학생 (University of Washington School of Pharmacy)

(9) 전공약사 수련제도

전공약사 관련규정

① 서울대학교병원 설치법 제1조(목적)

이 법은 서울대학교병원을 설치하여 고등교육법에 따른 의학, 간호학 및 약학 등에 관한 교육, 연구와 진료를 통하여 의학 발전을 도모하고 국민보건향상에 기여하게 함을 목적으로 한다.

② 전공약사 연수규정 제1조(목적)

서울대학교병원 정관 제5조 제2호의 규정에 따라 전문약사요원의 양성과 임상 약학의 발전을 통하여 국민보건향상에 기여함을 목적으로 한다.

1983년부터 시작된 전공약사 제도는 병원약학 관련 업무를 중심으로 약제 업무의 이론과 실무를 교육시킴으로써 안전하고 효과적인 약물요법의 시행 과 약물요법과 관련된 전문약사의 양성을 통해 국민의료보건향상에 기여함 을 목적으로 한다. 전공약사는 매년 말 모집공고를 통해 채용되며 수련기간 동안 약제업무의 수련 및 세미나 참여, 연구결과 분석 및 학회 발표 등의 수 련과정을 거치게 된다.

✚ 서울대학교병원 전공약사 수련 사이트(2017년도)

• 의약정보	• 장기이식 약료
• 성인 중환자 약료	• 순환기내과 약료
• 신경과 약료	• 항응고 약료
• 소아 중환자 약료	• 소아 약료
• 소아 Drug Monitoring	• NST (Nutrition Support Team)
• 종양약료(성인항암 / 소아항암)	• 약물유해반응모니터링

(10) 학습조직 & SNUH-SPIRIT 활동

약제부는 효과적인 전문직무역량 강화를 위한 학습조직 활동과 시스 템 및 프로세스 개선을 통해 의료 질 및 환자안전 향상에 기여할 수 있 는 SNUH-SPIRIT (Servant, Proactive, Innovation, Rational, Initiative, Transformation) 활동에 매년 다양한 주제로 참여하고 있다.

2017년도 학습조직 주제

- 영양지원서비스 개선을 위한 영양약료 전문가 과정
- 소아약료 전문 역량 강화

2017년도 SNUH-SPIRIT 주제

- 항암처방 조제관리체계 개선
- 원외처방/재처방 관련 프로세스 개선
- 고위험 의약품 관리체계 개선
- 지참약 관리체계 개선
- 의약품 UDS/퇴원약 포장의 약품명 표기 체계 개선
- 원외처방 투약 안전관리 체계 마련

(11) 해외연수

본원에 5년 이상 또는 연수 후 5년 이상 경과한 직원을 대상으로 부서장의 추천을 받아 매년 1개월간의 해외연수 기회를 제공하고 있으며 약제부에서도 매년 심사를 거쳐 해외연수에 참가하고 있다.

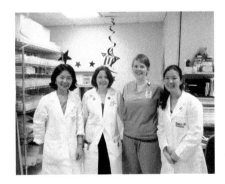

✛ Boston medical center에서 연수중인 약사

실습 1. 약제부 문서관리 및 교육 업무

약무교육파트의 업무흐름을 이해하고 기안문의 접수 및 작성 방법을 습득한다.

1. 기안문의 접수 및 작성
   - 외부기관으로부터의 공문이 접수되는 과정을 이해한다.
   - 기안문의 구성과 기안문 작성 방법을 습득하고, 결재가 진행되는 과정을 이해한다.

2. 교육 업무
약무교육파트에서 주관하고 있는 교육과 약사가 받을 수 있는 교육에 대해 이해한다.

자기 평가 문제

1. 다음 중 약무교육파트에서 하는 업무가 <u>아닌</u> 것은?
   ① 연간 교육예산 계획 및 교육장소 섭외
   ② 외부기관으로부터의 공문 접수
   ③ 환자 및 의료진의 문의사항 해결
   ④ 약제부 인력관리

2. 다음의 빈 칸에 알맞은 숫자를 채우시오.

   상급종합병원의 약사 정원 법정 기준은, 연평균 1일 입원환자수를 _____명으로 나눈 수와 외래환자 원내 조제 처방전을 _____매로 나눈 수를 합한 수 이상의 약사이다.

3. 공문접수 및 기안문 작성에 관한 설명 중 옳지 <u>않은</u> 것은?
   ① 문서는 서명에 의한 결재가 있음으로써 성립하며, 수신자에게 도달됨으로써 효력을 발생한다.
   ② 내부결재란 타부서의 상호업무 협조 등이 필요한 경우에 사용하는 방법이다.
   ③ 기안문의 본문 내용은 간단 명료하게 작성한다.
   ④ 내부결재를 받아두면 추후 공문으로 발송 시 근거자료로 활용할 수 있다.

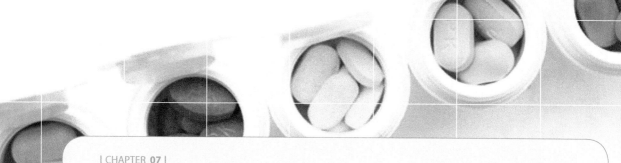

02

의약품 관리업무의 이해

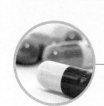

실·습·목·적

● 의약품 구매 및 불출업무 등 의약품관리에 대한 실무적인 내용을 습득한다.

Check List

☑ 의약품 구매 요구 및 납품 지시에 대해 이해하고 의약품 구매 및 계약 과정에 대해 알아본다.

☑ 의약품 입고 과정을 수행해보고 의약품 정리 규칙을 이해한다.

☑ 의약품 청구 및 불출 업무에 대해 습득한다.

☑ 위탁관리시스템에 따른 재고관리에 대해 이해하고 적정재고, 안전재고의 개념을 이해한다.

☑ 마약관리에 대해 숙지한다.

☑ 파손 의약품, 긴급도입 의약품, ZERO 관리 의약품에 대한 업무를 이해한다.

약품관리파트는 서울대학교병원에서 사용되는 의약품의 전반적인 관리를 담당하는 부서이다. 약품관리파트에서는 약사위원회의 의약품 선정을 근거로 의약품구입과 관련된 업무 전반과 의약품의 효율적인 재고관리를 담당하고 있다.

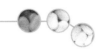

1. 구매 관련 업무

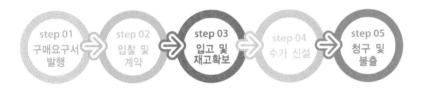

step 01
구매요구서
발행

step 02
입찰 및
계약

step 03
입고 및
재고확보

step 04
수가 신설

step 05
청구 및
불출

STEP
01

구매요구서 발행

약제부 의약정보파트에서 약사위원회의 결정사항을 통보해오면, 약사위원회의 결정사항에 따라 구매업무를 진행한다.

1) 협조전 접수

약제부 의약정보파트에서 약사위원회 회의록을 협조전 형식으로 약품관리파트에 발송한다(신규 의약품 코드표, 신약신청서는 메일 발송).

2) 단가계약 요청

(1) 의약품코드 작업

신규 의약품 코드표를 토대로 HIS에서 의약품 코드 작업을 한다.

(2) 견적서 배포 및 수합

- 신규 의약품 코드표를 수정 후 공급사에 배포한다.
- 공급사로부터 견적서가 취합되면 정리하여 결재용 신약견적서를 작성한다.

(3) 구매요구 발행

결재용 신약견적서를 기초로 단가계약을 요청하는 구매요구를 발행한다.

(4) 단가계약 요청

최종 결재가 완료되면 단가계약을 요청하는 공문을 작성하여 결재를 득한 후 구매대행업체로 발송한다.

STEP
02 입찰 및 계약

구매대행업체에서 공개입찰을 진행 후 낙찰된 공급사와 계약을 진행한다. 계약체결 이후에는 계약된 해당 제조사의 생산중단, 품절, 식품의약품안전처의 의약품 안전성관련 조치 등의 사유가 없는 한 초회 계약한 제조사의 의약품을 계약 종료 시까지 공급한다.

> **계약 이행 시 주의사항**
>
> - 병원의 요구에 따라 병 포장 또는 은박포장으로 납품하여야 한다.
> - 혈액제제, 백신, 생물학적 제제는 출하증명서를, 항정신성 의약품은 항정출고증을 납품 시 제출하여야 한다.
> - 병원에서 요청한 포장단위로 공급함을 원칙으로 하며, 제조사의 포장단위 변경 등으로 인해 부득이하게 포장단위가 변경될 때에는 사전에 해당 공문을 제출하여야 한다.

STEP 03 입고 및 재고확보

정규단가계약으로 원내 신규 도입되는 의약품은 계산서 발생을 위해 납품 지시를 낸다.

신규 의약품은 신규 수가 의뢰 시 거래명세서가 필요하므로 일반 납품 지시를 최소단위로 하여 거래명세서를 생성시킨다. 의약품 발주의 최소단위는 경구제인 경우는 포장단위, 외용제인 경우는 본 단위(1 TUBE, 1 BTL), 주사제인 경우 바이알은 1 VIAL, 앰플은 포장 단위로 한다. 입고가 시작되면 공급사를 통해 견적서 상의 월사용 예정량만큼의 물량을 확보하여 의약품 사용에 대비하여야 한다.

＋ 발주
물건을 보내달라고 주문함

STEP 04 수가신설

계산서가 발생되면 보험 수가 산정을 위해 보험 심사팀에 신규 도입 의약품의 수가를 의뢰한다.

STEP 05 청구 및 불출

보험 심사팀에서 수가를 신설하여 시행 공문이 도착한 후 사용부서에서 청구가 있으면 의약품을 불출한다.

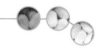

2. 입고 업무

1) 의약품 입고 및 검수

- 의약품을 납품하는 해당 도매상이 납품 명세서의 순서대로 의약품을 진열하면 입고 검수를 한다.
- 납품하는 의약품의 유효기간은 1년 이상이어야 하고, 1년 미만인 경우는 그 사유가 기록된 제조사 공문을 제출하여야 한다.
- 식별기호가 부여된 의약품인 경우는 해당 제조번호를 확인하여 입고시켜야 한다.
- 의약품의 입고는 국제표준 식별 바코드를 이용하여 의약품의 종류를 확인하고 유효기간을 체크한 후, 검수약사가 검수자란에 서명을 한다.

2) 의약품 진열

- 검수가 끝난 의약품은 선입선출이 가능하도록 유효기간에 주의하여 진열한다.
- 냉장 · 냉동 의약품은 진열 및 검수가 끝난 후 신속히 냉장고 또는 냉장창고에 진열하여 실온에 노출되는 시간이 길지 않도록 주의한다.

3. 불출 업무

1) 정규불출

(1) 불출증 출력

공급사의 의약품 입고가 끝난 후, 다음날의 청구 내역을 확인하고 불출증을 출력한다. 불출일자를 반드시 확인하여 청구일과 불출일이 일치하도록 한다. 조제파트별 불출증을 출력하여 파트 별로 의약품을 카트에 싣는다. 불출증이 출력되면 1장은 불출 및 재고 확인용으로 사용하고, 보관용과 조제파트 보관용 불출증은 해당 서식함에 보관한다.

(2) 의약품 불출

실온보관 의약품은 아침에 불출하고, 냉장보관 의약품은 조제파트로 출고 직전에 불출한다.

(3) 출고 검수

불출 준비가 끝나면 의약품 관리담당 약사 및 각 파트에서 출고 검수를 한다. 검수가 끝나면 약제부 각 파트로 의약품이 배송된다.

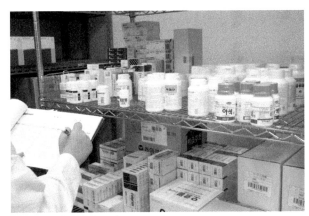

✛ 의약품 출고 검수 모습

2) 추가 청구

추가청구가 접수되면 정규불출과 같은 방법으로 의약품을 불출하고 조제파트 보관용 불출증과 함께 준다. 보관용 불출증은 해당 서식함에 철하여 다음날 정규 불출 검수 때 도장이나 서명을 받도록 한다.

3) 차용

정규불출 외에 응급으로 의약품이 필요한 경우, 각 조제파트에서는 일반관리에서 청구를 한 후 차용을 할 수 있다. 정규불출과 같은 방법으로 불출증을 출력하고 의약품과 조제파트 보관용 불출증을 준다. 차용한 불출증의 원본은 따로 모아 집계한 후 일일보고에 그 숫자를 기록한다.

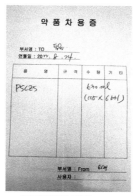

➕ 약품차용증 예시

4) 위탁정리

- 월 2회(매월 1일에서 15일, 16일에서 말일까지) 기간을 지정하여 위탁정리 한다.
- 위탁정리 번호는 도매상별, 계정과목별, 과세/비과세별로 생성된다.
- 납품지시와 입고가 동시에 이루어진다.
- 도매상에서 세금계산서를 발행하면 승인 후 거래명세서를 기안한다.
- 결재된 서류는 회계 담당자가 정리하여 회계 처리한다.

4. 재고 관리

1) 재고의 확보

단가계약이 만료되는 달에는 계약 변경에 따른 재고 확보 및 수급 안정을 위해 납품 도매업체에 협조를 구한 후 납품지시서를 발행하여 재고를 확보할 수 있다.

2) 재고의 관리

서울대학교병원은 마약을 제외한 정규 단가계약이 되어 있는 모든 의약품은 위탁으로 관리한다. 위탁 재고관리는 의약품을 먼저 사용 후 사용한 수량만큼 위탁 정산을 통하여 의약품 대금을 지불하는 방식이다.

3) 적정재고

의약품의 월평균 사용량을 3개월로 지정하여 계산한 후 2~3주 재고를 적정재고로 하고 1~2주 재고를 안전재고로 한다. 의약품 공급사에서는 적정 재고량을 기준으로 의약품을 납품한다.

5. 마약류 관리

1) 마약 납품지시

• 주 1회 정기 발주한다.
• 보통 주초에 발주하고, 신규 의약품이나 사용량이 갑자기 증가한 품목은 필요시 추가 발주한다.

• 마약은 반납이 어려우므로 사용량이 부진하거나 유효기간이 짧은 경우는 발주량에 주의하고 일반 재고이므로 월말 재고금액의 관리에 특히 유의 한다.

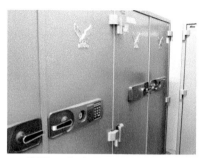

+ 마약류 보관 이중금고

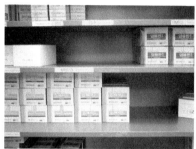

+ 금고 내 마약 보관 모습

6. 유효기간 관리

• 유효기간이 1년 이상인 동일 제조번호의 의약품을 입고하는 것을 원칙으로 한다.
• 생물학적 제제나 수입의약품인 경우 유효기간이 1년 이하인 경우는 제조사의 확인 공문을 접수하여 이후 재수입되어 유효기간이 확보된 재고가 입고되면 교환 처리할 수 있도록 교품약정서를 받아둔다.
• 창고 내에 보관하고 있는 의약품은 일반 의약품인 경우 유효기간이 최소한 6개월 이상을 유지하도록 한다.

7. 파손 의약품, 긴급구매 의약품, ZERO 관리 의약품

1) 파손 의약품 처리

파손 의약품이란 유통과정에서 운반 및 취급 부주의로 인하여 의약품이 훼손되어 사용할 수 없는 경우, 조제 혹은 투약 시 취급 부주의로 의약품이 훼손되어 사용할 수 없는 경우, 항암제와 같이 스케줄 의약품인 경우 환자의 상태 변화 및 의사의 오더 오류로 조제 후 사용하지 못한 경우의 의약품 모두를 일컫는다. 사고 마약류는 별도의 마약류 관리지침에 따라 처리한다.

각 파트에서 파손 의약품 발생 시, HIS에서 파손 등록 후 그룹웨어로 기안하여 약품관리파트에 파손 약품 발생 상황 보고서를 접수한다. 접수가 완료되면 해당 파트의 파손 의약품은 교품해주고 분기별로 보고서를 작성하여 보관한다.

2) 긴급구매 의약품

정규 단가계약이 되어 있지 않은 의약품을 원내에서 사용하고자 하는 경우에 긴급구매 처리를 한다. 긴급구매의 과정은 수가가 있는 경우에는 평균 24시간, 수가가 없는 경우 약 48시간이 소요된다. 우선 의약정보파트로 원내미보유의약품 긴급사용 신청서가 접수되고, 약품관리파트에서는 관련 협조전이 접수된 후 구매요구서를 작성한다. 구매요구서의 최종결재가 완료되면 계약을 진행한 후 입고 및 사용부서로 불출된다.

3) ZERO 관리 의약품

ZERO 관리 의약품이란 의약품이 환자맞춤형으로 주문이 필요하거나 고가이면서 사용량이 극히 저조하여 재고를 보유하는 것이 불합리한 경우, 희귀의약품센터를 통해서 공급되는 의약품인 경우에 처방이 발행된 후나 발행 직전에 재고를 확보하는 의약품을 말한다.

8. 약품장의 의약품 수납 지침

- 의약품의 불출은 선입선출을 원칙으로 한다.
- 이미 사용중인 의약품은 새로 입고되는 의약품과 섞이지 않도록 주의 한다.
- 약품명과 유효기간이 잘 보이도록 배치하고, 불출과 재고 파악이 용이하 도록 정리한다.
- 신약인 경우 성분명으로 라벨링을 하고 필요한 경우에는 코드명을 함께 기록 한다.
- 용량이 여러 가지인 경우 등 주의가 필요한 경우에는 라벨링에 주의 스티 커를 부착한다.

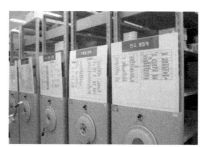

╋ 의약품 수납장 모습

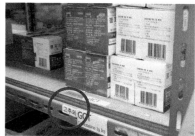

╋ 고주의 표시 라벨링

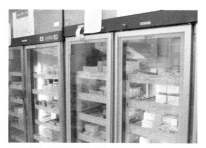

╋ 냉장 의약품의 보관

| 실습 1. 입고 업무 |

의약품의 입고 과정을 수행해 본다.

1. 입고 검수를 위한 의약품 진열
(1) 입고 검수를 위해 공급사에서 의약품을 진열하도록 한다.
　　① 납품 명세서별로 의약품이 구분되도록 진열됐는지 확인한다.
　　② 의약품의 바코드와 유효기간이 잘 보이도록 진열됐는지 확인한다.

2. 입고 검수
(1) 의약품이 진열된 후 각 공급사의 납품명세서와 의약품을 확인한다.
　　① 의약품의 보관 조건과 포장 상태를 확인한다.
　　② 의약품의 성분명, 함량, 규격, 제형, 포장단위, 수량, 유효기간 등을 확인한다.
　　③ 전산으로 입고 등록을 한다.
(2) 납품명세서 1장에는 '서울대학교병원 약품관리파트' 도장을 날인하고 1장에는 입고 검수를 수행한 약사가 수기로 사인, 날짜 및 전산등록 표기를 한다.

3. 입고 검수 후 의약품 진열
(1) 검수 된 의약품은 지정된 적재 위치에 선입선출이 가능하도록 의약품을 진열한다.
(2) 냉장 · 냉동 의약품은 빠른 시간 내에 입고 검수 후 지정된 냉장고 또는 냉장창고에 의약품을 진열한다.

| 실습 2. 출고 업무 |

실습목표 약제부 조제파트로 불출되는 정규 불출 업무 및 응급 청구 업무를 수행해본다.

실습내용

1. 정규 불출
(1) 오후 5시 이후 공급사의 의약품 입고가 완료된 후 다음 날의 청구 내역을 확인하고 불출증을 출력한다.
(2) 다음 날짜로 지정 한 다음 불출증을 출력한다.
(3) 불출증 순서는 요일별로 정해져 있으며 의약품을 싣는 순서와 동일하다.
(4) 오전 9시부터 정규 불출을 수행한다.
(5) 각각의 의약품 불출 후 재고가 맞는지 확인한다.
(6) 불출증 1부에 불출자의 사인을 한다.

2. 추가 청구 및 응급 청구
정규 불출 외에도 추가 청구나 응급 청구를 통해 의약품 불출이 가능하다.

자기 평가 문제

1. 사용 의약품의 재고관리 방법 중 의약품 별로 일정 수준의 재고를 병원의 특별한 납품지시 없이 계약된 거래처에서 유지 관리하는 의약품으로 먼저 사용한 후 해당 수량만을 정산하는 방식은?

   ① 직불재고관리   ② 위탁재고관리   ③ 선납재고관리   ④ 정량재고관리

2. 안전재고는 병원의 진료상황, 의약품수급상황에 따라 병원 월 평균 사용량의 (   )사용량으로 하며, 매월 말일에 1회 계산함을 원칙으로 한다.

   ① 3일   ② 1~2주   ③ 3~4주   ④ 2~3주

3. 서울대학교병원에서는 (   )을 제외하고는 위탁 재고관리 방식을 채택하고 있는데, 이는 사용 의약품 재고관리 방법 중 의약품 별로 설정해 놓은 일정 수준의 재고를 병원의 특별한 납품 지시 없이 계약된 거래처에서 유지 관리하는 물품으로 먼저 사용한 후에 사용한 수량을 정산 하는 방식이다.

   ① 마약   ② 향정약   ③ 수액   ④ 조영제

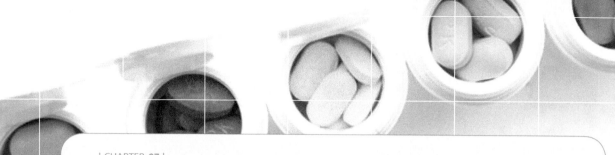

03

임상시험 관리업무의 이해

실 · 습 · 목 · 적

● 신약개발과정과 임상시험 단계의 특성과 목적을 이해하고 임상시험 관련
전문용어를 습득함으로써 임상시험에서 임상시험 관리약사의 역할을 이해
한다.

Check List

☑ 임상시험과 신약개발 과정을 이해한다.

☑ 임상시험 관련 전문 용어를 습득한다.

☑ 임상시험 관리약사의 필요성 및 역할을 이해한다.

☑ 임상시험용 의약품의 조제, 투약 및 관리방법에 대해 알 수 있다.

임상시험 관리 업무는 임상시험계획서(protocol) 검토, 개시모임 참석 및 투약계획 수립, 임상시험 의뢰자로부터 임상시험용 의약품의 인수 및 코드작성, 처방 감사, 조제·투약 및 복약지도, 처방전과 약국 파일의 관리, 보관 및 재고관리, 임상시험 종료에 따른 사후관리 등을 포함한다.

서울대학교병원 임상시험센터 약국은 임상시험센터 중앙약국과 종양임상시험센터 약국으로 구분되어 있으며 중앙약국에서는 비항암제 연구를 담당하고, 종양임상시험센터 약국에서는 암병원에서 진행되는 항암제 연구를 관리하고 있다.

1. 임상시험 소개

1) 임상시험이란?

임상시험용 의약품의 안전성과 유효성을 증명할 목적으로, 해당 약물의 약동·약력·약리·임상적 효과를 확인하고 이상반응을 조사하기 위하여 사람을 대상으로 실시하는 시험 또는 연구

2) 신약개발과 임상시험

(1) 신약개발 과정과 임상시험의 단계

① 신약개발 과정

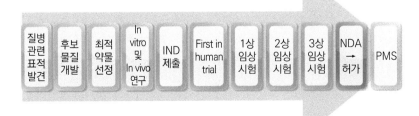

② 임상시험의 단계

개발 단계	시판 허가 전			시판 허가 후
	신물질 개발	전임상시험	임상시험	시판 후 조사
내용		독성, 일반약리, 체내동태 등	임상약리시험(1상), 치료적 탐색시험(2상), 치료적 확증시험(3상), Bridging study	치료적 사용시험 (4상, PMS)
관련 규정		GLP (1986.8)	GCP (1995.10) GMP (1984, 1995 의무화)	GPMSP (1995.1)

(2) 국내 신약개발의 중요성

- 제약산업은 인간생명, 보건에 직접 관련된 산업
- 신약개발을 통한 제약산업은 고수익을 가져다 주는 초고부가 가치 지식 집약적 정보산업
- 제약산업의 수준은 국가 발전 정도를 나타내는 지표
- 제약산업은 협의적 의미로 신약개발산업을 의미
- 제대로 된 신약 블록버스터 1개 개발로 국부창출 가능

2. 임상시험 관련 전문용어의 정의

1) GCP (Good Clinical Practice, 의약품 임상시험관리기준)

임상시험의 계획, 시행, 실시, 모니터링, 점검, 자료의 기록 및 분석, 임상시험 결과 보고서 작성 등에 관한 기준으로 정확하고 신뢰성 있는 자료와 결과를 얻고 시험 대상자의 권익 보호 및 비밀 보장이 적정하게 이루어질 수 있도록 한다. 이 제도는 그 목적이 인간을 대상으로 하여 의약품의 안전성과 유효성을 최종 평가하는 임상시험의 윤리적·과학적 기준을 마련하여 법적 행정력을 갖는 규정이다.

2) ICH (International Conference on Harmonization)-GCP guideline

신약의 임상시험 및 허가 과정의 기본개념은 전 세계적으로 유사하나, 그 세부 내용 및 요구 조건에서는 선진국 간에도 큰 차이를 보여 왔다. 관련제도를 일치시킴으로써 신약을 좀더 신속하게 환자에게 적용하고 중복적인 의약품 개발투자를 최소화하기 위해 각 나라의 의약품허가규정이나 지침들을 조화롭게 통일시키기 위한 가이드라인이다. 현재 미국, 일본, 유럽 연합의 허가기관과 제약기업연합체의 대표가 회원으로 되어있다.

3) IND (Investigational New Drug Application, 임상시험계획승인신청)

인체를 대상으로 한 안전성, 유효성자료 수집을 목적으로 해당 의약품을 사용하여 임상시험을 실시하고자 하는 자가 식품의약품안전처장의 승인을 신청하는 과정을 말한다.

단지 전임상시험 후 임상시험 개시의 허가를 득하기 위한 목적뿐만 아니라 임상시험승인 신청단계에서 행정부서와 의뢰자, 연구자 간의 토의를 통해 불필요한 임상시험, 잘못 디자인된 임상시험 등을 방지함으로써 시행착오를 줄이고 특히, 많은 시험대상자가 노출되는 3상 시험의 시행 여부 등을 검토하여 임상시험을 효율적으로 운영하자는 목적이 있다.

4) NDA (New Drug Application, 신약허가신청)

5) Bridging Study(가교시험)

외국에서 개발된 신약을 국내에 도입 시 외국 임상자료를 그대로 적용하기 어려운 경우(민족적 차이, 환경적 차이) 국내에서 한국인을 대상으로 실시하는 확인임상시험이다.

외국에서 개발된 신약의 경우 임상시험 단계에서 평가된 민족과 한국인 간의 민족적 차이(ethnic difference)가 약물의 유효성 및 안전성에 영향을 줄 수 있다는 점이 외국임상자료의 국내적용에 문제가 되어 왔으며 이의 해결을 위해 ICH에서 약물의 민족적 감수성에 대한 판단근거와 가교 시험제도를 골자로 하는 가이드라인을 제안하였고 한국도 ICH E5 가이드라인을 반영하여 "의약품 등의 안전성·유효성 심사에 관한 규정"을 개정하였다 (1999. 12. 12). 즉, 신약 도입 시 과거와 같이 획일적으로 3상 임상시험을 반드시 하도록 요구하지 않고 요건에 맞는 경우에는 국내 임상시험이 면제되기도 하고 일부 경우에는 국내외 거주 한국인을 대상으로 약동학·약력학, 용량-반응 또는 유효성·안전성에 관한 자료를 얻기 위한 가교시험을 시행토록 하여 불필요한 임상시험 실시를 배제함으로써 신속한 신약 도입 체계를 구축하게 되었다.

6) IRB (Institutional Review Board, 임상시험 심사위원회)

계획서 또는 변경계획서, 시험대상자로부터 서면 동의를 얻기 위해 사용하는 방법이나 제공되는 정보를 검토하고 지속적으로 이를 확인함으로써 임상시험에 참여하는 시험대상자의 권리, 안전, 복지를 보호하기 위해 시험기관 내에 독립적으로 설치한 상설위원회를 말한다.

7) IP (Investigational Product, 임상시험용 의약품 = 시험약+대조약)

- 시험약 : 임상시험용 의약품 중 대조약을 제외한 의약품
- 대조약 : 시험약과 비교할 목적으로 사용되는 위약 또는 개발 중이거나 시판 중인 의약품

8) Audit(점검)

해당 임상시험에서 수집된 자료의 신뢰성을 확보하기 위하여 해당 임상시험이 계획서, 의뢰자의 표준작업지침서, 임상시험관리기준, 관련규정 등에 따라 수행되고 있는지를 의뢰자 등이 체계적, 독립적으로 실시하는 조사를 말한다.

9) Inspection(실태조사)

식품의약품안전처장이 임상시험 관리기준 및 관련규정에 따라 임상시험이 실시되었는지를 확인할 목적으로 시험기관, 의뢰자 또는 임상시험수탁기관 등의 모든 시설, 문서, 기록 등을 현장에서 공식적으로 조사하는 행위를 말한다.

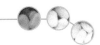

3. 임상시험 관리약사의 역할

1) 임상시험 관리약사 필요성(KGCP 6조 7항)

시험기관의 장은 임상시험용 의약품의 적정한 관리를 위하여 해당 시험기관의 약사 중에서 관리약사를 지정하여야 하며, 다기관 임상시험을 실시하는 경우에는 각각의 시험기관마다 관리약사를 지정하여야 한다.

2) 임상시험 관리약사의 역할

(1) 임상시험계획서(Protocol) 검토
불확실한 내용, 또는 계획서에서 언급되지 않았으나 임상시험 진행을 위해 결정할 사항에 대해 의뢰자와 논의한 후 필요 시 관련 문서 확보

(2) 개시모임 참석 및 투약계획 수립
• 연구계획서에 따른 적절한 처방법과 투약계획을 연구자와 상의
• 투약계획에 적합한 의약품의 공급방법(포장, 라벨링) 및 기록양식을 의뢰자와 의논
• 연구계획서 검토사항과 개시모임에서 논의된 결과를 토대로 임상시험 요약정보지를 작성

✦ 개시모임
제약회사와 병원 간 임상시험 계약이 완료된 후 제약회사(의뢰자)의 주도하에 시험책임교수, 시험담당자, 관리 약사, 코디네이터 등 시험 진행을 담당할 관련자들이 모여 시험 진행을 원활히 하기 위해 의견을 나누는 모임

(3) 의뢰자로부터 임상시험용 의약품의 인수 및 코드 작성

- 각 연구의 정해진 절차에 따른 임상시험약의 인수
- 각 연구의 특성에 따라 임상시험약 코드 작성
- 임상시험약의 오더 안내 메일을 작성하여 연구자에게 송부

(4) 처방 감사

- 시험대상자의 이니셜, 시험대상자 번호, 무작위배정 번호 등의 환자정보 검토
- 처방이 임상시험계획서에 부합하는지 검토
- 투여 용량 감사

(5) 임상시험용 의약품의 조제 · 투약 및 복약지도

- 대부분의 경우 임상시험센터약국에서 이루어짐
- 시험대상자로부터 미사용약, 빈 병 또는 빈 블리스터까지 반납 받아 복약 순응도를 체크함

(6) 임상시험용 의약품의 처방전과 약국 파일의 관리

- 반드시 승인 받은 임상시험 담당자에 의해 발행되고 해당 연구의 필수기 재사항이 올바르게 입력되어 있는지 확인
- 약국 파일에 임상시험용 의약품의 투약과 반납에 관한 정확한 기재

(7) 임상시험용 의약품의 적절한 보관

① 임상시험용 의약품의 보관

    ㉮ 계획서에 명시된 승인된 자 이외의 접근을 제한할 수 있도록 사무공 간 등과 분리된 공간에 임상시험용 의약품을 보관하여야 하며, 보관 공간은 승인된 자만이 열 수 있는 잠금 장치가 있어야 함

    ㉯ 서로 다른 연구에 사용되는 임상시험용 의약품이 혼동되지 않도록 명 확하게 분리하고, 필요한 경우 연구별로 표시하여 보관

    ㉰ 유효기간(재검사기간)이 짧은 임상시험용 의약품이 먼저 투약될 수 있도록 제조번호 또는 유효기간별로 정리하여 보관

    ㉱ 미사용 임상시험용 의약품과 사용 후 시험대상자가 반납한 임상시험 용 의약품 및 용기를 원칙적으로 서로 다른 장소에 분리하여 보관

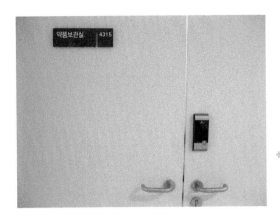

＋ [의약품 보관실 출입문]
의약품 보관실은 잠금장치
로 사무공간 등과 분리되
어 있다.

② 임상시험용 의약품의 보관 온도

- 의약품의 라벨 또는 임상시험 계획서에 명시된 조건에 따라 보관
- 실내온도가 항상 일정한 온도범위 유지하도록 UPS (Uninterruptible power supply, 무정전 전원 공급 장치) 연결된 에어컨 또는 공조시설 을 설치하고 온도감지기로 자동 조절하며, 냉장보관 온도 유지를 위한 시설과 장비를 갖춤

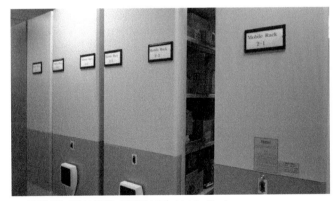

＋ 실온보관 임상시험용 의약품 보관–Mobile Rack

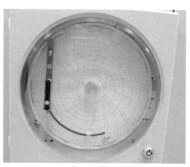
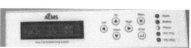

✚ [냉장보관 임상시험용 의약품 온도 설정] 설정온도 범위를 벗어나거나 냉장고 문이 일정시간 열려있을 경우 경고음이 발생되며, 휴대폰으로 전화가 걸려온다

(8) 임상시험 종료에 따른 사후관리

• 미사용약과 시험대상자로부터 받은 반납약을 의뢰자에게 반납하고 반납증을 보관

• 의뢰자에 의한 점검(Audit) 및 관련 정부기관의 실태조사(Inspection)에 협조

• 약국파일과 처방전 등 모든 문서는 품목 허가일 후 3년 또는 시험완료일로부터 3년 보관(의뢰자가 원하는 경우 보통 10년~15년간 보관)

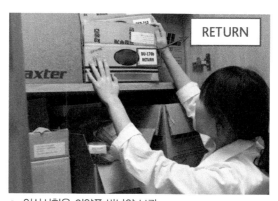

✚ 임상시험용 의약품 반납약 보관

4. 임상시험용 의약품의 조제, 투약 및 관리

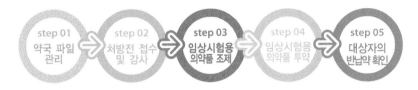

step 01
약국 파일
관리

step 02
처방전 접수
및 감사

step 03
임상시험용
의약품 조제

step 04
임상시험용
의약품 투약

step 05
대상자의
반납약 확인

STEP 01

약국 파일 관리

약국 파일은 시험기관에서 작성하는 임상시험용 의약품에 대한 관리기록으로 의뢰자 또는 임상시험수탁기관에서 제공하고 임상시험이 실시되기 이전에 비치하게 된다. 학술연구인 경우에는 대개 의뢰자가 제공하지 못하므로 관리약사가 자체적으로 연구 디자인에 맞게 작성하여 기록한다.

1) 약국 파일 구성

- 임상시험용 의약품 정보지
- Drug Inventory log
- Drug dispensing log
- Drug Receipt/Return form
- Temperature log
- Prescription Slips
- Protocol
- Procedure for local destruction of study medication
- Correspondence
- Others

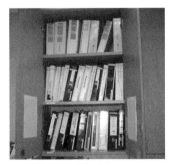

＋ 약국 파일 보관 모습

2) 약국 파일 관리

- 해당 임상시험을 담당한 약사(주로 개시모임에 참석한 약사)가 임상시험 요약정보 작성, 약국 파일의 관리, 임상시험용 의약품의 재고 관리, 모니터와의 의사소통 등을 주로 담당한다.
- 약국 파일은 과제번호 순서대로 나열하여 서류장에 정리한다. 해당 임상시험이 종료되면 문서관리 번호를 붙여 의뢰자가 요구하는 기간 동안 문서를 보관한다.

3) 약국 파일 기록

- 관리약사는 약국 파일에 수록되는 자료, 처방전, 반납 처방전 등의 기록을 정확하고, 완결된 문장으로 읽기 쉽고 시기 적절하게 기록한다.
- 문서화된 정보를 변경하거나 정정하는 경우에 관리약사는 의뢰자가 제공한 수정 지침에 따라 원래의 기재내용을 알아볼 수 있도록 수정하고, 수정일과 서명 및 수정 이유를 기술한다.
- 단, 처방전의 연구자 고유영역인 처방에 관한 부분은 관리약사가 수정하지 않고 반드시 연구자의 수정 서명을 받아 보관한다.

STEP 02 처방전 접수 및 감사

1) 처방전 접수

(1) 경구약, 자가주사약 처방전의 자동 출력

① HIS에 접속하여 외래원내처방접수 화면의 자동 출력에 체크하여 처방이 자동으로 출력되도록 한다.

② 임상시험센터 약국에서는 수납 여부와 관계없이 약국으로 처방전이 자동 접수되어 출력된다.

③ 경구용, 자가 주사약인 경우 임상시험용 처방전이 자동으로 출력된 이후 일반 처방전이 뒤따라 출력된다.

(2) 주사약 처방전의 출력

① HIS에 접속하여 외래주사(MIX) 자동접수 및 외래주사(NON-MIX) 자동 접수 화면의 출력시작 버튼을 눌러 처방이 자동으로 출력되도록 한다.

② 묶음처방이 안 되어있다면 수액과 묶음 처방으로 변환시키고 라벨을 출력한다

③ 주사용 처방전인 경우 임상시험용 처방전이 자동으로 출력되지 않으므로 "임상시험용 의약품 처방전 출력" 메뉴에서 임상시험용 처방전을 출력한다.

2) 처방 내용 및 라벨 감사

(1) 처방 내용 감사

① 임상시험용 의약품은 승인 받은 시험자에 의해서만 처방되어야 하므로 관리약사는 발행의가 해당 임상시험의 시험담당자인지를 확인한다. 그 이외에도 원내과제번호, 발행의, 예약상태가 임상시험용 의약품 처방전에 올바르게 기재되어 있는지 확인한다.

② 관리약사는 발행처가 CTC/CCTCO/PCTC에서 처방 되었는지를 확인한다. 의뢰자가 있는 모든 위탁용 임상시험일 경우 연구용 예약(이하 CTC/CCTCO/PCTC)을 하여 처방을 한다. 다만 연구자 주도 임상시험인 경우 임상시험센터 행정실에서 학술연구임을 확인 받아 무료 CTC/CCTCO/PCTC 예약을 하고 처방을 한다.

③ 임상시험용 의약품 처방전 기재사항 확인

④ 계획서에 따라 적합하게 처방되었는지 처방내용 검토

   - 약품코드, 약품명, 용법, 용량, 일수, 총량, 용법 비고란, 혼합수액

✚ CTC (Clinical Trials Center, 임상시험센터)
임상시험/연구목적으로 이루어지는 예약, 검사, 약처방, 처치료 등을 환자 부담이 아닌 연구비 부담으로 처리하고자 할 때, 이루어지는 가상 외래과이다.

✚ CCTCO (Cancer Clinical Trials Center Outpatient, 종양 임상시험센터)

✚ PCTC (Pediatric Clinical Trials Center Outpatient, 소아 임상시험센터)

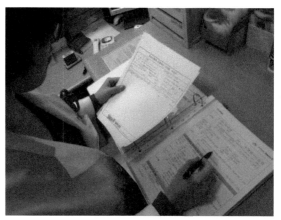

✛ [처방감사] 처방전과 계획서 비교하며 확인

(2) 라벨 감사

관리약사는 약국용 라벨을 출력하고 처방전과 다음의 내용이 일치하는지 확인한다.

① 임상시험용 의약품의 일반명 또는 약품명
② 투여 총량, 1회 복용량과 단위, 복용 횟수, 복용 시기
③ 대상자의 번호, 방문번호, 약 번호
④ 차광보관, 냉장보관 등의 간단한 주의사항

3) 처방전 구성 요소

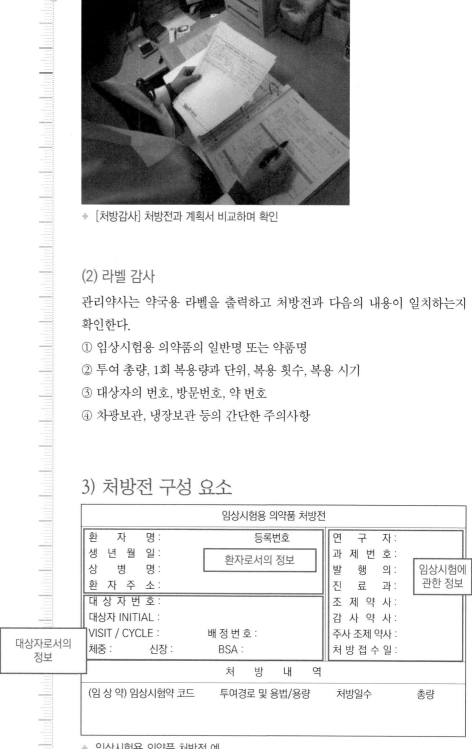

임상시험용 의약품 처방전		
환 자 명: 생 년 월 일: 상 병 명: 환 자 주 소:	등록번호 [환자로서의 정보]	연 구 자: 과 제 번 호: 발 행 의: 진 료 과: [임상시험에 관한 정보]
대 상 자 번 호: 대상자 INITIAL : VISIT / CYCLE : 배정번호 : 체중 : 신장 : BSA : [대상자로서의 정보]		조 제 약 사: 감 사 약 사: 주사 조제 약사: 처 방 접 수 일:
처 방 내 역		
(임 상 약) 임상시험약 코드 투여경로 및 용법/용량 처방일수 총량		

✛ 임상시험용 의약품 처방전 예

STEP 03

임상시험용 의약품 조제

임상시험용 의약품은 계획서에 명시된 용량과 투여 경로, 횟수 등에 따라 투여되어야 하므로 관리약사는 매 조제 시마다 임상시험 요약정보와 계획서를 참고한다.

1) 의약품과 처방전 이중감사

임상시험용 의약품을 고유한 약번호로 관리하는 연구의 경우, 조제를 담당한 약사는 약국 내에 인수된 약 중에서 해당 번호의 약이 있는지 확인하고, 오투약을 방지하기 위해 해당 번호의 약을 다른 약사와 교차 확인한 후에 조제한다. 시험대상자별 포장뿐 아니라 방문별 투약 내용이 달라지는 경우도 있으므로 관리약사는 의약품과 처방전을 모두 이중감사를 한다.

2) 약국 파일 기록

원칙적으로 처방전을 감사하고 조제한 약사가 투약 사항을 시험대상자별 투약기록지와 약품별 수불기록지에 기록한다. 시험대상자의 번호, 필요한 경우 시험대상자 이니셜, 조제된 수량을 기입하고 기존의 재고량에서 이번 방문 시 투약량을 빼서 현재의 재고량을 기록하고 약사의 서명란에 서명한다.

STEP 04

임상시험용 의약품 투약

관리약사는 수납영수증의 시험대상자 이름, 최종적인 수납 번호, 원외처방이 있는지 여부를 확인하고 시험대상자 또는 담당 연구 간호사에게 투약한다.

1) 복약지도 사항

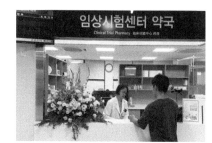

+ 임상시험센터 약국 투약구

- 다음 방문 일시 확인
- 약명, 용법, 용량, 주의사항, 복용방법, 병용 금기약물
- 참여하고 있는 임상시험과 복약 스케줄에 관한 간단한 설명
- 미복용약과 복용한 빈 용기 반납
- 필요한 경우 대상자 복약일지 기록 방법
- 문의사항이 있을 시 연락 방법

2) 원외처방전 안내

원외처방전이 있는 경우 관리약사는 임상시험센터 KIOSK에서 원외처방전을 출력하도록 안내한다.

STEP 05

시험대상자의 반납약 확인

시험대상자는 복약순응도 확인을 위해 각 방문마다 지난 방문에 투여 받은 약의 빈 병 또는 사용하지 않고 남은 약을 반납하여야 하고 관리약사는 미사용약과 빈 용기를 모두 반납 받는다.

1) 반납처방전에 포함되어야 하는 내용

- 임상시험 과제명
- 시험책임자
- 시험대상자명
- 병록번호
- 시험대상자번호
- 반납약 처방날짜
- 반납약 처방 시 방문번호
- 반납내역(반납날짜, 약품명, 약번호, 반납 수량)
- 필요한 경우 반납사유 또는 분실사유

2) 반납 후 절차

관리약사는 반납된 약이 반납처방전의 반납내역 및 이전에 투약된 내역과 일치하는지 확인하고 약국파일의 시험대상자별 기록에 최소 재고단위로 기재한다.

│ 실습 1. 계획서 이해 및 투약계획 수립 │

실습목표
계획서를 정리하여 처방전 감사와 임상시험 의약품 조제 및 투약에 필요한 정보를
정리할 수 있다.

실습내용
1. 임상시험 계획서를 검토 및 요약정보를 작성해 본다.

① 기존 임상시험 요약정보를 보여주고, 임상시험 요약정보의 필요성과 정리되어야 할 항
   목에 대해 설명한다.
② 실습생이 짧은 시간에 이해할 수 있는 디자인이 너무 복잡하지 않은 프로토콜을 선정
   하여 교부한다.
③ 실습생이 직접 계획서를 검토하면서 임상시험 요약정보를 작성한다.
④ 표준 임상시험 요약정보 양식을 주고 필수항목에 내용을 기입하도록 하여 계획서에서
   투약에 필요한 항목을 익히도록 한다. 이 때 관리약사가 처방 감사와 투약 시 주의해야
   할 점과 복약지도 사항이 잘 정리되도록 한다.
⑥ 실습생 평가용으로 사용하기 위해 이름을 기재하여 제출하도록 한다. 이때 계획서를
   제출한 의뢰자의 연구기밀유지를 위해 교부된 계획서를 반드시 회수하여야 한다.

| 실습 2. 임상시험약 처방전의 구성요소 파악 |

임상시험용 의약품 처방전의 특징과 필수 기재사항을 이해하고, 처방전과 라벨을 감사하는 방법을 익힌다.

1. 처방전 구성 요소

(1) 환자로서의 정보
    ① 환자명   ② (   ) ③ 생년월일   ④ 상병명   ⑤ 환자주소

(2) 시험대상자로서의 정보
    ① (   )
    ② 대상자 INITIAL
    ③ VISIT / CYCLE
    ④ 배정번호
    ⑤ 체중, 신장 및 BSA

(3) 임상시험에 관한 정보
    ① 연구자   ② 과제번호   ③ 발행의   ④ 진료과   ⑤ (   ) ⑥ 처방접수일

(4) 처방 내역
    ① (   ) ② 투여경로 및 용법/용량   ③ 처방일수   ④ 총량

2. 라벨 감사
☞ 약국용 라벨과 처방전의 다음 내용이 일치하는지 확인해 본다.

    ① 임상시험용 의약품의 일반명 또는 약품명
    ② 투여 총량, 1회 복용량과 단위, 복용 횟수, 복용 시기
    ③ 시험대상자의 번호, 방문번호, 약 번호
    ④ 차광보관, 냉장 보관 등의 간단한 주의사항

| 실습 3. 임상시험약 보관 시설 및 보관 방법 |

임상시험용 의약품의 보관을 위한 보관 시설의 특징을 이해한다.

1. 임상시험용 의약품의 보관
- (   )로 사무공간 등과 분리된 공간에 보관
- 연구별로 분리하여 보관
- 유효기간별로 정리하여 보관
- 미사용 의약품과 반납의약품을 분리하여 보관

2. 임상시험용 의약품의 보관 온도
☞ 임상시험용 의약품의 보관 온도를 유지하기 위해 어떤 설비를 갖추고 있는지 알아본다.

- 의약품의 라벨 또는 (   )에 명시된 보관 조건에 따라 보관
- 실내온도가 일정 온도범위를 유지하도록 UPS(Uninterruptible power supply, 무정전 전원 공급 장치) 연결된 에어컨 또는 (   )을 설치
- 냉장보관 온도 유지를 위한 시설과 설비장비를 갖춤

1. 임상시험의 계획, 시행, 실시, 모니터링, 점검, 자료의 기록 및 분석, 임상시험결과보고서 작성 등에 관한 기준은?

① IRB (Institutional Review Board)
② IND (Investigational New Drug Application)
③ GCP (Good Clinical Practice)
④ NDA (New Drug Application)

2. 해당 임상시험에서 수집된 자료의 신뢰성을 확보하기 위하여 해당 임상시험이 계획서, 의뢰자의 표준작업지침서, 임상시험관리기준, 관련규정에 따라 수행되고 있는지를 의뢰자 등이 체계적, 독립적으로 실시하는 조사를 무엇이라고 하는가?

① 개시모임(Initiation meeting)
② 실태조사(Inspection)
③ 모니터링
④ 점검(Audit)

3. 국내 임상시험관리기준에 의하면, 임상시험의 실시기관장으로 하여금 해당기관에서 실시하는 임상시험에 사용하는 의약품(시험약, 대조약 포함)의 철저한 관리를 위하여 각 임상시험마다 _____를(을) 지정하여 그 인수, 보관, 조제, 재고관리 등의 업무를 담당토록 하고 있다.

① 시험책임자
② 연구간호사
③ 관리약사
④ 모니터요원

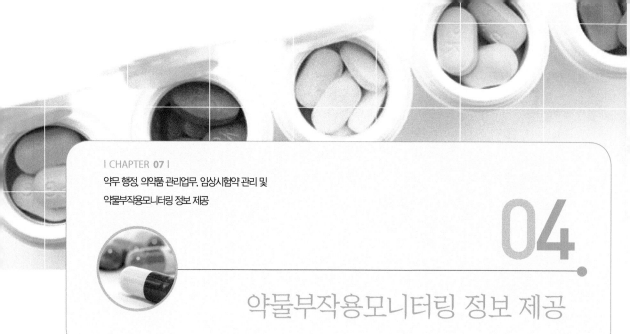

04

약물부작용모니터링 정보 제공

1. 약물유해반응관리센터

1) 약물유해반응관리센터 소개

약물유해반응관리센터는 2009년 개소한 이래 내과의, 임상약리학자, 약사, 간호사 등으로 구성된 각 분야의 전문가들이 보다 안전한 약물 사용을 돕기 위해 약물 유해반응 감시활동을 수행하고 있다. 원내 약물유해반응 관리의 책임기관으로 병원평가와 의료분쟁 발생에 대처하는 역할을 하고 있으며, 병원 외적으로는 한국의약품안전관리원에서 관할하는 지역약물감시센터로서 서울의 동북 지역(종로구, 중구, 성북구, 강북구, 도봉구, 노원구)의 약물감시활동과 홍보 및 교육, 자문, 상담 역할도 수행하고 있다.

• 위치 : 운영지원동 2층 2101호 약물유해반응 관리센터, 상담실 본원 1층 1126호
• 한국의약품안전관리원 홈페이지 : http://www.drugsafe.or.kr

2) 주요 업무

- 원내, 원외 약물유해반응 사례
  에 대한 조사, 관리 및 보고
- 재발방지를 위한 약물안전카드
  발급
- 약물유해반응에 대한 상담(환
  자 및 보호자 대상)
- 약물유해반응에 관한 자문
- 약물유해반응 교육자료 및 프
  로그램 제공

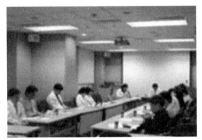

✛ 유해반응관리센터 회의

2. 약물유해반응 평가

1) 약물유해반응 관리 흐름

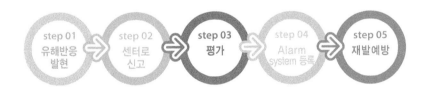

step 01
유해반응
발현

step 02
센터로
신고

step 03
평가

step 04
Alarm
system 등록

step 05
재발예방

✛ Alarm system
임상적으로 유의한 약물에 대해
원내 전산 alarm system에 등록
하여 재투여로 인한 유해반응 재
발현을 예방

2) 약물유해반응에 대한 평가 개요

(1) ADR (Adverse drug reaction)의 정의

① WHO

질병의 예방, 진단, 치료를 위하여 사용되는 의약품에 의한 유해하고 의
도하지 아니한 반응(Any noxious or unintended, and undesired effect
of a drug used prevention, diagnosis, or treatment)

② ICH

환자에게 예방, 진단, 치료 효과를 위해 제공된 적합한 의약품의 상용량에서 발생하는 의도하지 아니한 반응(Any undesired and unintended response that occurs at doses of an appropriate drug given for the therapeutic, diagnostic or prophylactic benefit of the patients)

③ FDA

인체에 사용된 약물로 인해 생기는 유해반응으로 약물에 상관없이 약물 사용 중에 생긴 유해반응뿐만 아니라 고의 또는 실수로 약물을 과용량 사용했을 때와 약물을 남용했을 때 발생하는 약물유해반응과 금단증상, 기대했던 약리작용의 실패(Any adverse event associated with the use of a drug in humans, whether or not considered drug related, including the following; adverse event occurring in the course of the use of a drug product in professional practice; an adverse event occurring from drug overdose, whether accidental or intentional; an adverse event occurring from drug abuse; an adverse event occurring from drug withdrawal; and any significant failure of expected pharmacologic action)

④ 식품의약품안전처

"의약품 등 안전성 정보관리 규정(식품의약품안전처 공고 제 2004-30호, 2004.10.10) 제 2조"의 규정에 의한 용어의 정의

㉮ "부작용(Side Effect)"이라 함은 의약품 등을 정상적인 용량에 따라 투여할 경우 발생하는 모든 의도되지 않은 효과를 말하며, "유해사례(Adverse Event/Adverse Experience, AE)", "실마리정보(Signal)", "약물유해반응(Adverse Drug Reaction, ADR)" 등을 포함

㉯ "유해사례(Adverse Event/Adverse Experience, AE)"라 함은 의약품 등의 투여, 사용 중 발생한 바람직하지 않고 의도되지 아니한 징후(Sign, 예; 실험실적 검사치의 이상), 증상(Symptom) 또는 질병을 말하며, 당해 의약품 등과 반드시 인과관계를 가져야 하는 것은 아님

㉰ "실마리정보(Signal)"라 함은 인과관계가 알려지지 아니하거나 입증자료가 불충분하지만 그 인과관계를 배제할 수 없어 계속적인 관찰이 요구되는 정보

㉱ "약물유해반응(Adverse Drug Reaction, ADR)"이라 함은 의약품 등을

정상적으로 투여 사용한 때에 발생한 해롭고 의도하지 아니한 반응으로서 해당 의약품 등과의 인과관계를 배제할 수 없는 경우를 말함

㉙ "예상하지 못한 약물유해반응(Unexpected ADR)"이라 함은 의약품 등에 대해 알려진 정보와 비교하여 그 양상이나 정도에 차이가 있는 약물유해반응을 말함

㉚ "안전성 정보"라 함은 실제 의약품 등의 투여 · 사용 시 나타나는 유해사례 또는 약물 유해반응 등 임상정보와 국내 · 외 사용현황, 연구논문 등 과학적 근거자료에 의한 문헌정보를 말함

㉛ "모니터링(Monitoring)"이라 함은 의약품 등의 안전성 정보를 일정한 관리체계를 통하여 수집하는 것을 말함

(2) 임상증상

① 심장관련 증상

심부전(울혈성 심부전 포함), TdP(Torsades de pointes), 부정맥 등과 관련한 심혈관계 부작용

    [검사] 심전도검사(EKG)

② 간장관련 증상

급성 간기능 이상일 경우 약물이 원인인 경우는 약 10%이며, 이 비율은 50세 이상일 경우 약 50%로 증가

    [검사] SGPT(ALT), SGOT(AST) : 0~40 IU/L의 2배

          ALP(alkaline phosphatase) : 30~115 IU/L의 1.5배

          ALT/ALP : 2~5

③ 신장관련 증상

급성신부전(acute renal failure)은 prerenal, intrinsic, post obstructive로 분류할 수 있으며, 각각의 원인으로는 prerenal은 체액감소, 저혈압, 심질환, 간질환 등이며 intrinsic은 급성세뇨관괴사, 동맥혈관손상, glomerulonephritis 등이고 post obstructive는 요관폐쇄, 방광요로폐쇄 등임

    [검사] Serum creatinine : 0.8~1.2mg/dl 이상

          BUN (serum urea) : 8~25mg/dl 이상

          CLcr : 70~120mL/min 이하

④ 혈액관련 증상

PMN (Polymorphonuclear neutrophil)의 생성을 억제하여 발생하는 neutropenia와 혈소판 감소에 의한 thrombocytopenia, 적혈구 이상에 의한 용혈성 빈혈

> [검사] Mild neutropenia (1000 〈ANC〈1500) : minimal risk of infection
>
> Moderate (500〈ANC〈1000) : moderate risk of infection
>
> Severe   (ANC 〈 500) : severe risk of infection
>
> PLT (100K/ul) : Thrombocytopenia(정상 150~400K/ul)

⑤ 피부관련 증상

약물에 의한 심각한 피부질환은 약 10% 이하이며, 약물에 의한 피부질환 중 pruritus, maculopapular eruption, urticaria가 전체의 80% 차지

⑥ 소화기관련 증상

연하곤란 및 식도관련 질환, 상복부통증, 담관 및 췌장통증, 변비, 설사 등

(3) 약물유해반응 인과관련 평가 용어 분류

① 통계적 분류(statistical classification)

- Specific : 나타나는 반응이 자연 발생하는 임상상태와는 거리가 먼 경우
- Non-specific : 자연 발생적인 질환의 발생빈도를 따르는 경우

② 반응정도에 따른 분류(severity classification)

- 경증(Mild/minor) : 약물유해반응 증상의 치료가 필요치 않은 경미한 반응으로서 약물투여를 중지하지 않을 수도 있는 경우
- 중등증(Moderate) : 약물유해반응 증상이 현저하여 약물요법의 변경, 특수한 치료 또는 입원하여 주의 깊은 관찰이 필요한 경우
- 중증(Severe) : 치명적 또는 생명을 위협하는 심각한 약물유해반응으로서 환자의 생명을 단축시키고 일시적이라도 주요기관의 심각한 장애를 초래하는 경우

③ 발생빈도에 따른 분류(frequency classification)

- 매우 흔하게(Very common) : 10% 이상의 발생빈도
- 흔하게(Common) : 1~10%의 발생빈도

- 때때로(Occasional) : 0.1~1%의 발생빈도
- 드물게(Rare) : 0.01~0.1%의 발생빈도
- 아주 드물게(Very rare) : 0.01% 미만의 발생빈도

④ 발생기전에 따른 분류(mechanism classification)
- Idiosyncracy : 유전적인 원인에 의한 특이한 반응
- Hypersensitivity : 알레르기반응에 의한 과민반응
- Intolerance : 상용량 투여시의 과도한 효과
- Pharmacological : 약물의 투여용량에 직접 관련된 약리작용에 의한 반응으로써 과용량에 따른 반응 및 피할 수 없는 약물유해반응
- Drug interaction : 두 가지 이상의 약물간의 상호작용

⑤ 약리학적 분류(pharmacological classification)
- Type A (augmented reaction, 증폭반응) : 용량 의존적이고 약물유해 반응의 70~80%, 투여용량이나 계획을 바꿈으로써 예방가능

  (예) 이뇨제에 의한 저칼륨혈증
- Type B(bizarre reaction, 위험반응) : 특이반응과 면역 또는 알레르기 반응

  - Type I (anaphylaxis : 즉시형), type II (세포독성), type III (혈청병), type IV (지연형)

  (예) Chloramphenicol에 의한 재생불량성빈혈, Phenytoin에 의한 Stevens-Johnson syndrome

(4) 인과관계 평가 방법

① 원인파악에 따른 분류(Causality classification by WHO-UMC)

식약처의 "의약품 등 안전성 정보관리 규정(식품의약품안전처 공고 제 2004-30호 2004.4.27) 제 11조"의 규정에 의한 임상정보의 평가기준

㉮ 명확히 관련이 있음(certain)
- 의약품 등의 투여 · 사용과 부작용 발생의 시간적 순서가 타당한 경우
- 부작용이 다른 어떤 원인보다 그 의약품 등의 투여 · 사용에 의하여 가장 개연성이 있게 설명되는 경우

- 투여 중단으로 부작용이 사라지는 경우
- 재투여 결과 동일한 증상이 다시 나타나는 경우
- 부작용이 그 의약품 등(동일 성분계열을 포함)에 대하여 이미 알려져 있는 정보와 일관된 양상을 보이는 경우

㉯ 상당히 관련이 있음(probable/likely)
- 의약품 등의 투여·사용과 부작용 발생의 시간적 순서가 타당한 경우
- 부작용이 다른 어떤 원인보다 그 의약품 등의 투여·사용에 의하여 더욱 개연성이 있게 설명되는 경우
- 투여 중단으로 부작용이 사라지는 경우

㉰ 관련이 있을 가능성이 있음(possible)
- 의약품 등의 투여·사용과 부작용 발생의 시간적 순서가 타당한 경우
- 부작용이 다른 가능성이 있는 원인들과 같은 수준으로 그 의약품 등에 기인한다고 판단되는 경우
- 투여 중단으로 부작용이 사라지는 경우

㉱ 관련이 없을 것으로 생각됨(unlikely)
- 부작용에 대하여 보다 가능성이 있는 다른 원인이 있을 경우
- 투여 중단 결과 부작용이 사라지지 않거나 사라지는지 여부가 모호한 경우

㉲ 관련성 여부를 확인하기 어려움(conditional/unclassified)
- 보고된 부작용만으로 평가가 곤란하여 더 많은 자료가 필요한 경우

㉳ 평가 불가(unassessible/unclassifiable)
- 보고된 부작용에 대한 정보가 불충분하거나 현재의 정보와 상호 배치되어 평가할 수 없는 경우(정보로 관리할 가치가 없음)

② 한국형 알고리즘 ver. 2.0

㉮ 임상정보의 평가 기준에 따라 점수 평가를 실시.

NO	내용	점수기준
1	[시간적 선후관계] 약물 투여와 유해사례 발현의 선후관계에 관한 정보가 있는가?	선후관계 합당 +3 선후관계 모순 -3 정보 없음 0
2	[감량 또는 중단] 감량 또는 중단에 대한 정보가 있는가?	임상적 호전이 관찰됨 +3 무관한 임상경과를 보임 -2 시행하지 않음 0 정보 없음 0
3	[유해사례의 과거력] 이전에 동일한 또는 유사한 약물로 유해사례를 경험한 적이 있는가?	예 +1 아니오 -1 정보 없음 0
4	[병용약물] 병용약물에 대한 정보가 있는가?	병용약물 단독으로 설명할 수 없는 경우 +2 병용약물 단독으로 설명할 수 있는 경우 -3 의심약물과 상호작용으로 설명되는 경우 +2 병용약물에 대한 설명이 없는 경우 0 정보 없음 0
5	[비약물요인(질병경과, 비약물치료)] 비약물요인에 대한 정보가 있는가?	설명되지 않음 +1 설명됨 -1 정보 없음 0
6	[약물에 대해 알려진 정보]	허가사항에 반영되어 있음 +3 반영되지 않으나 증례보고가 있었음 +2 알려진바 없음 0
7	[재투약] 약물 재투여에 관한 정보가 있는가?	재투약으로 동일 유해사례 발생 +3 유해사례 발생하지 않음 -3 정보 없음 0
8	[특이적인 검사] 유발검사, 약물농도 검사와 같은 특이적인 검사를 시행하였는가?	양성 +3 음성 -1 결과 알 수 없음 0 정보 없음 0
	총계	

㉴ 합계 점수에 따른 평가 내용을 확인.

내용	기준 값	해당 평가 확인
Certain	총계 〉 12 점	
Probable	6 점 ≤ 총계 ≤ 11 점	
Possible	2 점 ≤ 총계 ≤ 5 점	
Unlikely	〈 1 점	

③ Naranjo Algorithm

Naranjo Algorithm은 약물 이상반응 인과관계에 대한 평가로 타당성과 재현성을 유지하고자 만들어졌으며 10개의 질문으로 구성되어 있고, 각 질문에 대한 답변의 점수를 합산하여 인과관계를 평가한다.

㉮ 임상정보의 평가 기준에 따라 점수 평가를 실시

NO	내용	점수기준
1	의심 약제가 이러한 유해반응을 잘 일으키는 것으로 보고된 바 있는가?	예 +1, 아니오 0, 모름 0
2	의심 약제를 투여한 후에 발생하였는가?	예 +2, 아니오 –1, 모름 0
3	의심 약제를 중단하거나 길항제를 투여한 후 유해반응이 호전되었는가?	예 +1, 아니오 0, 모름 0
4	재투여 후 유해반응이 다시 발현되었는가?	예 +2, 아니오 –1, 모름 0
5	이러한 유해반응을 일으킬 수 있는 다른 원인이 있는가?	예 –1, 아니오 +2, 모름 0
6	위약을 투여했을 때에도 유해반응이 다시 나타나는가?	예 –1, 아니오 +1, 모름 0
7	의심 약물이 혈중(또는 다른 체액)에서 독성을 나타내는 농도로 검출되었는가?	예 +1, 아니오 0, 모름 0
8	유해반응이 투여 용량을 증가할 때 더 심해지거나, 용량을 줄임에 따라 경감되었는가?	예 +1, 아니오 0, 모름 0
9	이전에 동일한 또는 유사한 약물에 노출되었을 때 비슷한 반응을 보였는가?	예 +1, 아니오 0, 모름 0
10	유해반응이 객관적인 검사에 의해 확인되었는가?	예 +1, 아니오 0, 모름 0

⑭ 합계 점수에 따른 평가 내용을 확인.

내용	기준 값	해당 평가 확인
Definite	총계 ≥9점	
Probable	5점 ≤ 총계 ≤ 8점	
Possible	1점 ≤ 총계 ≤ 4점	
Doubtful	〈 0점	

3) 복약지도(약물부작용이 발생한 환자를 직접 대하였을 때 지침)

① 평가과정을 간단히 수행함

② 부작용이 의심되는 약물의 사용에 대해 심각도(severity)를 파악
- 심각도 평가기준은 식약처의 중대한 약물유해반응의 기준에 준함
  • 사망을 초래하거나 생명을 위협하는 경우
  • 입원 또는 입원기간의 연장이 필요한 경우
  • 지속적 또는 중대한 불구나 기능저하를 초래하는 경우
  • 선천적 기형 또는 이상을 초래하는 경우
  • 기타 중요한 의학적 사건

③ 심각도가 큰 경우와 약물적인 조치가 필요한 경우는 진료의에게 바로 재진 혹은 문의
  • 약물적인 조치 – 처치약 및 감량이 필요한 경우
    예) 항히스타민, antidote, theophylline 감량 등

④ 경미한 부작용인 경우는 진행 정도에 따라 발생연관 가능성을 확인
  • 시간경과 후 소멸하는 경우
  • 비약물적인 조치 – 쉽게 할 수 있는 방법
    예) 냉, 온찜질 등

⑤ 환자의 불안을 최소화할 수 있는 언행을 사용

4) 사례

> 70세 여성환자로 bipolar disorder로 4/13부터 Carbamazepine, Clonazepam, Divalproex 투여 중 4/30 검사결과 LFT, CRP, Eosinophil count%의 상승과 rash 가 동반 발생함. 이날 이후 처치로 Ketorolac, Hydroxyzine 투여하며 완화된 건

[사례 설명]

① 환자의 사용 약력을 확인한다.

   : Carbamazepine, clonazepam, divalproex을 4/13 이후 약물부작용으로 추정되는 증상 발현일인 4/30까지 계속 복용함을 확인

② 임상검사수치의 변화를 파악한다.

   : 4/13의 LFT(AST/ALT 17/17)가 정상이며, 4/30 LFT (AST/ALT 237/230), CRP (6.7), Eosinophil count% (7.9)가 증가하였고, 4/30 Rash 발생일과 일치

③ 기존 약물부작용 정보를 확인한다.

   : Carbamazepine, clonazepam, divalproex 중 carbamazepine에서 간기능 이상을 동반한 rash 발생의 논문을 확인

④ 약물상호작용여부에 대한 정보를 확인한다.

   : Carbamazepine, clonazepam, divalproex 간에 특별히 유의할만한 정보가 없음을 확인

⑤ 환자 history에서 risk factor를 확인한다.

   : 환자는 70세의 여성으로 보통 약물부작용이 증가하는 65세 이상의 고령이며, 다른 약물에도 쉽게 allergy를 발생하였다는 chart 기록을 확인

⑥ 위의 자료를 바탕으로 WHO-UMC 또는 한국형 알고리즘에 의해 평가를 실시한다.

+ WHO–UMC causality categories

인과성 용어	의미
Certain	적절한(plausible) 시간 관계, 동반 질환 혹은 다른 치료법 배제 가능, 투약 중단 후 호전 및 재 투약 후 재현됨
Probable/Likely	설명 가능한(reasonable) 시간 관계, 다른 원인 가능성 낮음(unlikely), 투약 중단 후 호전됨
Possible	설명 가능한 시간 관계, 다른 요인으로 설명 가능, 투약 중단 후 반응이 불확실하거나 정보 부족
Unlikely	시간 관계가 잘 맞지 않고(improbable), 다른 요인에 의해서도 설명 가능
Conditional/Unclassified	평가를 위해서 더 많은 정보가 필요
Inaccessible/Unclassifed	모순된 정보이거나, 평가 불가한 경우

⑦ 평가내용을 신고자에게 회신한다.

: 본 환자는 고령의 여자로서 쉽게 알레르기가 발생할 수 있는 가능성이 있어 타인에 비해 부작용 증상의 발현 가능성이 컸으리라 생각되며, carbamazepine에 의한 간기능 이상을 동반한 rash 발생은 알고리즘상 약물과 부작용간에 관련성은 possilble 이상으로 평가됨. 중단 후 호전 정보가 확인되는 경우 인과성평가는 probable로 높아질 수 있음.

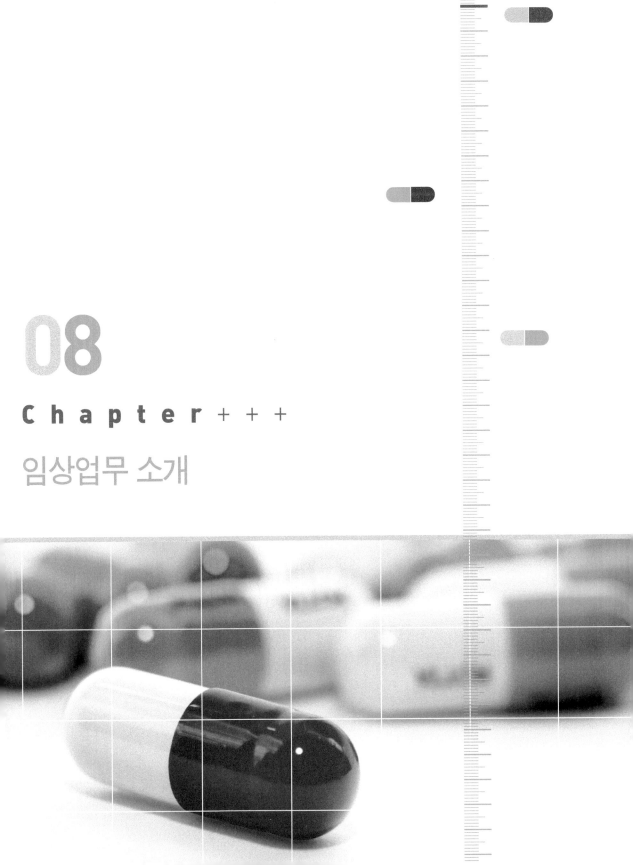

08

C h a p t e r + + +

임상업무 소개

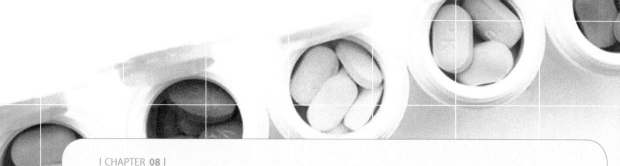

01

고영양수액요법 임상업무

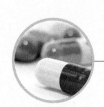

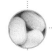

실·습·목·적

● 환자의 의무기록을 통해 환자의 영양상태 등을 파악하고, 적절한 고영양수
액제를 계획하며, 적합한 투여 경로로 안전하게 투여되어 치료의 질적 향상
에 기여하도록 한다.

Check List

☑ 환자의 약력을 검토 및 평가하는 방법을 익힌다.

☑ 나이에 따른 다양한 영양상태 평가 지표를 이용하여 환자의 현재 영양상태
를 평가할 수 있다.

☑ 환자의 나이, 임상상태 등을 감안하여 필요한 열량 및 macronutrient 필요량
등을 산출할 수 있다.

☑ 고영양수액요법 regimen을 설계하고 고영양수액요법 시행 이후 환자 상태
를 평가하는 방법을 이해한다.

TPN (Total Parenteral Nutrition, 고영양수액)이란 경구 영양 또는 경장 영양 섭취가 불가능한 환자, 또는 경구 영양 섭취가 부족하여 영양 결핍인 환자를 대상으로 정맥을 통해 영양을 공급하는 것을 뜻한다. 따라서 TPN 자문 업무는 정맥 영양 공급이 필요한 환자에 대하여 적절한 영양 공급이 될 수 있도록 TPN 투여 계획을 설계하여 자문하는 것이며, 자문 이후에도 지속적으로 follow-up 하면서 관리한다.

1. 영양집중지원 업무

1) 영양집중지원 업무

(1) 영양집중지원 업무 흐름

영양집중지원(Nutrition Support Team, NST) 업무는 경구 섭취가 부적절하거나 불충분하여 영양필요량을 충족할 수 없는 환자에게 정맥영양 또는 경장영양을 통해 적절한 영양을 공급하도록 영양상태를 평가하고 치료계획을 수립하며, 영양 집중지원 서비스가 제공된 후 그 적응도 여부를 모니터링하는 것이다.

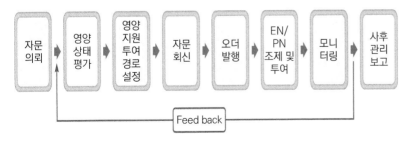

✚ 영양집중지원 업무 흐름도

✚ EN (Enteral Nutrition, 경장영양)
급식관을 통해 위나 장으로 필요한 영양을 공급하는 것

✚ PN (Parenteral Nutrition, 정맥영양)
경구나 경장영양 공급이 불가능하거나 불충분한 환자에게 정맥을 통해 필요한 영양(당질, 단백질, 지방, 전해질, 미량 영양소, 비타민 등)을 공급하는 것

(2) 영양집중지원팀 업무 분장

영양집중지원이 필요한 환자에게 영양집중지원 관리를 수행하기 위해 의사, 영양사, 약사, 간호사 등 영양공급 관련 전문가들이 협력한다.

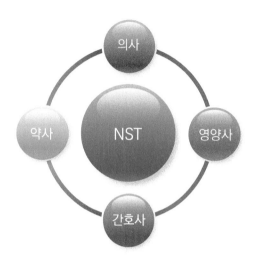

의사	약사
• 영양집중지원팀의 전반적인 활동에 대한 책임 및 총괄 • 병력 확인, 영양결핍 진단, 영양공급의 수행방법, 유지, 효과 판정 등을 총괄 • 영양지원에 따른 환자의 임상상태 변화를 판정 • 임상영양의 새로운 치료법 연구, 교육, 지도를 총괄	• TPN 대상환자의 영양상태 평가 및 투여계획 설정 • TPN 투여환자의 지속적 관리(monitoring 및 사후관리)를 통한 영양공급의 적절성 평가 및 자문업무 • TPN 투여환자의 유효성 및 합병증 관리 • TPN 제제 관리(조제, 품질관리, 보관 및 투여 등에 관한 사항) • Medication profile monitoring • 환자, 의료진을 위한 교육 및 임상연구

간호사	영양사
• 환자의 간호력 파악 및 영양지원 적응 여부 판단 • 카테터 및 급식관을 관리 • 영양지원 순응정도 모니터링 및 환자의 영양학적 상태 기록 • 환자, 의료진을 위한 교육 및 임상 연구	• Nutrition history, 영양상태 평가 및 적정 영양필요량 산정 • EN 환자의 영양지원 계획 설정 • EN 투여환자의 지속적 관리를 통한 영양공급의 적절성 평가 및 자문업무 • EN 투여환자의 유효성 및 합병증 관리 • EN 제제 관리(준비, 품질관리, 보관 및 운송 등에 관한 사항) • 영양소 및 식품에 관한 정보 제공 • 환자, 의료진을 위한 교육 및 임상연구

(3) 영양집중지원팀 운영

① NST 회진

교수, 전공의, 약사, 영양사, 간호사가 NST 회진에 참여하여 환자 질환 및 현 상태에 대해 설명 후, 영양 개선을 위한 집중 토의를 한다. 집중 토의 결과를 기록하여 차후 환자의 영양상태 평가자료로 활용한다.

② NST conference

각 진료과, 약제부, 영양과, 간호본부에서 TPN 및 EN 영양에 대한 주제 발표(journal review, case study)를 통해 각자의 전문 영역의 지식을 공유한다.

③ NST workshop

Workshop을 통해 영양집중 지원의 이론 및 실제, 특수 환자의 영양지원, 영양집중지원팀 활동상 및 문제점 등의 구체적인 내용을 집중 논의한다.

④ 영양지원위원회 회의

영양지원과 관련된 업무의 적정을 기하기 위해 영양지원위원회가 구성되며 위원장이 필요하다고 인정할 때 회의가 소집된다.

2) 영양집중지원 세부 업무 흐름

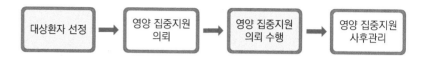

(1) 대상 환자 선정

담당 주치의 및 진료 의사는 대상 환자의 영양상태 및 임상상태를 고려하여 경장영양, 정맥영양 및 적절한 영양지원 투여경로를 결정한다.

(2) 영양집중지원 의뢰

담당 주치의 및 진료의사는 타과의뢰를 통해 영양지원 실무팀에게 영양집중지원을 의뢰한다. 성인의 경우 NST(성인) , 소아의 경우 NST(소아) 로 EN(경장영양), PN(정맥영양)을 의뢰한다.

(3) 영양집중지원 의뢰 수행

① 수행 과정
- 영양집중지원 의뢰를 받으면 24시간 이내에 수행한다(단, 휴일제외). 다만, 정해진 시간 이내에 영양관리를 수행할 수 없는 사유가 있는 경우에는 그 사유를 사전에 담당 의료진에게 알린다.
- 환자 의무기록을 통해 환자상태를 평가하고 필요한 경우에는 환자 상담 및 의료진 면담을 진행한다.
- 회신 내역 항목에서 환자 상태에 따라 필요 열량 및 단백량을 결정하고 TPN 투여 계획을 설계한 후 회신한다.

② 영양집중지원 의뢰 수행 포함 내용
- ㉮ 객관적 자료 평가(신체계측 및 임상정보)
- ㉯ 영양 평가
- ㉰ 영양소 요구량 산정
- ㉱ 치료계획 수립

③ 영양집중지원 서비스 제공

담당 주치의 및 진료 의사에 의해 경장영양 혹은 정맥영양 오더가 발행되면 적합한 영양집중지원 서비스를 제공한다.

(4) 영양집중지원 사후관리(모니터링)

영양집중지원 서비스가 제공된 후 7일 이내에 영양집중지원 서비스를 제공받은 환자에 대해 모니터링을 수행한다. 단 7일 이내에 영양 집중지원이 재의뢰된 경우는 모니터링을 대신한다.

✦ 모니터링 포함 내용

	경장영양 모니터링	정맥영양 모니터링
모니터링 내용	환자의 임상적 경과를 관찰하고 필요시 처방내용, 투여경로, 투여방법을 변경하고 경구섭취 재개(정맥 영양 모니터링의 경우 경구섭취 및 경장영양 재개)에 따른 투여량 감소 검토	
임상적 경과	위장관 기능, 혈당변화, 합병증 발현 여부	전해질, 간기능, 혈당변화, 합병증 발현 여부

2. 고영양수액요법 자문 업무

1) TPN 적응증

일반적으로 경구 또는 경장 섭취가 불가능한 환자, 위장관의 흡수 및 기능적인 능력이 완전하지 못한 영양 결핍 환자에게 투여한다.

(1) 소화관으로 적절한 영양 흡수가 불가능한 환자

① Massive small-bowel resection

② Disease of the small intestine

③ Radiation enteritis

④ 심한 설사

⑤ 심한 구토

(2) 항암 치료, 방사선 치료, 골수이식을 받은 환자

(3) Moderate to severe pancreatitis

(4) Severe malnutrition with nonfunctional gastrointestinal tract

(5) 7~14일 이상 경장 영양 섭취가 불가능하면서 심한 catabolism 상태

소아에서의 TPN 적응증

• 경구 또는 경장 영양으로 영양 필요량을 만족시키지 못할 경우 소아는 5~7일 이내로 정맥영양을 시작

• 염증성 장질환(IBD, Inflammatory Bowel Disease)을 가진 소아의 경우, 경장영양 및 표준 식사를 통해 정상적인 성장과 발달을 유지하기 어려운 경우 정맥영양을 하여야 한다.

• ECMO를 사용중인 소아의 경우, 혈역학적으로 안정하다면 정맥영양을 사용할 수 있다.

[Ref. A.S.P.E.N PN guideline for children]

✚ ECMO (Extracorporeal membrane oxygenation, 체외막 산소화장치)
폐와 심장의 기능을 인공적인 기계로서 일시적으로 보조하는 치료방법

2) TPN 자문과정

(1) 환자 선별

서울대학교병원 영양검색항목을 통해 입원시 영양불량위험도를 평가한다.

✚ SNUH Nutrition Screening Index

Variables	r1	r2	r3
Appetite	Normal/Good	–	bad
Change of weight	No	–	Yes
Difficulty in digesting	No	Yes	–

Diet type	Normal regular diet	Soft blended diet	Fluid diet
Serum-albumin	≥ 3.3	≥ 2.8, 〈 3.3	〈 2.8
Serum-cholesterol	≥ 130	〈 130	–
Total lymphocyte count	≥ 1,500	≥ 800, 〈 1,500	〈 800
Hemoglobin	male ≥ 13.0 female ≥ 12.0	male 〈 13.0 female 〈 12.0	–
CRP	≤ 1	〉1	–
Body Mass Index	≥ 18, 〈 25	〈 18 or ≥ 25	–
Age	≤ 75	〉75	–

*r: risk factor
High risk group: more than 2 of r3 or 1 of r3+ more than 2 of r2
Low risk group: the others

(2) 환자 약력 검토 및 평가

① TPN의 투여 경로

㉮ 중심정맥영양 : 대부분의 정맥영양 용액은 1,800mOsm/L 이상의 고삼투압이므로 혈류의 속도가 빠른 굵은 정맥혈관을 통해 주입 (subclavian, internal jugular, PICC (peripherally inserted central cathether), chemoport)

㉯ 말초정맥영양 : 손이나 팔에 있는 말초정맥을 통해 영양소를 공급하는 방법

- 적응증 : 단기 정맥영양, 중심정맥을 사용하는 것이 적응증이 안되거나 불가능할 때
- 특징 : 영양 농도에 제한이 있어 충분한 열량 공급이 어려움(900 mOsm/L 이하)

② 환자 약력 검토

㉮ 기저 질환 및 병력, 주소를 확인한다.

㉯ 영양소의 대사 및 필요량 결정에 영향을 미칠 수 있는 임상적 요인(증상, 증후, 각종 검사 결과)을 확인한다.

㉰ 과거 TPN 시행 여부 및 그에 따른 영양학적 개선 및 합병증 발현 여부에 관련된 자료를 검토한다.

(3) 영양상담 및 영양학적인 평가

① 신체계측(Anthropometry assessment)

신체계측은 일정기간 이상 열량과 단백질의 섭취, 소모에 불균형 상태가 있을 때 이를 쉽게 측정할 수 있는 지표로 이용된다. 이러한 불균형 상황은 지방, 근육, 수분과 같은 체조직의 조성에 영향을 미쳐 만성적인 열량, 단백질 섭취 부족 외에도 성장부진, 과체중 등을 진단하는 데 이용되며, 영양치료의 반응여부를 평가하는 데도 사용할 수 있다.

⑦ 표준체중(IBW, Ideal Body Weight)

남자 = 키$(m)^2 \times 22$

여자 = 키$(m)^2 \times 21$

④ 표준체중 비율(% IBW)

표준체중 비율(% IBW) = 현재체중(kg)/표준체중(kg) $\times 100$

+ 표준체중 비율(% IBW)에 의한 영양상태 평가

% IBW	평가
〈 69	극심한 저체중
70 ~ 79	심한 저체중
80 ~ 89	저체중
90 ~ 110	정상체중
~ 120	과체중
〉120	비만
≥ 200	고도 비만

[Ref. 대한영양사협회, 임상영양관리지침서 제3판 2008]

④ 체질량지수(BMI, Body Mass Index)

현재체중(kg) $\div$ 키$(m)^2$

✛ BMI, 허리둘레에 따른 과체중과 비만의 분류, 질병위험도와의 관계

분류	BMI	동반질환의 위험도	
		허리둘레	
		⟨ 90cm(남자) / ⟨ 85cm(여자)	⟩ 90cm(남자) / ⟩ 85cm(여자)
저체중	⟨ 18.5	낮음	보통
정상	18.5 ~ 22.9	보통	증가
위험체중	23 ~ 24.9	증가	중등도
1단계 비만	25 ~ 29.9	중등도	고도
2단계 비만	⟩ 30	고도	매우고도

[Ref. 대한비만학회, 비만치료지침 2009]

예) 160cm, 60kg의 여자환자의 체중평가

(1) 표준체중 = $(1.6)^2$ × 21=53.76kg

(2) 표준체중비율(%IBW) = 60/53.76 × 100=111.6%(과체중)

(3) 체질량지수(BMI) = $60/(1.6)^2$=23.4(위험체중)

소아에서의 신체계측 평가

• 성장발육곡선(growth chart)를 이용한 키, 몸무게를 평가함

- 10th percentile 이하 또는 90th percentile 이상은 영양 부족 또는 과다로 판정

✛ 소아청소년 영양불량 정도(Waterlow classification)

Grade of Malnutrition	Weight for Age (Wasting)	Height for Age (Stunting)	weight for Height
0, normal	⟩ 90	⟩ 95	⟩ 90
1, mild	75 ~ 90	90 ~ 95	81 ~ 90
2, moderate	60 ~ 74	85 ~ 89	70 ~ 80
3, severe	⟨ 60	⟨ 85	⟨ 70
Values represent percentage of median for age			

• 성장발육곡선(growth chart)

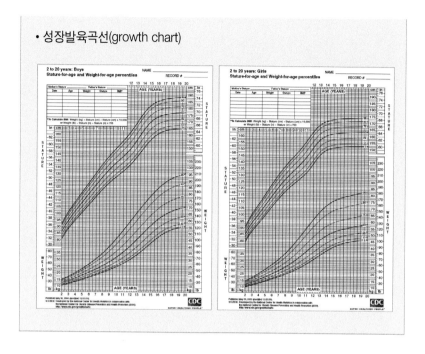

② 체중변화율(% recent weight change)

급격한 체중감소는 이화작용으로 인한 근육조직의 손실이나 탈수 등을 의미한다. 질병에 따른 복수, 부종 등을 고려하여 평가하여야 하며, 신체를 절단한 환자의 경우 체중에 영향을 줄 수 있으므로, 절단 부위의 무게를 감안하도록 한다.

$$환산체중 = 현재체중 \times \frac{100}{100-절단부위비율(\%)}$$

1개월 이내 5% 이상 또는 6개월 이내 10% 이상의 체중 변화는 심한 체중 감소로 평가하며 영양불량위험의 주요 지표가 된다.

$$체중변화율(\%) = \frac{평소체중-현재체중}{평소체중} \times 100$$

예) 170cm, 60kg이던 남자환자가 체중이 한 달 만에 55kg으로 감소했다면 체중변화율은?

(1) 체질량지수 = $60/(1.7)^2$ = 20.7(정상)

(2) 체중변화율 = (60-55)/60 = 8.3%(심한 체중 감소)

③ 피하지방 측정

피하지방을 측정하는 가장 간단한 방법은 캘리퍼(caliper)를 이용하여 피하지방을 측정하는 것이다. 전체 지방의 50%는 피하에 존재한다는 가정하에 상완 삼두근(triceps), 이두근(biceps), 견갑골(supscapular), 장골(suprailiac)에서 피부두겹두께를 측정한다. 삼두근 피부두겹두께의 경우 측정된 값을 표준치(appendix)와 비교하여 35~40%이면 경도의 결핍, 25~35%이면 중등도 결핍, 25% 이하는 중증의 결핍을 의미한다.

④ 체단백질량 측정

체내의 단백질량을 측정하는 가장 간단한 방법은 상완위둘레(MAC, Mid-arm circumference), 상완위 근육둘레(MAMC, Mid-arm muscle circumference), 상완위 근육면적(MAMA, Mid-arm muscle area)을 조사하는 것이다.

상완위 근육둘레(MAMC) = MAC(cm)- π x TSF(cm)

상완위 근육면적(MAMA) = [MAC(cm)- π x TSF(cm)]^2/ 4π

+ TSF (Triceps skinfold thickness)
삼두근 피하지방 두께

⑤ 생화학적 검사(Biochemical assessment)

생화학적 검사는 영양상태를 나타내는 가장 객관적이고 즉각적인 방법이기는 하지만 영양상태 이외의 여러 요인, 즉 약물-영양소간의 상호작용, 대상자의 질환, 체내의 수화상태, 스트레스 등에 의해 영향을 받을 수 있으므로 그 결과의 해석 시 주의해야 한다.

+ 생화학적 검사 지표

혈청알부민(Serum-albumin)	
• 반감기가 길고(14~20일), 체내저장량이 커서 단백질 상태파악이 어려움 • 급성이화상태(외상, 감염, 수술 등)의 경우 acute phase protein (CRP, 피브리노겐, haptoglobin 등)의 합성의 증가로, 적절한 단백질 공급에도 불구하고 혈중수치는 낮을 수 있음	정상범위 3.5 ~ 5.5 경도의 고갈 2.8 ~ 3.4 중등도의 고갈 2.1 ~ 2.7 중증의 고갈 〈 2.1 탈수의심 〉5.5

프리알부민(Prealbumin)

- 반감기 : 2~3일, 체내저장량 : 0.01g/kg
- 감소요인 : 간질환, 패혈증, 단백손실성 장염, 급성이화 상태 등
- 상승요인 : 투석 중인 만성신부전

정상범위	19 ~ 43
경도의 고갈	10 ~ 15
중등도의 고갈	5 ~ 10
중증의 고갈	< 5

혈청트랜스페린(serum transferrin)(mg/dL) = 0.8 x TIBC(총 철결합능) – 43

- 트랜스페린포화도(%) = 혈청철 ÷ TIBC (총철결합능) x 100
- 반감기 : 8~10일
- 감소요인 : 콰시오카, 마라스무스, 단백손실성장염, 만성감염, 신증, 요독증, 급성이화상태 등
- 상승요인 : 임신, 에스트로겐요법, 급성간염

총 임파구수(TLC, Total lymphocyte count) = %임파구 x 총백혈구 ÷ 100

- 백혈구의 일종으로 항체형성에 관여함
- 제한점 : 암, 감염, 스트레스, 패혈증, 스테로이드제, 항암제, 면역 억제제의 영향 받음

정상범위	2000 ~ 2500
경도의 고갈	1500 ~ 1800
중등도 고갈	900 ~ 1500
중증의 고갈	< 900

질소평형 = (24시간 단백질섭취량(g)÷6.25) – (24시간 소변의 질소배설량(g) + A)

A: 피부, 대변 등 소변 외로 배출되는 질소량으로 3 또는 4로 정함

- 제한점 : 화상, 설사, 구토, 누공환자의 경우 소변 외로 배출되는 질소량이 큼(3~4 이상)
- 양의 질소평형 : 소아, 회복 중인 환자
- 음의 질소평형 : 부족한 단백질 섭취, 이화상태(패혈증, 수술, 암 등), 단백질 손실이 큰 경우 (화상, 위장관기능 이상, 신장질환 등)

[Ref. Robert D. Lee, David C. Nieman. Nutritional Assessment 3rd ed. McGraw-Hill, 2003]

소아에서의 생화학적 검사 지표

	Infant	Children
Albumin(g/dL)	2.9 ~ 5.5	3.7 ~ 5.5
Prealbumin(mg/dL)	17 ~ 42	
	preterm : 4 ~ 14	6 ~ 12 month : 8 ~ 24
	term : 4 ~ 21	1 ~ 6 Y : 17 ~ 31

[Ref. ADA Pocket Guide to Pediatric Nutrition Assessment. ADA Publication,2007]

⑥ 임상증후평가(Clinical assessment)

영양상태가 불량해지면 얼굴, 머리, 피부 및 근육 등 신체의 여러 부위에서 각화, 탈색 및 탈모, 염증, 모양의 변화, 부종, 통증 및 조직 손실 등 이상증후를 발견할 수 있다. 대상자의 면담에서 발견되는 이러한 증후들은 환자의 영양상태를 평가하는데 참고자료로 사용될 수 있다. 하지만 경우에 따라서는 영양불량이 아닌 다른 원인에 의해서도 나타날 수 있으므로 해석 시 주의한다.

⑦ 영양섭취평가(Dietary assessment)

영양불량의 시작은 영양소 섭취부족으로 나타난다. 영양부족은 절대적인 섭취량 부족으로 나타날 수도 있지만 섭취량이 충분해도 약물과의 상호작용, 환자의 질병상태, 소화, 흡수불량으로 인해 2차적으로 나타날 수도 있다. 따라서 환자의 섭취량 평가 시에는 영양소 섭취에 영향을 미치는 다양한 요인을 고려해야 한다. 음식물의 섭취 상태 조사법에는 24시간 회상법, 식품섭취빈도 조사, 식사 일기 등의 방법이 있다.

❖ 식품 섭취 조사법

구분	조사 방법	고려사항
24시간 회상법 (24hour recall)	전날 24시간 동안 섭취한 모든 식품을 조사	• 일상적인 섭취량 조사 부적합 • 응답자의 기억에 의존 • 조사원의 사전 훈련이 필요함
식품섭취 빈도 조사(Food Frequency Questionnaire)	일정기간 동안의 식품 또는 식품군별 1회 섭취분량 및 섭취빈도를 조사	• 24시간 회상법과 함께 사용하여 섭취량 정보 보충 • 조사지에 대한 타당도 검증 필요
식사 일기 (Diet Diary)	3~7일간 섭취한 모든 식품을 섭취량, 섭취시각, 장소와 함께 기록	• 정확하고 일상적인 섭취량을 잘 반영하고, 전반적인 식생활 파악 가능 • 응답자에게 부담을 주어 평상시 식사 패턴에 영향을 줄 수 있음

3) TPN regimen 설계

(1) 열량 필요량

① BEE (Basal energy expenditure) : Harris−Benedict equations

- BEE(Male) = 66.42 + 13.75 (weight in kg) + 5.00 (height in cm) − 6.78 (age in yrs)

  BEE(Female) = 655.1 + 9.65 (weight in kg) + 1.85 (height in cm) − 4.68 (age in yrs)

- TEE (Total energy expenditure) = BEE × $\boxed{\text{activity factor}}$ × $\boxed{\text{stress factor}}$

Activity factors		Stress factors	
Paralyzed	1.0	Surgery	1.2
Confined to bed	1.1	Infection	1.2 ~ 1.6
Ambulatory	1.2 ~ 1.3	Trauma	1.1 ~ 1.8 (ASPEN 1.2 ~ 1.6)
		Burn	1.5 ~ 2.5
		Starvation	0.70
		Growth failure	1.5 ~ 2.0

[Ref. Contemporary nutrition support practice]

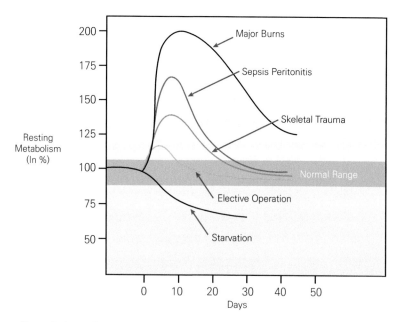

+ Stress−Induced Changes in Resting Metabolic Expenditure
[Ref. JPEN 1979;3:452~456]

② REE (Resting energy expenditure) : Schofield equations (Weight: kg, Height : m)

Age (yr)	Male	Female
〈 3	0.167W + 1517.4H − 617.6	16.252W + 1023.2H − 413.5
3 ~ 10	19.59W + 130.3H + 414.9	16.969W + 161.8H + 371.2
10 ~ 18	16.25W + 137.2H + 515.5	8.365W + 465.0H + 200.0

소아에서의 열량 요구량

• Change in energy requirement

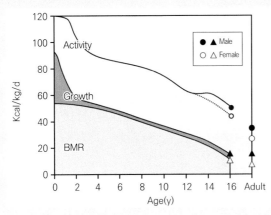

Daily energy requirement for pediatric

Age	kcal/kg	Age	kcal/kg
Premature infant	100 ~ 120	〉1 ~ 7 yrs	75 ~ 90
Term infant	90 ~ 108	〉7 ~ 12 yrs	50 ~ 75
〈 6mos	85 ~ 105	〉12 ~ 18 yrs	30 ~ 50
6 ~ 12 mos	80 ~ 100		

• Catch-up growth requirements

- Malnutrition 상태에서 회복되는 소아의 경우 성장 결핍을 바로잡기 위한 추가적인 열량이 필요함

① Upper limit goal

  : kcal/kg/day = RDA (kcal) for weight age x IBW for age / actual wt
  Protein/kg/day = RDA (g) protein for wt age x IBW for age / actual wt

② Lower limit goal

  : kcal/kg/day = RDA (kcal) for weight age x IBW for height / actual wt
  Protein/kg/day = RDA (g) protein for wt age x IBW for height / actual wt

RDA

recommended daily allowance, not to exceed 5~6g protein/kg/day

(2) Macronutrients

+ Suggested Nutrient Intake for Adult Patients on Parenteral Nutrition

	Critically ill patients	Stable patients
Protein	1.2~1.5g/kg/d	0.8~1.0g/kg/d
Carbohydrate	Not 〉4mg/kg/min	Not 〉7mg/kg/min
Lipid	1 g/kg/d	1 g/kg/d
Total calories	25~30kcal/kg/d	30~35kcal/kg/d**
Fluid	Minimum needed to deliver adequate macronutrients	30~40mL/kg/d***

* Estimated dry weight is used as the basis of calculations. For obese patients, 120% of ideal weight is used as the basis for calculations.
** Varies according to activity levels.
*** May vary if the patient has ongoing fluid losses.

+ Approximate Protein Requirements for Adults

Normal renal function	
Maintenance	0.8~1.2g of protein/kg/day
Moderate stress	1.3~1.5g of protein/kg/day
Severe stress	1.5~2.0g of protein/kg/day
Renal failure	
Nondialyzed	0.8~1.2g of protein/kg/day
Hemodialyzed	1.0~1.4g of protein/kg/day (may need to be adjusted based on frequency of dialysis)
Continuous renal replacement therapy	1.5~2.5g of protein/kg/day

소아에서의 Macronutrients 참고치

① Carbohydrate (단위 : g/kg/day (mg/kg/min))

	Day 1	Day 2	Day 3	Day 4
Up to 3kg	10 (6.94)	14 (9.72)	16 (11.1)	18 (12.5)
3 ~ 10kg	8 (5.56)	12 (8.33)	14 (9.72)	16 ~ 17 (11.1 ~ 12.5)
10 ~ 15kg	6 (4.17)	8 (5.56)	10 (6.94)	12 ~ 14 (6.94 ~ 8.33)
15 ~ 20kg	4 (2.78)	6 (4.17)	8 (5.56)	10 ~ 12 (6.94 ~ 8.33)
20 ~ 30kg	4 (2.78)	6 (4.17)	8 (5.56)	〈 12 (8.33)
〉30kg	3 (2.08)	5 (3.47)	8 (5.56)	〈 10 (6.94)

[Ref. Recommended parenteral glucose supply (Ref. ESPGHAN 2005)]

② Protein

Age	g/kg
Neonate	3 ~ 4
Infant (1 ~ 12months)	2 ~ 3
Children(above 10kg or 1 ~ 10yrs)	1 ~ 2
Adolescents (11 ~ 17yrs)	0.8 ~ 1.5

[Ref. A.S.P.E.N - 2005]

Age	g/kg
Preterm infant	1.5 ~ 4.0
Term neonate	1.5 ~ 3.0
2nd month to 3rd year	1.0 ~ 2.5
3rd to 18th year	1.0 ~ 2.0

[Ref. E.S.P.E.N - 2005]

③ Lipid

• Fat emulsion (A.S.P.E.N) : 1g/kg/day로 시작하여 0.5~1.0g/kg/day씩 증량

• Maximum (E.S.P.E.N)

- Infant : 3~4g/kg/day (infusion rate 0.13~0.17g/kg/hr)

- Older children : 2~3g/kg/d (infusion rate 0.08~0.13g/kg/hr)

• Serum TG monitoring

- Infant 〈 250mg/dL

- Older children 〈 400mcg/dL

(3) Electrolytes and Minerals

✛ 건강한 성인의 electrolytes 요구량

	Enteral	Parenteral
Sodium	500mg/day (22mEq/day)	1 ~ 2mEq/kg/day
Potassium	2g/day (51mEq/day)	1 ~ 2mEq/kg/day
Chloride	750mg/day (21mEq/day)	As needed to maintain acid-base balance
Acetate	–	As needed to maintain acid-base balance
Calcium	1200mg/day (60mEq/day)	10 ~ 15mEq/day
Magnesium	420mg/day (35mEq/day)	8 ~ 20mEq/day
Phosphorus	700mg/day (23mmol/day)	20 ~ 40mmol/day

[Ref. A.S.P.E.N. Nutrition Support Practice Manual 2nd Ed.]

소아에서의 Electrolytes and Minerals 참고치

	Preterm neonate	Infants/Children	Adolescent & Children > 50kg
Sodium	2 ~ 5mEq/kg	2 ~ 5mEq/kg	1 ~ 2mEq/kg
Potassium	2 ~ 4mEq/kg	2 ~ 4mEq/kg	1 ~ 2mEq/kg
Calcium	2 ~ 4mEq/kg	0.5 ~ 4mEq/kg	10 ~ 20mEq/day
Phosphorus	1 ~ 2mM/kg	0.5 ~ 2mM/kg	10 ~ 40mM/day
Magnesium	0.3 ~ 0.5mEq/kg	0.3 ~ 0.5mEq/kg	10 ~ 30mEq/day

[Ref. Daily electrolyte and mineral requirements (A.S.P.E.N.)]

(4) Trace Elements

Trace element	Standard daily intake (성인)	Furtman® (mL)	Multiblue-5® (mL)	Addamel® (mL)	원내제제 (말초)[a]	원내제제 (중심)[b]
Zinc	2.5 ~ 5mg	5mg	1mg	650mcg	1mg	2.5mg
Copper	0.3 ~ 0.5mg	1mg	400mcg	130mcg	0.2mg	0.5mg
Manganase	60 ~ 100mcg	500mcg	100mcg	27mcg	100mcg	250mcg
Chromiun	10 ~ 15mcg	10mcg	4mcg	1mcg	2mcg	5mcg
Selenium	20 ~ 60mcg	–	20mcg	3.2mcg	–	–
ferritin	1mg	–	–	10mcg	–	–
Iodine	not routinely add	–	–	13mcg	–	–
Fluoride	not routinely add	–	–	95mcg	–	–
Molybdenum	not routinely add	–	–	1.9mcg	–	–

a : TPN 1bag 기준 Furtman® 0.2mL 함유, b : TPN 1bag 기준 Furtman® 0.5mL 함유
[Ref. Trace Elements in Parenteral Nutrition: A Practical Guide for Dosage and Monitoring for Adults Patients; Nutr Clin Pract. 2013 Dec;28(6):722-9]

✦ 단독 미량원소 제제

Trace element	성분 / 상품명 / 함량
Zinc	1. Zinc sulfate hydrate / Zinctrace® / (Zn으로) 10mg/10mL
	2. Zinc sulfate hydrate / Zinc S® / (Zn으로) 5mg/5mL
Selenium	Selenium / Selenase 100 pro® / 100mcg/2mL

[Ref. 의약품집 26판]

소아에서의 Trace Elements 참고치

Trace element	Preterm neonate Neonate < 3kg	Term neonate Infant : 3 ~ 10kg	Children 10 ~ 40kg	Adolescents > 40kg
Zinc	400mcg/kg	250mcg/kg	50mcg/kg	2.5 ~ 5mg
Copper	20mcg/kg	20mcg/kg	20mcg/kg	300 ~ 500mcg
Manganese	1mcg/kg	1mcg/kg	1mcg/kg	60 ~ 100mcg
Chromiun	0.05 ~ 0.3mcg/kg	0.2mcg/kg	0.2mcg/kg	10 ~ 15mcg
Selenium	1.5 ~ 4.5mcg/kg	2mcg/kg	1 ~ 3mcg/kg	20 ~ 60mcg

[Ref. A.S.P.E.N. Position Paper: Recommendations for Changes in Commercially Available Parenteral Multivitamin and Multi-Trace Element Products; Nutr Clin Pract. 2012 Aug;27(4):440-91]

- Zn : 설사, 장루, 비위 흡인(nasogastric suction) 등으로 위장관을 통한 소실이 있을 경우, 아연 결핍 가능성 있음
- Cu/Mn : 담도 배설되므로 간질환 환자에서 축적의 위험
- Fe : 일반적으로 정맥영양에 포함되어 있지 않으므로 부족 시 경구, 정주, 근주 등으로 추가 보충이 필요함

(5) Vitamins

원내제제 TPN에는 기본적으로 MVH® 1 vial이 포함되며, 필요시 Tamipool ®로 변경도 가능하다. MVH®와 Tamipool® 모두 vitamin K는 포함하지 않으므로, 장기간 TPN을 유지하는 환자 vitamin K (10mg/1mL)를 1amp/week로 추가 공급 하는 것이 추천된다.

+ Vitamin 1일 권장량 및 제제별 함량

Vitamins		Unit	Recommended daily intake	MVH®		Tamipool®	
				/via	%	/via	%
A	Retinol	IU*	3300	10000	303	3300	100
B1	Thiamine	mg	6	50	833	3.81	64
B2	Riboflavin	mg	3.6	10	278	3.6	100
B3	Niacin	mg	40	100	250	40	100
B5	Pantothenic acid	mg	15	25	167	15	100
B6	Pyridoxine	mg	6	15	250	4.86	81
B12	Cyanocobalamine	mcg	5	–	–	5	100
C	Ascorbic acid	mg	200	500	500	100	100
D	Ergocalciferol	IU*	200	1000	500	200	100
E	Tocoferol	mg (IU)*	10	51	510	10	100
K	Phytonadione	mcg	150	–	–	–	–
	Folic acid	mcg	600	–	–	400	67
	Biotin	mcg	60	–	–	60	100

* Vit.A 1mg=3333IU, Vit.D 1ug=40IU, Vit.E 1mg=1IU
[Ref. A.S.P.E.N. Position Paper: Recommendations for Changes in Commercially Available Parenteral Multivitamin and Multi-Trace Element Products; Nutr Clin Pract. 2012 Aug;27(4):440-91]

4) TPN 모니터링

+ Monitoring for Adult Patients on Parenteral Nutrition

Parameter	Baseline	Critically ill patients	Stable patients
Chemistry screen (Ca, Mg, LETs, P)	Yes	2~3x/week	Weekly
Electrolytes, BUN, creatinine	Yes	Daily	1~2x/week
Serum triglycerides	Yes	Weekly	Weekly
CBC with differential	Yes	Weekly	Weekly
PT, PTT	Yes	Weekly	Weekly
Capillary glucese	3x/day	3x/day (until consistently ⟨ 200 mg/dl)	3x/day (until consistently ⟨ 200 mg/dl)

Weight	If possible	Daily	2~3x weekly
Intake and output	Daily	Daily	Daily unless fluid status is assessed by phjsical exam
Nitrogen balance	As needed	As needed	As needed
Indirect calorimetry	As needed	As needed	As needed

Bun, blood urea nitrogen; CBC, complete blood count; LET = liver funtion test; PT, prothrombin time; PTT, partial thromboplastin time.

5) TPN 자문회신의 예

- 환자 임상상태에 따라 열량 및 단백질 요구량을 결정하고 TPN regimen 을 설계한 후 회신
- 자문 이후 정기적으로 follow up을 시행하여 환자의 임상적 요인의 변화로 TPN regimen 변경이 필요한 경우 사후관리 보고서를 작성하고 주치의에게 알림

(1) TPN regimen 설계의 예(성인)

65세의 남자 환자로 advanced gastric cancer (AGC) 진단받고 Robot-assisted total gastrectomy 시행하였으며 수술 후 fluid collection으로 PCD insertion 및 NPO 중이다. NPO 기간 길어지고 있어 TPN 의뢰되었다(이전 건강했던 환자로 당뇨, 간질환 등 기저 질환은 없었다).

Laboratory data			
항목	수치	항목	수치
T. protein / albumin	6.7 / 3.0g/dL	Chol.	112mg/dL
T.bil / OT / PT / ALP	1.1 / 32 / 39 / 138	TG	130mg/dL
BUN / SCr	12 / 0.97mg/dL	Na / K	139 / 4.7mmol/L
Glucose	86mg/dL	Ca / P	8.8 / 3.0mg/dL
수액 및 투여 약물			

10% dextrose (NaCl, KCl mix) 2L/day
Hartmann 1L bag 40cc/hr
Linbactam®(Piperacillin/Tazobactam) 4.5g inj q8h
Pantoline®(Pantoprazole) 40mg inj 1 vial

① 영양평가

- 평가항목 : 최근 체중 변화, 식사량, BMI, 나이, S-albumin, S-cholesterol, Hb, CRP

  ▶ 최근 체중 변화 : 한달 간 약 6.75kg(10.4%) 체중 감소(severe 체중 감소)

    최근 식사량 : 금식

    Ht.(170.8cm) Bwt.(64kg) BMI(20.0), 나이(65), S-albumin(3.0), S-cholesterol(112), Hb(12.3), CRP(1.17)

    ☞ Mild malnutrition 상태로 평가됨

② 열량 및 단백질 요구량 산정

  ㉮ 열량 : BEE (M) = 66.42 + 13.75W + 5H − 6.78A = 1361kcal/day

    (BEE : basal energy expenditure, W : weight, H : height, A : age)

    TEE (total energy expenditure) = BEE × stress factor

    $$= 1361 \times (1.2 \sim 1.5) = 1633 \sim 2042 kcal/day$$

  ㉯ 단백질 : Severe stress = 1.3~1.5 g/kg/day = (1.3~1.5) × 64kg = 83~96g/day

③ TPN regimen 계획하기

  ㉮ 말초 정맥 또는 중심 정맥 여부 확인하기

    ▶ C-line(-), 말초 정맥으로 주입.

  ㉯ TPN regimen

    ▶ TPN 제제(3 in 1) 시판품제제 + 아미노산 수액제 + side fluid(10% Dextrose NA77 K20)

      ex. Nutriflex lipid peri 1250® 1bag/d(≒ 52mL/hr) : MVH® free + Tamipool® 1vial

      10% Proamin 500mL 1btl QD

      D10NAK2V 60mL/hr(☜ prn〉 e' & vol adjust)

✚ 투여량 계산 및 평가

Total calorie : 1709 kcal/day (BEE 125%, 26.63kcal/kg)

Protein : 90g/day (1.4g/kg)

Lipid 50g/day (0.78g/kg), Lipid 투여 속도 0.00054g/kg/hr

Glucose 224g/day, Glucose infusion rate (GIR) 2.42mg/kg/min

Total volume 3196mL/day

Non-protein calorie (NPC) : N (nitrogen) ratio = 93.7

Na 160.9mEq, K 58.8mEq, Ca 6.0mEq, P 7.5mM, Mg 6mEq

Zn 3mg, Cu 0.2mg, Mn 0.1mg, Cr 2mcg

④ 주의사항 및 monitoring

㉮ 초기 혈당 변화 주의(< 180mg/dL 유지)

㉯ 전해질, 신기능(BUN/SCr) 및 간기능 검사 수치 monitoring

㉰ Input/Output 양, 체중 변화 monitoring

㉱ TG level monitoring

㉲ TPN 투여로 인한 complication 주의

: Hyperglycemia, hypercapnia, metabolic acidosis/alkalosis, electrolyte imbalance, BUN 상승, LFT 상승, hypertriglyceridemia, edema 등

(2) TPN 회신서 예

NST 회신서

- 환자상태

#1. EGC lic, cardia, poc, pT4aN1 (2/19), L/V/P +/-/-, RM- (1.6cm)
s/p RATG, '17.02.08

#2. Post op NPO state, 금식기간이 길어지어 pph-TPN 투여 계획

#3. Severe wt loss(+) : -10%/mth
LFT 1.1-32/29-138▲, glucose 86mg/dL

- 열량 필요량 170.8cm / IBW 64kg 기준, BEE = 1,361kcal/day
1일 필요량 : BEE × (1.2 ~ 1.5) = 1,633~2,042kcal/day
단백질 필요량 : 1.3~1.5g/kg/day = 83~96g/day

- 자문내용
: 수술 후 충분한 열량 및 단백 공급을 위해 다음과 같이 peripheral TPN 투여하시기 바랍니다.
NTFL12P(원내 약품코드) 1bag/d (≒ 52 mL/hr) : MVH® free + Tamipool® 1vial
10% proamin® 500 mL QD
D10NAK2V : 60mL/hr

▶ Total calorie : 1709kcal/day (BEE 125%, 26.63kcal/kg)

Protein : 90g/day (1.4g/kg)

Lipid : 50g/day (0.78g/kg)

Glucose : 224g/day

Glucose infusion rate (GIR) : 2.42mg/kg/min

Total volume : 3,196mL/day

- 주의사항 및 monitoring

1. TPN 투여 초기 BST를 체크하여 180mg/dL 이하로 유지하시기 바랍니다.

2. 전해질, BUN/SCr, LFT, I/O 및 체중 변화, TG level을 monitoring 하여 주십시오.

3. 추후 환자 상태 변화에 따른 TPN regimen 조절이 필요한 경우 재의뢰하여 주시기 바랍니다.

감사합니다. 약사 OOO

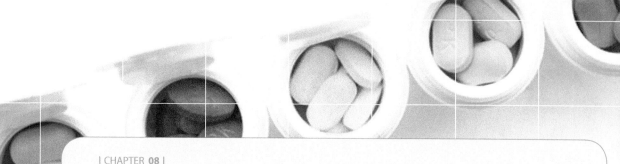

02.

임상약동학 임상업무

실 · 습 · 목 · 적

- 환자의 의무기록을 통해 얻은 환자의 약력 등을 바탕으로 용량자문을 계획하고, 이를 통해 치료역이 좁은 약물이 안전하고 적절하게 투여될 수 있도록 하여 최적의 치료효과를 얻도록 한다.

Check List

- ☑ 환자의 약력을 검토 및 평가하는 방법을 익힌다.

- ☑ 해당 약물의 약동학적 파라미터를 추정하고, 이를 근거로 현 용법에서의 약물 혈중농도를 예측하는 방법을 익힌다.

- ☑ 약물 혈장농도를 바탕으로 PK프로그램을 이용하여 약동학적 파라미터를 산출하고 약물혈중농도 시뮬레이션을 시행하는 방법을 익힌다.

- ☑ 산출된 파라미터 및 혈중농도 결과가 환자의 임상경과에 적합한 결과인지 평가할 수 있다.

임상약동학 업무(Clinical Pharmacokinetics Consultation Service, CPCS)란 therapeutic range가 좁고 개체간 약동학적 파라미터의 차이가 큰 약물에 대하여 체내 약물 혈중농도를 측정하여, 약효는 최대한으로 하고 부작용은 최소화 할 수 있는 가장 적절한 약물의 용량과 용법 등을 자문하여 주는 것을 말한다. 이를 위해서는 기초적으로 약물에 대한 이해와 약물동력학적 개념, 그리고 질병에 대한 이해가 필요하며, 숫자에 얽매이지 말고 약물요법의 측면에서 종합적으로 판단하도록 한다.

최근에는 CPCS 또는 TDM (Therapeutic Drug Monitoring) 두 가지 용어가 보편적으로 함께 사용되고 있다.

✛ 약동학적 파라미터 변화에 따라 각각의 환자에게 각각의 약물의 적절한 용법과 용량이 달라지기 때문에, 상용량이라 하더라도 특정환자에서는 적절하지 않은 용량이 될 수 있다.

전제조건	CPCS 대상 약물
• Therapeutic range가 좁다. • 개인간 약동학적 파라미터 차이가 크다. • 약물의 혈중농도와 효과, 또는 부작용과의 상관관계가 규명되어 있다. • 약물의 효과 및 부작용 평가를 위한 방법으로 혈중농도 측정보다 더 쉬운 방법이 없다.	• Aminoglycoside계 약물 (Amikacin, Gentamicin, Tobramycin) • Vancomycin • Digoxin • Lithium • Theophylline • 항경련제(Carbamazepine, Phenobarbital, Phenytoin, Valproic acid)

1. 임상약동학 업무

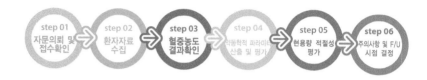

step 01 자문의뢰 및 접수확인 → step 02 환자자료 수집 → **step 03 혈중농도 결과확인** → step 04 약동학적 파라미터 산출 및 평가 → step 05 현용량 적절성 평가 → step 06 주의사항 및 F/U 시점 결정

STEP 01 자문 의뢰 및 검체 접수 확인

처방 오더에 문제가 없는지, 접수 과정에서 문제가 없는 지 확인

STEP 02 환자에 대한 자료 수집 및 평가

- 약물의 적응증 : 적응증에 따른 therapeutic level 확인
- 약물 투여 후, 증상 변화 및 부작용 발현 여부 : 주/객관적 증상 및 검사 결과 확인
- 약동학적 파라미터 변화 인자 : 간기능, 신기능 등 관련 검사 결과 확인
- 약물의 투약력 및 병용약물 확인
  - CPCS 대상 약물은 투여 경로 및 제형, 투약시간까지 정확하게 확인
  - 병용약물 : 효과 및 부작용에 영향을 미치거나 약물상호작용이 보고된 약물 확인

STEP 03 혈중농도 검사 결과 확인

- 검사결과 보고 시, 채혈 시각 기록 여부를 확인하고, 기록이 누락된 경우에는 병동에 문의
- 환자에 대한 자료를 근거로 예상되었던 혈중농도와 현저한 차이를 나타내는 경우에는 특히 투약 및 채혈시각을 면밀히 재확인하도록 함

STEP 04 약동학적 파라미터 산출 및 평가

- 환자 자료를 근거로 예상되었던 약동학적 파라미터 값과 유의한 차이를 나타내는 경우
  ① 환자의 임상 평가에서 부족한 부분이 있었는지 검토
  ② "투약 ⇒ 채혈 ⇒ 검사"의 과정에서 기록 누락 또는 오류가 있었는지 검토

STEP 05 현 용량의 적절성 평가

- 적응증에 따른 therapeutic range 확인
- 투약 이후의 임상경과를 바탕으로, 현 용량의 적절성 평가(약물의 효과/이상반응 측면)
- 용법 변경 시에는 compliance 및 투약의 편이성도 고려해야 함

STEP 06 주의사항 및 F/U 시점 결정

- 산출되고 평가된 환자의 약동학적 파라미터를 근거로 약물의 기대 효과, 약물 이상반응을 예방하는 측면에서 주의해야 할 사항 및 F/U 시점을 제시

2. 임상약동학 업무 보고서

1) 보고서 작성 양식

(1) Patient information
- 특이사항: 환자의 임상 경과에 대한 정보를 입력하는 부분
  CPCS의 임상적 근거를 제시하거나, 특이사항을 기록하는 부분

(2) Drug administration
- 현 투약력 : CPCS 대상 약물에 대한 투약력으로 정확하게 기록
- 병용 투약 : CPCS 대상 약물과 약물상호작용이 있거나, CPCS 대상 약물의 side effect 발현에 영향을 줄 수 있는 약물에 대한 기록. 임상결과를 평가하는 것에 영향을 미치는 약제에 대한 기록

(3) Drug Concentration & Lab
① 채혈시각 및 농도
  - 자동 입력된 채혈시각은 검체 접수 시간이므로 실제 채혈시각으로 변경
  - 채혈시각 입력은 24시간을 기준으로 "OO:OO"의 형식으로 작성

② Albumin, creatinine
  자동 입력되는 결과는 정규 검사 결과이므로, 응급 검사 결과는 별도로 확인

(4) Results

- Pharmacokinetic parameters, 추정/변경 시 예상 농도
- Interpretation : 약물혈중농도에 대한 평가 결과를 요약적으로 제시하는 부분

    ▶ Therapeutic Level, Subtherapeutic Level, Toxic Level

    ▶ Upper (Lower) Margin of Therapeutic (Peak) Level

    ▶ Non-Steady State (Therapeutic Level expected)

    ▶ Below the Detection Limit, Non-Toxic Level, 자문정보부족, etc.

- Recommendation

  ㉮ 중요한 정보를 간략하고 구체적으로, 명확하게 기록한다.

  이론적 근거가 불명확하거나 참고자료를 제시할 수 없는 경우에는 기록하지 않도록 한다.

  ㉯ 구성 : 약물 혈중농도에 대한 평가

  추천 용량/용법 - 이론적 근거 제시 등

  F/U 필요성 및 시기

  주의사항

2) 보고서 예

CPCS (Clinical Pharmacokinetics Consultation Service) 보고서

Report No: Report Date: 2016-12-16

Patient information

성명 : OOO   성별 : M   연령 : 58세   신장 : 170cm   체중 : 58.2 kg

등록번호 : OOOOOOOO   병동 : 114   진단명 :

약물 : Vancomycin   지정의 : OOO   주치의 : OOO   요청일 : 2016-12-16

자문이유 :   의심독성 :

특이사항: ■ 환자상태

Underlying〉

Alcoholic LC (Child C10) -〉 LDLT 고려 중

LC coagulopathy # h/o E. varix # h/o SBP sepsis

Hemoperitonium

Current〉

SAH in prepontine cistern, minimal IVH

- s/p EVD Rt. Kocher's point (2016.11.29) , malfunction

- s/p EVD Lt. Kocher's point (2016.11.30)

- s/p EVD Lt. Kocher's revision / Rt EVD removal (2016.12.03), bedside

fever

- d/t r/o pneumonia (HAP), d/t r/o SBP

■ Lab

max BT(℃) (12/16)38.1←38.1←(12/14)37.9←37.9←(12/12)37.4

WBC(seg%) (12/16)6.66K(77%)←6.95K(74%)←(12/14)8.59K(82.9%)←6.18K(92%)

procalcitonin (12/2)0.246

hs-CRP(12/15)0.71←(12/14)0.96←(12/12)1.26←(12/10)2.33

BUN/SCr(12/16)31/0.75←30/0.70←(12/12)32/0.68←(12/8)24/0.49, (12/15) 24h U/O 2365mL

■ F/U Cx : Blood, pph: (12/12×2) no growth after 2days (12/2x2, 11/29×2) (-)

Blood, central : (12/12) no growth after 2 days

ETA : (12/12×2, 12/5×2) throat normal flora

TTA : (12/9×2) MRSA (VCM S:MIC=2) (12/2×2) MRSA (VCM S:MIC=1), ESBL(-) E.coli

객담-IRAB: (11/30) (-)

Ascitic : (12/13)No growth after 2 days, (12/9, 11/7, 11/4, 11/2) (-)

CSF : (12/2, 11/29) (-), 소변 : (11/29) (-), Urine.cath : (12/2) (-)

■ 채혈시각 : 검체 기록(-), 병동확인 결과 10A30 채혈임을 확인함

Drug Administration

현 투약력 : Vancomycin 900mg IV q12h (12/10 11P, 12/11~12/15 11A/11P,
12/16 11A)

병용투약 : piperacillin-tazobactam, norepinephrine, furosemide, spironolactone,
propacetamol

Drug Concentration & Lab

채혈시각	농도		검사일	검사결과
2016-12-16 10:30	19.5mcg/mL	Albumin	2016-12-16	3.9
2016-12-14 10:30	15.7mcg/mL	Creatinine	2016-12-16	0.75

Results

Vd(L/kg) : 0.7   CL(mL/min/kg) : $t_{1/2}$(hr) : 11
추정 peak : 39mcg/mL   추정 Trough : 19mcg/mL   Target: Trough 10~20mcg/mL

Interpretation   Upper Margin of Therapeutic Level expected
Recommendation

1. 금일의 vancomycin level을 근거로 현 용법을 유지할 경우, trough
   19mcg/mL 수준의 upper margin of therapeutic level 예상되어 다음과 같
   이 감량하시기 바랍니다.
2. Vancomycin 700mg IV q12h로 용법 변경하실 경우 예상되는 trough
   level은 15mcg/mL 수준이나 환자의 신기능 변화로 예측치를 벗어날 가능
   성 참고하여 주십시오.
3. 환자의 신기능 변화에 더욱 유의하여 주시고, 2~3일 후 TDM F/U 용법 적
   절성 재평가 하시기 바랍니다.

최종 작성일 :   작성자 : OOO   최종 작성자 : OOO

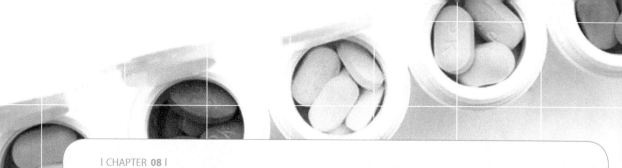

03

항응고 약료 임상업무

실 · 습 · 목 · 적

● Warfarin에 대하여 이해하고 ACS 환자에 대한 복약지도 업무의 흐름 및 ACS 환자 복약지도 내용을 안다.

Check List

☑ ACS실의 업무 흐름을 파악할 수 있다.

☑ Warfarin의 작용기전, 약동학, 약물 상호 작용에 대해 알 수 있다.

☑ 항응고 치료를 변화시킬 수 있는 질병 상태, 식이에 대해 설명할 수 있다.

☑ 출혈 합병증, 혈전, 색전증의 증상, 징후에 대해 알 수 있다.

1. 항응고 약료 업무

1) 업무소개

(1) ACS 대상 환자

- 항응고 약물 치료 중인 퇴원 환자로 담당의사가 ACS 의뢰한 환자
- 외래 진료 중 담당의사가 ACS가 필요하다고 판단되어 의뢰한 환자

✛ ACS (Anticoagulation Service)
항응고 약물자문

(2) 상담장소 및 시간

- 장소 : 흉부외과 외래진료실 2번방 [항응고상담실]
- 시간 : 평일 오전 8시30분 ~ 오후 6시

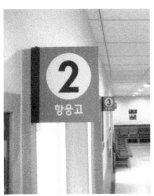

✛ 항응고상담실

✛ 항응고상담실 안내판

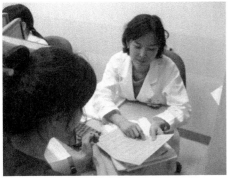

✛ 항응고상담실에서 환자 교육 모습

2) 업무 흐름 및 상담 내용

(1) 업무 흐름

---

① 신규환자 의뢰

ACS(항응고치료상담) 의뢰
↓
ACS실에서 환자 교육 시행
(복약상담, 혈액응고검사 관련 교육, 퇴원약 복용법 교육)
↓
퇴원 또는 외래 환자
Warfarin 복용량 및 ACS 상담일정 결정
↓
귀가

---

② ACS follow-up

혈액응고검사(PT) 측정(ACS 예약 당일)
↓
ACS실 방문
↓
INR 결과 확인, compliance 등 환자 상담
↓
용량 조절, 다음 상담일 결정, 필요시 의사에게 consultation

---

(2) 상담 내용

항응고치료 상담을 통해 출혈관련 부작용을 면밀히 관찰하고, 적절한 INR을 유지하도록 용량을 조절하여 부작용 및 질병 악화의 위험을 예방할 수 있다. 또한 환자들이 약물 복용 중 궁금해 하는 의문점에 답하여 올바른 복약 관련 지식을 갖도록 돕는다.

① 신규환자 교육

ACS 의뢰 환자를 대상으로 warfarin 관련 교육, 혈액응고검사 관련 교육, 퇴원 후 ACS follow-up 내용 등을 교육한다.

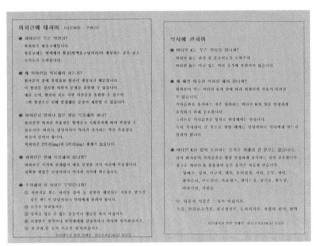

+ 와파린 복약안내문

+ 와파린 약물상호작용 안내문

② ACS follow-up

Warfarin 복용 환자를 대상으로 외래 진료 전 정기적인 follow-up을 통해 INR을 치료범위로 유지시키기 위한 용량 조절 및 자문을 시행한다.

상담 시 환자 교육 내용	상담 시 Check list
• 약물의 효능 및 기대 효과 • 복용법 : 복용량, 복용시간, 복용기간 • 부작용 : 발현증상 및 대처법 • 주의해야 할 약물, 음식 • 복약이행의 중요성 • 혈액응고검사 과정의 중요성	• Compliance • 병용 약물, 건강 보조 식품 복용 여부 • 현재 또는 과거의 출혈 또는 혈전 관련 증상 경력 • 식사 습관, 식사량, 체중 변화 등 • 용량 변경 지침 및 담당의, 환자의 인지도

㉮ 복약이행율(Compliance) : 와파린 수첩 작성 또는 항응고치료상담 결과 안내지 배부를 통하여 compliance를 높인다.

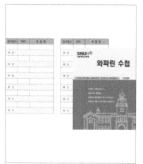

    ✛ 와파린 수첩   ✛ 항응고치료상담 결과 안내지

㉯ 식사습관 : 식사로 공급되는 vitamin K의 양에 따라 와파린의 작용이 달라질 수 있으므로 식사 습관을 일정하게 유지하도록 안내한다.
(Vitamin K 함유량이 높은 음식의 예: 양배추, 상추, 시금치, 오이껍질, 마요네즈, 콩기름, 완두콩, 키위 등)

㉰ 자문내용 및 특이사항을 보고서 작성 및 전산입력을 통하여 의료진이 확인할 수 있도록 한다.

2. Warfarin과 항응고 기전

1) 응고인자의 생성

Vit. K dependent coagulation protein이 γ-carboxylation 될 때 carboxylase에 의해 매개된다. 이 과정에서 vit. K의 환원형(vit. KH2), 산소 분자, 이산화탄소가 필요하게 된다.

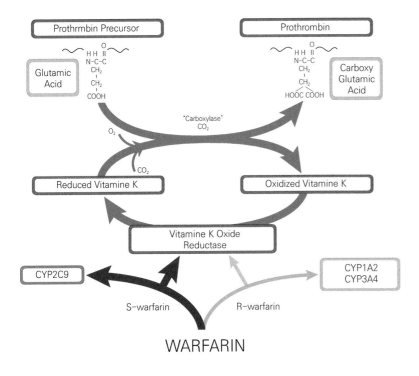

✦ Warfarin의 작용기전

[Ref. CHEST 2008; 133:160S-198S]

2) 항응고 기전

Warfarin은 vit. K와 vit. K epoxide의 cyclic interconversion을 방해함으로써 항응고 효과를 나타낸다. 즉, vit. K 길항제는 vit. K epoxide reductase와 vit. K reductase를 방해함으로써 vit. KH2의 생성을 억제하고, 결과적으로 vit. K dependent coagulation proteins (prothrombin, factor VII, factor IX, factor X)의 r-carboxylation을 억제하게 된다. 그 외에도 vit. K 길항제는 protein C와 protein S(항응고 단백)의 carboxylation도 억제하게 된다.

3) Pharmacokinetics

Warfarin은 동량의 광학적 활성체인 R과 S form으로 이루어진 racemic mixture이며, S form이 R form보다 5배 강력하다.

① 흡수 : 위장관에서 빨리 흡수되며 90분만에 최고혈중농도에 도달한다.
② 반감기 : 36~42시간, 혈장단백에 결합(99.9%), 빠른 속도로 간에 축적되어 대사된다.
③ Warfarin의 용량 대 효과의 관계 : 개체간 차이(유지용량 : 1~60mg) 뿐 아니라, 개체 내 차이도 존재하기 때문에 모니터링이 필요하다. 용량 대 효과 관계가 non-linear 하므로 용량 변경이 10~20%를 넘지 않는 것이 적당하다.

4) Monitoring

① Prothrombin time (PT)
Warfarin 모니터링의 가장 일반적인 방법이며, vit. K dependent procoagulant clotting factors 중 세 가지(factor II, VII, X)의 감소에 반응을 나타낸다.

② PT 표준화
• INR (International Normalized Ratio) = (Patient PT/Mean normal PT)[ISI]

• ISI (International Sensitivity Index): 각 제조 회사 thromboplastin의
  반응 정도를 국제적 표준 제제와 비교하여 측정한 값

5) Warfarin 적응증

적응증	Target INR
Prophylaxis of venous thrombosis (high risk surgery)	2.0 ~ 3.0
Treatment of venous thrombosis	
Treatment of pulmonary embolism	
Prevention of systemic embolism	
Tissue heart valves	
Acute myocardial infarction	
Valvular heart disease	
Atrial fibrillation	
Mechanical prosthetic valves	2.5 ~ 3.5
Bileaflet mechanical valve in aortic position	2.0 ~ 3.0

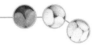

3. 항응고 약료 의뢰 사례

정 ○○ : 37세 여성, 165cm/57kg

Warfarin 적응증 : Mechanical prosthetic valve in mitral and aortic position ('05.12.27),
Atrial fibrillation('06.11), Tricuspid regurgitation.

Date	Dose	TWD[3] (mg)	INR	비고
7/28~9/19	수, 일 5mg rest 6mg	40	2.45	
9/19~11/2	수, 일 5mg rest 6mg	40	2.02	
11/2~11/28	수, 일 5mg rest 6mg	40	2.00	11/28) AMO 200mg bid start, Warfarin 15% ↓
11/28~12/5	5mg(일 4mg)	34	2.15	
12/5~12/15	4~5mg alt[1]	31	2.22	Warfarin 20% ↓
12/15~12/29	수, 일 5mg rest[2] 4mg	30	2.48	
12/29~1/16	4mg(일 5mg)	29	2.95	
1/16~1/30	4mg	28	2.73	Warfarin 30% ↓
1/30~2/28	4mg	28	2.38	

1) alt : 하루씩 번갈아서 복용, 2) rest : 그 외 나머지 요일, 3) TWD : Total Weekly Dose

[사례 설명]

Warfarin의 항응고 효과 변화에 영향을 주는 여러 가지 요인 중 병용약물과의 상호작용과 관련한 사례이다. Amiodarone은 항부정맥제로 심방세동 진단시 다빈도로 처방되는 약물이다. 또한 CYP 2C9 및 1A2 inhibitor 이므로 warfarin의 두 가지 이성질체(R form, S form) 모두의 대사를 억제시킬 수 있으므로 warfarin의 항응고 효과를 크게 상승시킬 수 있다.

○ 37세 정OO 환자는 승모판막과 대동맥 판막을 금속판막으로 치환하였고, 심방세동이 있으며, 판막질환을 갖고 있는 환자로 warfairn을 평생 복용해야 하는 적응증을 가진 환자이다. 심방세동을 진단받고 amiodarone을 시작할 당시(11/28) INR 수치가 2.00으로 target INR을 유지하고 있으나 향후 예상되는 항응고 효과 상승을 고려하여 wafarin 용량을 미리 15% 감량하였다. 그 이후에도 검사결과 상으로는 target INR 의 범위에 들었지만, 예상되는 warfarin의 항응고 효과 상승폭과 유지용량 감량폭을 감안하여 미리 용량 조정 하였으며, 최종적으로 warfarin의 이전 유지용량의 30%까지 감량하여 안전하고 효과적으로 항응고 효과를 유지할 수 있었다.

■ 참고문헌

• CHEST: American College of Chest Physicians Evidence-Based Clinical

Practice Guidelines, 2012 & 2016

- *Circulation*, 2011, 123(10):1144-50
- *Applied Therapeutics*: The Clinical Use of Drugs, 10th Edi.
- Managing oral anticoagulation therapy, ASPEN 2nd Edi.
- *Pharmacotherapy*, 2006, 26(11):1650-3
- MICROMEDEX 2017

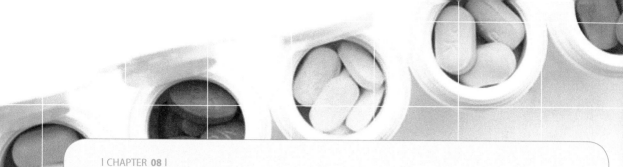

04

장기이식 약료 임상업무

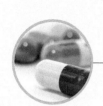

실·습·목·적

● 장기이식환자 약료 서비스에 있어서 약사의 직능과 역할을 이해하고, 이식 후 복용하는 약물에 대해 익힌다.

Check List

☑ 장기이식 약료 서비스에서 약사의 역할을 이해한다.

☑ 장기이식 환자의 임상상태를 분석하고, 적절히 복약지도를 할 수 있다.

☑ 간이식, 신장이식 등 주요 장기이식의 특징을 설명할 수 있다.

☑ 장기이식 후 복용하는 약물의 종류와 이들의 작용기전 및 적응증 등에 대해 안다.

1. 장기이식 약료 업무

1) 업무 소개

간이식 환자는 거부반응을 억제하기 위한 면역억제제, 감염을 예방하기 위한 항균제 등 다양한 약제의 적절한 투여가 매우 중요하며, 약물의 종류가 많고 용법이 복잡하여 약물요법에 특별한 관리가 필요하다. 약제부 간이식팀에서는 이식 후 사용되는 모든 약에 대해 검토하고 의료진과 상의하여 적절한 약물 요법이 이루어 질 수 있도록 하고 있으며, 복약상담을 통해 환자의 복약순응도를 높이고 만족도를 향상시키는 약제서비스를 제공하고 있다.

(1) 복약상담 대상

- 입원환자
- 퇴원환자
- 외래환자 상담 및 전화 문의
- 복용 의약품 식별 의뢰 환자

(2) 복약상담 항목

- 이식 후의 약물요법의 목표
- 면역억제제의 거부반응
- 프로그랍 또는 뉴오랄/셀셉트/피디에 대하여
- 감염에 대해서
- 가글에 대해서
- 퇴원 후 일상 생활; 이식 후 영양 관리
- 복용 스케줄표

2) 상담 내용

(1) 장기이식 단체교육

- 약사, 영양사, 장기이식 코디네이터로 구성
- 이식 후 약물요법, 영양관리, 일상 생활에 대해 교육
- 약사의 역할 : 거부반응과 면역체계, 이식 후 면역억제제 요법, 면역억제제 종류 및 복용 방법, 감염관리 및 가글 사용법, 면역억제제 복용 중 주의사항 등을 설명

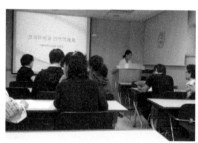

✛ 장기이식 단체교육 모습

(2) 퇴원 약물 교육

개별 약물 설명 및 복약 스케줄표 작성

✛ 장기이식 퇴원환자 복약 안내문　　　✛ 장기이식 퇴원환자 복약 스케줄표

(3) 외래 환자 상담

- 검사결과(약물농도, Liver function test, 신기능, 전해질, 혈당, Anti-HBs titer 등)를 확인하여 환자에게 알림 ⇒ 장기이식 수첩 관리
- Tacrolimus 및 cyclosporine 농도 확인 ⇒ 복약 이행, 약물 복용시간, 채혈 시간 등을 확인
- 타과 및 타병원 처방 약, 자가 복용 중인 약 확인 ⇒ 약물 상호작용 가능성 확인
- 약으로 인한 부작용 및 불편한 점 확인
- 검사 결과 또는 protocol에 따른 약제 변경 가능성 및 진료 시 예상되는 처방 내역 알림
- 상담 결과 문제점 발견 시 의료진에게 SMS, mail 등으로 알림 ⇒ 진료 후 오더 내역 확인하여 반영 여부 확인함

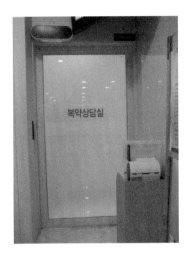

➕ 장기이식 외래환자 복약상담실

2. 이식과 약물요법

1) 신이식과 간이식

(1) 신이식

신장 이식은 말기 신부전 환자의 신대체 요법의 하나로서 중요한 위치를 차지하고 있으며 지금까지 말기 신부전 환자에게 사용되어 온 혈액투석이나 복막투석에 비해 여러 장점을 가지고 있다.

(2) 간이식

간기능을 대신할 수 있는 인공 장기가 없기 때문에 간이식은 말기 간기능 부전 환자의 유일한 치료법으로 1963년에 미국에서 처음 시행되었으며, 국내에서는 1988년 처음 실시된 이후에 많은 연구와 임상 경험을 통해서 최근에는 말기 간기능 부전 환자에게 새로운 치료의 장을 열게 되었다.

① 간이식의 적응증
- 바이러스성 간염, 간경변
- 간세포성 간세포암(Hepatic cellular carcinoma)
- 원발성 답즙성 경화증
- 원발성 경화성 담관염(Primary sclerosing cholangitis)
- 약물성 간염(acetaminophen, isoniazid, halothane, valproic acid, disulfiram, gold)
- 대사성 간질환(예 : Wilson병)
- 선천성 담도폐쇄증(Biliary atresia)

② 간이식 종류
- 동소성 전간이식(orthotropic whole liver transplant) : 전간을 동소성에 이식
- 뇌사자 간이식(cadaver transplant) : 뇌사자의 정상적인 간을 환자의 간과 동일한 곳에 교체

- 축소 간이식(reduced size cadaveric liver transplant) : 소아에 대한 공여간의 부족을 해결하기 위해 뇌사자의 간의 크기를 축소하여 사용
- 분할 간이식(split liver transplant) : 뇌사자로부터 받은 하나의 간을 두 명의 수혜자에게 이식
- 생체 부분간이식(living donor liver transplant) : 정상적인 사람의 간 일부분을 외과적 수술로 분리하여 환자에게 이식(From adult to small children, from adult to adult)
- 보조성 부분간이식(auxiliary partial liver transplant) : 수혜자의 원래의 간을 일부 또는 전부를 남기고 공여자의 간의 전부 또는 일부를 이식하는 방법으로, 전간이식이 곤란한 증례에 좋은 적응이 됨

(3) 거부반응

이식 후의 거부반응은 발생시기에 따라 초급성, 급성, 만성 거부반응으로 나뉘어진다. 초급성 거부반응은 수술시에 나타나는 것이고, 급성 거부반응은 대체로 이식 후 6개월 이내에 나타나며, 만성 거부반응은 그 후 서서히 나타나게 된다. 거부반응 예방 목적으로 면역억제제를 투여하게 되며, 급성 거부반응은 치료가 가능하다.

2) 약물 요법 지침 및 각론

(1) 면역억제 요법

이식된 장기, 이식 시행 병원에 따라 다르긴 하지만 보통 이중, 삼중 요법을 하게 된다. 장기 이식 후 주로 사용되는 면역억제요법은 calcineurin inhibitor (CNI)인 tacrolimus (FK, FK-506), cyclosporine (CSA)를 기본으로 하여, CSA+mycophenolate(MMF)+prednisolone (PD), CSA+azathioprine (AZT)+PD, CSA+PD, FK-506+PD 등이 있다. 또한 장기 이식 적응증의 확대로 인해 기저 질환으로 renal cell carcinoma나 hepatocellular carcinoma 등이 있는 경우 anti-tumor activity를 나타내는 mammalian target of rapamycin inhibitor (m-TORi)인 sirolimus (SRL)나 everolimus (EVL)를 삼중 요법에 추가하거나 변경하여 사용하기도 한다. 면역억제제를 이중, 삼중으로 사용하는 이유는 면역체계의 각기 다른 부분에 작용하는 약물을 같이 사용하여 면역억제 효과를 증가시키고, 한 약물을 과량 사용하지 않도록 하

여 각 약물에 의한 부작용을 최소화하기 위함이다.

① 면역억제제

㉮ Calcineurin Inhibitor : cyclosporine (CSA), tacrolimus (FK-506)
  - IL-2, IFN-α 생성억제를 통한 T cell 활성화 및 증식 억제

㉯ Corticosteroids : prednisolone(PD), methylprednisolone, deflazacort
  - Anti-inflammatory, macrophage 기능억제에 의한 T-cell의 활성화 억제

㉰ Anti-Proliferative agent (Antimetabolite) : azathioprine (AZT), mycophenolate mofetil(MMF), mycophenolic acid
  - DNA, RNA 합성 억제로 세포(T-cell) 증식 및 분화 억제

㉱ Antibody 제제 : OKT3, ALG/ATG
  - T-cell 표면의 CD3 분자와 복합체를 형성하여 이를 제거함

㉲ Interleukin II monoclonal antibody : basiliximab
  - 활성화된 T-lymphocyte의 IL-2 R-α chain (CD25)을 직접적으로 길항하고 IL-2에 의해 매개되는 lymphocyte 활성화를 강력하게 억제

㉳ mTOR inhibitor : sirolimus, everolimus

② Tacrolimus와 cyclosporine의 특징 및 부작용 비교

㉮ 혈중농도 모니터 : 두 약물 모두 혈중농도 모니터를 통해 용량 조절

㉯ Tacrolimus는 음식으로 인해서 흡수가 감소하기 때문에 공복(식전 1시간 또는 식후 2시간) 복용이 권장되며, cyclosporine은 음식에 의해 흡수가 유의하게 변화되지 않으며 식사와 관계없이 가능한 일정하게 복용하는 것이 권장

㉰ 약물상호작용 : 두 약물 모두 CYP 3A4의 경로로 대사되며, P-glyco-protein의 substrate임

㉱ Tacrolimus의 특징 : hepatoprotective effect가 있다고 보고되어 있으며, 거부반응의 치료목적으로도 사용 가능

㉲ 부작용 비교 : cyclosporine의 부작용으로는 신독성, 위장장애, 내분비장애(고칼륨혈증, 고요산혈증, 고마그네슘혈증, 당뇨, 고지혈증 등), 신경독성(진전, 두통, 경련), 고혈압, 다모증, 치육 증식 등이 있다. Tacrolimus의 경우 cyclosporine과 유사하나 cyclosporine에 비해 신경독성이 심하며, 당뇨 유발률이 높은 반면 다모증, 치육 증식은 드물며, 고혈압, 고지혈증의 발현 빈도는 cyclosporine 보다 낮으며, 탈모

를 유발할 수 있다.

(2) 감염 예방

면역억제제의 사용으로 감염의 위험이 크다. 필요에 따라서는 예방, 치료 목적으로 항균제, 진균제, 항바이러스 제제, 폐렴 예방 약제 등을 사용하게 된다.

> ✚ 이식 환자에서 chlorhexidine gargle, nystatin suspension의 처방목적 및 사용법
> Nystatin suspension(희석액이 아닌 suspension 제제로 가글함)은 진균 감염 예방 목적으로 사용되며, 2분 이상 가글 후 경우에 따라서는 삼키거나 뱉어야 하며, chlorhexidine gargle은 세균 감염 예방 목적으로 사용되며 보통 30초 가량 가글한다. 가글 횟수는 총 7회로 nystatin suspension을 4회, chlorhexidine gargle을 3회 실시하며, 효과를 충분히 발휘하기 위해서는 두 제제 사이에는 2시간 가량의 간격을 두어야 한다. 가글 후에 물로 헹구지 않도록 해야 한다.

(3) 기타 약물의 사용

① 항고혈압제

Calcium channel blockers가 우선적으로 사용된다. 그러나 이 경우 cyclosporine, tacrolimus와의 약물 상호작용에 주의해야 한다.

② Hepatitis B Immunoprophylaxis protocol

수술 전에 B형 간염이 있던 환자에서 재발 예방목적으로 시행

- Hepatitis B Immune Globuline (HBIG) : 수술 동안부터 투여를 시작하며, protocol에 따라 anti-HBs titer 측정하면서 평생 투여
- Entecavir, tenofovir 등 유전 장벽이 높은 약제를 우선하여 사용하며, 이전 투약하던 anti-HBV 약제가 있는 경우 해당 약제를 유지

③ UDCA

담즙산 구성을 좀 더 무독성으로 변화시킴, 간세포 보호 효과

④ Aspirin

간이식 수술 후 발생할 수 있는 간문맥 혈전증, 간동맥 혈전증 예방 목적으로 투여

⑤ Sulfamethoxazole/trimethoprim

PC(J)P (Pneumocystis carinii(jiveroci) pneumonia) 예방목적으로 사용

⑥ Anti-Ulcer drug

약물(주로 steroid)에 의한 위, 십이지장궤양 예방 목적으로 투여

⑦ Anti-Viral drug (ganciclovir, valganciclovir, acyclovir)

Virus serology에 따라서 예방 목적으로 투여됨

3) 처방 사례

[처방 1] Z940 (신이식)

Cyclosporine Micro 25mg q12h

Cyclosporine Micro 100mg q12h

Mycophenolate Mofetil 1g q12h

Prednisolone 5mg q24h

Famotidine 20mg bid

[처방 2] Z940 (신이식)

Tacrolimus 2mg q12h

Prednisolone 2.5mg q24h

AmLodipine 5mg q24h

Fluvastatin 40mg q24h

[처방 3] Z944 (간이식)

Tacrolimus 1.5mg q12h

Mycophenolate Mofetil 500mg q12h

Aspirin enteric 1C q24h

UDCA 200mg tid

Entecavir 0.5mg q24h

Septrin 1T q24h

[처방 4] Z944 (간이식)

Tacrolimus 3mg q12hr

Prednisolone 20mg q24h

Aspirin enteric 1C q24h

UDCA 200mg 1T tid

Tenofovir 1T q24h

Fluconazole syrup 100mg q24h

Pantoprazole 1T q24h

Septrin 1T q24h

Chlorhexidine gargle 1Btl

Nystatin suspension 1Btl

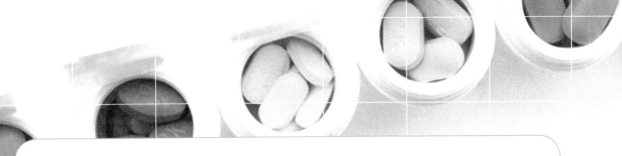

05

중환자 약료 임상업무

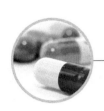

실·습·목·적

● 중환자실에서 약사의 업무 흐름을 이해하고, 주요 사용 약물에 대한 기본지식을 습득한다.

Check List

☑ 중환자실 담당 약사의 업무 및 역할에 대해 알 수 있다.

☑ 중환자실의 환자들이 가지는 주요질환과 치료약물에 대해 알 수 있다.

☑ 중환자 약물 요법 시 고려해야 할 사항에 대하여 파악한다.

1. 성인 중환자실 약료 업무

1) 성인 중환자실(Intensive Care Unit) 업무

(1) 중환자실 종류 및 입실 대상

분류	상세
CPICU (RICU)	심폐기계 중환자실
EICU	응급 중환자실
MICU	내과계 중환자실
SICU 1	외과계 중환자실(흉부외과, 신경외과)
SICU 2	외과계 중환자실(일반외과 등)

- 입실 대상
  ① 인공 호흡기 적용이 필요할 때
  ② 특수처치가 필요할 때
  ③ 혈압, 심전도, 중심정맥압, 폐동맥압, 좌심방압, 심박출량 등의 혈역학적 불안정으로 지속적인 모니터링이 필요할 때
  ④ 혈관활성 약물, 이식환자의 면역억제제 약물의 주입과 조절이 지속적으로 요구될 때
  ⑤ 의식상태 모니터링이 필요할 때
  ⑥ 호흡부전이 예상되어 호흡기계 모니터링이 필요할 때
  ⑦ 조절되지 않는 부정맥이 있어 약물 투여와 중재가 필요할 때
  ⑧ 수술 전/후 급성 심근경색증으로 혈역학적 모니터링이 필요할 때

(2) 중환자실 약사의 업무
① 업무 개요
  ㉮ 처방감사 및 중재 업무
    - 적응증에 따른 약물 선택 적절성 평가
    - 용량/용법 및 투여기간의 적절성 평가
    - 약물유해반응 발생 및 약물 상호작용 우려 시 약물요법 조정, 중단 및 대체 약물 추천

㉮ 약물 혈중농도 모니터링(Therapeutic Drug Monitoring, TDM)

㉯ 정맥 영양 지원(Total Parenteral Nutrition, TPN)

㉰ 약물 정보제공

㉱ 병동 및 NST(Nutrition Support Team) 회진 참여

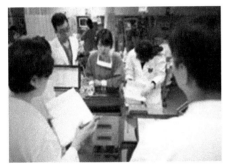

✛ 회진 참여 모습

② 업무 흐름

환자의 상태 및 약물요법에 대한 검토
회진 참석(약물요법 중재 및 의료진의 문의에 답변)
• 중환자실에서 처방된 정규 약을 감사하여 불출 • 회진에서 중재하거나 의료진의 문의에 답변한 내용을 정리하여 기록
중환자실에서 의뢰된 TDM, TPN에 대한 자문업무를 수행
중재한 사항의 적용여부를 확인 및 회진 이후 추가된 약물 요법 혹은 새로운 환자의 약물요법에 대해 검토

2) Sepsis, Septic shock(패혈증, 패혈성 쇼크)

(1) 패혈증 진단 기준의 변화

- 1991 Consensus Conference에서 SIRS (systemic inflammatory response syndrome)라고 하는 개념이 처음 창안되었는데, 이 개념은 감염증에 걸린 숙주의 전신적인 면역반응을 패혈증의 가장 중요한 요소로 보았다. 장기부전(organ dysfunction)이 동반된 경우는 중증 패혈증(severe sepsis)로 정의되며, 이는 적절한 수액 공급에도 저혈압이 지속되는 경우를 일컫는 패혈성 쇼크(septic shock)로 진행될 수 있다(Sepsis-1).
- 2001년 진단기준을 확장하고자 하는 시도는 있었으나 패혈증 및 패혈성 쇼크의 기본 개념은 Sepsis-1과 같으며 기존 진단 기준을 약간 수정하는 형태로만 이루어졌다(Sepsis-2).
- 패혈증에 있어 많은 병리생태학적 및 역학적 연구와 함께 치료에 대한 연구가 지난 십 수년간 심도 있게 진행되었고, 기존의 정의가 최근 밝혀진 염증 이외 기전을 반영하지 못한다는 점과 장기부전이 없는 병태와 중증 패혈증, 패혈성 쇼크의 관련성에 대한 오해가 가능하다는 등의 한계점으로 2016년 새로운 패혈증의 진단 기준이 개정되었다(Sepsis-3).

(2) 패혈증(Sepsis)

- 패혈증은 감염증에 대한 통제 불능의 숙주반응으로 인해 생명을 위협받는 장기부전으로 정의된다.
- 패혈증은 만약 즉각 인지되고 치료되지 않을 경우, 감염으로 인한 사망의 주요 원인이 된다.
- 패혈증은 병원균 인자와 숙주 인자(예 : 인종, 기타 유전적 요인, 나이, 병존질환, 환경)에 의해 형성되는 증후군으로, 시간에 따라 전개하는 성질을 지닌다. 비정상적이거나 조절되지 않는 숙주 반응과 장기 부전의 유무로 감염과 패혈증을 구분할 수 있다.

(3) 장기부전(Organ dysfunction)

- 장기부전은 '감염 후 SOFA (Sequential [Sepsis-related] Organ Failure Assessment) 점수- 2점 이상의 급격한 변화'로,
  - 장기부전 기왕력이 없는 환자는 SOFA기준 0점으로 간주한다.
  - 2점이면 감염 의심자의 전체 사망률은 약 10% 높아지며, 비록 장기부전

증후가 경미해도 예후불량 위험을 감안해 신속하고 적절하게 치료되어야 한다.

• 패혈증으로 인한 장기부전은 잠재되어 있을 수 있으므로, 감염이 있는 환자에게서는 반드시 장기부전의 가능성을 염두에 두어야 한다. 반대로, 인지되지 않은 염증은 새로운 장기부전 발생의 원인일 수 있다. 어떤 설명하기 어려운 장기 부전이 있다면, 감염의 가능성이 증가한다.

• 임상적, 생물학적으로 나타나는 패혈증의 증상은 이미 존재하는 급성질환, 장기 병존 질환, 약물, 중재 등에 따라 달라질 수 있다.

• 특정 감염의 경우에는 조절되지 않는 전신적인 숙주반응을 일으키지 않고도 국소적인 장기부전을 일으킬 수 있다.

(4) 패혈성 쇼크(Septic Shock)

• 패혈성 쇼크는 패혈증의 일부로, 순환 · 세포 · 신진대사에 심각한 이상이 나타나고 사망위험이 크게 높아질 것으로 예상되는 상태로 정의된다.

• 패혈성 쇼크는 패혈증의 조건을 만족하는 동시에 다음의 두 가지 기준으로 확인 가능하다.
  - 충분한 수액 투여에도 불구하고 평균 동맥압(MAP) 65mmHg 이상을 유지하기 위해 혈압상승제가 필요한 경우
  - lactate level 2mmol/L (18mg/dL) 이상인 경우
  이 진단기준에 해당할 경우 병원내 사망률은 40%를 넘는다.

(5) 패혈증과 패혈성 쇼크 환자의 확인 기준

① SOFA score (Sequential Organ Failure Assessment score)
  중환자 평가 도구로, 사망률 예측보다는 이병률 예측에 중점을 두고 있으나, 사망률 예측력은 처음 24시간 점수보다는 48시간 점수가 높다고 알려져 있으며, 6개의 주요 장기(pulmonary, hematologic, hepatic, cardiovascular, CNS, renal)를 아래의 표를 기준으로 평가하여 하루 중 가장 나쁜 점수를 기록한다.

System	Score				
	1	2	3	4	5
Respiration					
Pao$_2$/FiO$_2$, mmHg (kPa)	≥400 (53.3)	>400 (53.3)	<300 (40)	<200 (26.7) with resiratory support	<100 (13.3) with resiratory support
Coagulation					
Platelets, ×10^3/μL	≥150	<150	<100	<50	<20
Liver					
Bilirubin, mg/dL (μmol/L)	<1.2 (20)	1.2~1.9 (20~32)	2.0~5.9 (33~101)	6.0~119 (102~204)	>12.0 (204)
Cardiovascular	MAP ≥ 70mmHg	MAP < 70mmHg	Dopamine <5 or dobutamine (any dose)[b]	Dopamine 5.1~15 or epinephrine ≤0.1 or norepinephrine ≤0.1[b]	Dopamine > 15 or epinephrine >0.1 or norepinephrine >0.1[b]
Central nervous system					
Glasgow Coma Scale score[c]	15	13~14	10~12	6~9	<6
Renal					
Creatinine, mg/dL (μmol/L)	<1.2 (110)	1.2~1.9 (110~170)	2.0~3.4 (171~299)	3.5~4.9 (300~440)	>5.0 (440)
Urine output, mL/d				<500	<200

Abbreviations: FiO$_2$, fraction of inspired oxygen; MAP, mean arterial pressure; PaO$_2$, partial pressure of oxygen.
[a] Adapted from Vincent et al.
[b] Catecholamine doses are given as μg/kg/min for at least 1 hour.
[c] Glosgow Coma Scale scores range from 3-15; higher score indicates better neurological function.

② quick SOFA

- 패혈증을 간단히 진단할 수 있는 도구로 quick SOFA (qSOFA)가 있다. qSOFA는 패혈증을 그 자체로 진단할 수 있는 것은 아니나 즉시 패혈증을 의심할 수 있게 하는 항목으로, 혈액검사 항목을 포함하고 있지 않아 중환자실 이외 지역에서도 사용할 수 있다.

✚ qSOFA (Quick SOFA) Criteria
Respiratory rate ≥ 22/min
Altered mentation
Systolic blood pressure ≤ 100mmHg

• qSOFA은 ㉮ 호흡수 분당 22회 이상, ㉯ 정신상태의 변화, ㉰ 수축기혈압 100mmHg 미만 항목으로 구성되어 있으며, 감염증 의심환자이면서 이들 2개 항목 이상에 해당되면 ICU 재원기간이나 병원사망률이 높을 것으로 예상할 수 있다.

③ quick SOFA 점수와 SOFA 점수를 통한 패혈증과 패혈성 쇼크 확인

감염이 의심되는 경우 qSOFA 점수로 2점 이상 시 장기부전의 증거를 파악하고, 이후 SOFA 점수로 2점 이상 시 패혈증으로 확인, 이후 패혈증의 조건을 만족하며 패혈성 쇼크의 두 가지 기준을 만족할 경우 패혈성 쇼크로 생각할 수 있다.

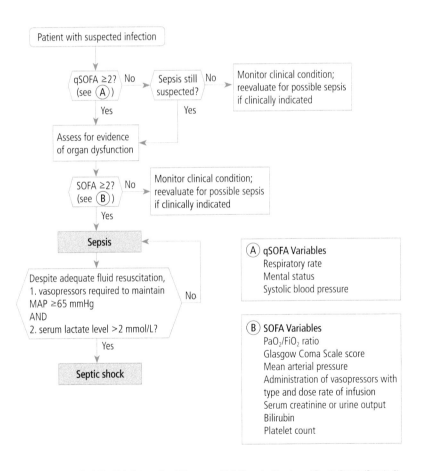

[Ref. The Third International Consensus Definitions for Sepsis and Septic Shock (Sepsis-3). JAMA. 2016;315(8):801-810. doi:10.1001/jama.2016.0287]

375

3) Management of Severe sepsis and Septic shock

(1) 수액 소생(Fluid Resuscitation)

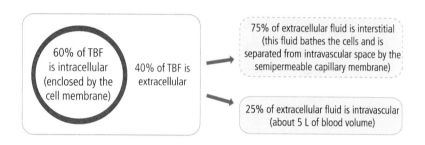

패혈증 치료의 첫 단계는 수액소생이다. 단시간 내에 많은 양의 수액을 빠르게 투여, 적어도 총 30mL/kg의 수액을 투여하여 부족한 혈관 내액을 보충한다.

정맥투여용 수액은 크게 crystalloid 용액과 colloid 용액으로 구분된다. Crystalloid 용액은 물, 포도당, Na⁺, Cl⁻ 등의 전해질을 포함하는 수액으로 대표적으로는 포도당 용액, 생리식염수(0.9% normal saline), 하트만 용액(Lactated Ringer's solution) 등이 있다. 생리식염수와 하트만 용액은 Na⁺, Cl⁻ 을 포함하여 세포막을 투과할 수 없기 때문에 세포 외액에만 분포하게 되는 반면, 포도당 용액은 몸의 어떠한 막도 통과할 수 있기 때문에 total body fluid (TBF) 전체에 걸쳐 분포하게 된다. 따라서 포도당 용액의 투여로 인한 혈관 내액의 용적 증가효과는 상대적으로 비효율적이므로 수액소생 시 적절하지 않다.

Colloid 용액은 모세혈관벽을 통해 쉽게 확산되지 않는 알부민과 같은 분자량이 큰 단백질들을 함유한 용액으로 albumin, hydroxyethyl starch (HES), dextran 등이 있다. Colloid 용액은 혈관벽을 통해 자유롭게 이동하지 못하므로 혈관 내에 남아 교질삼투압을 형성하여 수분을 잡아둠으로써 혈장량을 증가시킨다. 따라서 초반에는 수액소생 시 crystalloid 용액보다 colloid 용액이 더 효과적일 것이라는 가설이 있었으나 추후 진행된 연구들에서 crystalloid 용액에 비해 약제비용만 증가할 뿐 이점이 없다는 것이 밝혀졌으며, 이에 현재의 중증 패혈증 및 패혈성 쇼크 치료에서는 생리식염수와 하트만 용액 등의 crystalloid 용액의 투여가 먼저 추천된다. 또한 colloid 용액 중 HES 용액의 경우에는 사망률 증가 및 신대체 요법 필요 증가와 관련이 있는 것으로 밝혀져 사용이 추천되지 않는다.

(2) 혈관수축제(Vasopressors)

적절한 fluid resuscitation에 반응하지 않는 패혈성 쇼크에서는 혈관 수축제를 투여하게 된다. 가장 먼저 고려해 볼 수 있는 혈관수축제는 norepinephrine (NE)이며 NE의 투여로도 목표한 평균동맥압(65mmHg 이상)이 달성되지 않을 경우 epinephrine, vasopressin을 추가하거나 이들 약제로 NE을 대체할 수 있다. Dopamine의 경우 다른 약제에 비해 상대적으로 빈맥성 부정맥의 발생 위험률이 높게 때문에 빈맥성 부정맥의 저위험군에서만 NE의 대체약으로 고려해 볼 수 있다.

(3) 강심제(Inotropics)

적절한 수액소생 및 목표 평균동맥압이 달성되었음에도 불구하고 관류저하 증상이 지속된다면 myocardial dysfunction을 의심해보아야 한다. 낮은 심박출량을 회복시키기 위해 중심정맥 산소포화도 70%를 목표로 dobutamine을 투여한다.

(4) 스테로이드

수액소생과 혈관수축제 투여로 혈역학적 안정성이 회복되지 않는 경우 hydrocortisone 지속적 점적 정맥 투여(하루 총 용량 200mg) 하는 것을 고려할 수 있다.

(5) Antimicrobial Therapy

패혈증의 근본적인 치료는 감염을 치료하는 것이다. 진단 1시간 이내에 적절한 항생제를 투여하는 것이 권고되며, 치료가 1시간 늦어질수록 사망률이 약 7%씩 증가한다는 보고도 있다. 경험적 항생제 치료는 모든 가능성 있는 원인균에 효과가 있는 항생제를 1개 이상 투여해야 하며, 이 때 선택된 항생제가 패혈증의 근원이 되는 조직에 유효농도로 잘 도달할 수 있는지 여부도 확인해야 한다.

(6) Source Control

패혈증 환자에서 source control을 해야 할 필요가 있다면 physiological insult가 가장 적으면서도 가장 효과적인 치료방법을 사용해야 한다. 만약 intravascular access devices가 감염의 원인일 가능성이 있다면 신속하게 제거되어야 한다.

(7) 스트레스성 위궤양 예방(Stress Ulcer Prophylaxis, SUP)

① 스트레스성 위궤양

중환자실 입원환자에서 명백한 위장관 출혈은 1.5~8.5%의 비율로 나타나며, 적절한 예방을 하지 않은 환자에서는 발생률이 15% 정도로 높게 나타나기도 한다. 스트레스성 위궤양의 증후 및 증상으로는 토혈, 위장관 튜브 흡인시의 gross blood, 커피색의 구토, 혈변 등이 있다.

② 위험 요인

㉮ Major risk factor
- 기계환기(mechanical ventilation, likely 〉 48 hours)
- 응고장애(platelet 〈50K, INR 〉1.5, aPTT〉2 x control)

㉯ Minor risk factor
- 두부외상 및 척수손상
- 심한 화상(체표면적의 35% 이상)
- 관류저하
- 급성 장기 부전
- 1년 이내 위장관 궤양/출혈 병력
- 고용량의 스테로이드 투여
- Major surgery/trauma

③ 약물요법

스트레스성 위궤양의 major risk factor 1개 이상 혹은 minor risk factor 2개 이상에 해당될 경우 예방을 위해 H_2 blocker 또는 proton pump inhibitor의 사용이 권장되며 risk factor가 없는 경우에는 약물 사용 중단이 권고된다.

㉮ H_2 blocker
- Cimetidine(스트레스성 위궤양 예방에 유일하게 FDA 승인을 받은

H₂ blocker)

- Ranitidine, famotidine, nizatidine
- 부작용 : mental status changes (delirium), 혈소판 감소증
- Disadvantages : tachyphylaxis, 신기능 저하 시 용량 조절 필요, 병원
  성 폐렴의 위험

㉯ Proton Pump Inhibitor

- Lansoprazole, omeprazole, esomeprazole, pantoprazole
- 부작용 : 두통, 설사, 변비, 복통, 오심
- Disadvantages : 폐렴 및 clostridium difficile infection의 위험

(8) 심부정맥 혈전증(Deep Vein Thrombosis) 예방

중환자에게는 정맥혈전색전증(Venous Thromboembolism, VTE) 예방이 권
고된다. 예방약제로는 unfractionated heparin (UFH)보다는 low molecular
weight heparin (LMWH)의 투여가 더 추천된다. 만약 환자의 상태가 혈소
판 감소증, 심한 응고장애, active bleeding, 최근 뇌출혈 병력 등의 heparin
사용의 금기에 해당한다면 예방약제는 당분간 투여를 보류하고 graduated
compression stockings 혹은 intermittent compression devices의 기계적 예
방요법을 시행하는 것을 추천한다. 추후 출혈 위험이 감소한다면 다시 예방
약제를 투여하는 것을 고려해야 한다.

(9) Sedation, Analgesia and Neuromuscular Blockade in Sepsis

중환자는 병존 질환이나 침습적인 시술, 손상 등에 의해 통증이나 신체적
인 불편함을 호소하며, 또한 intubation(기관 내 삽관)되어 있는 상황이거
나 간병인들과의 의사소통이 어려운 경우 흔히 agitation이 발생하기도 한
다. 따라서 중환자의 통증을 완화하고 안전과 편안함을 유지시키기 위해
sedatives(진정제), analgesics(진통제) 및 neuromuscular blocker(근이완제)
의 투여가 요구되는 경우가 많다. 다만, 최근 진정제의 사용을 제한하는 것
이 mechanical ventilation(기계 환기)의 기간을 줄이고 중환자실 및 병원의
재원기간을 감소시킬 수 있다는 여러 연구 결과가 발표된 점을 감안하여,
환자의 진정 정도를 평가하여 목표를 설정한 후 적절한 진정 수준에 도달할
수 있는 최소한의 진정제를 투여하는 것이 추천된다.
근이완제의 경우 중단 이후에도 근이완이 지속될 수 있는 위험이 있으므로

초기 acute respiratory distress syndrome (ARDS) 48시간 이내가 아니라면 투여가 추천되지 않는다. 또한 진정제 투여 이전에 근이완제를 투여한다면 환자가 procedure 동안 완전히 깨어있으나 아직 의식이 있다는 것을 알릴 수 있는 방법이 없으며 posttraumatic stress disorder의 위험이 증가하므로 반드시 근이완제 투여 전 진정제를 투여해야 함을 인지해야 한다.

(10) Glucose control

중환자의 blood glucose level (BST)가 2회 이상 180mg/dL을 넘는 경우 BST를 조절해야 하며, 이러한 BST 조절 지침이 각 기관마다 마련되어 있어야 한다. 예전에는 BST를 110mg/dL 이하로 조절하는 것이 요구되었으나, hypoglycemia 발생으로 인해 최근에는 BST 조절 목표가 180mg/dL 이하로 변경되었다. 처음에는 1~2시간마다 BST를 측정해야 하며 추후 insulin infusion rate가 안정화하면 4시간마다 BST를 측정하는 것이 추천된다.

(11) Nutrition

중환자 영양 지원 시 초기 48시간 이내에 환자를 금식시키거나 혹은 포도당 용액만 정맥주사하기보다는 가능하다면 경구식이 혹은 경장식이를 진행하는 것을 고려해보아야 한다. 또한 첫 주에는 목표 칼로리만큼 공급하기보다는 하루 500 kcal 이하의 저칼로리 식이로 시작한 후 이에 문제가 없을 경우 공급량을 증량해 나가는 것이 추천된다.

■ 참고문헌

• Surviving Sepsis Campaign: International Guidelines for Management of Sepsis and Septic Shock: 2016 Intensive Care Med (2017) 43: 304. doi:10.1007/s00134-017-4683-6
• The Third International Consensus Definitions for Sepsis and Septic Shock (Sepsis-3). JAMA. 2016;315(8):801-810. doi:10.1001/jama.2016.0287
• Fluids, Electrolytes, and Nutrition. ACCP Updates in Therapeutics®2013: The Pharmacotherapy Preparatory Review and Recertification Course
• Critical Care. ACCP Updates in Therapeutics® 2013: The Pharmacotherapy Preparatory Review and Recertification Course
• 2012 대한중환자의학회 임상진료지침서

2. 신생아 중환자실 약료 업무

1) 신생아 중환자실(NICU, Neonatal Intensive Care Unit) 업무

(1) 업무 개요

- NICU 병동 회진 및 어린이병원 NST 회진 참여
- TPN 자문 업무 및 사후관리, TPN 대상 환자 screening
- NICU TDM
- NICU 처방감사 및 중재업무
- 병동 Q & A

(2) 업무 흐름

NICU 담당 약사는 병동 회진에 참여하여 의료진과 환자 관련 정보를 공유하며, 약물 처방과 투약에 대한 감사 및 중재 업무를 수행한다. TPN 투여를 위해 NST에 의뢰된 환자를 대상으로 TPN 자문을 하고 매일 환자상태를 모니터링하여 필요시 사후관리를 하며, 정기적으로 TPN 대상 환자를 screening 한다. TDM 대상 약물의 약물 혈중농도 모니터링을 수행하고, 병동에 약물 관련 정보를 제공한다.

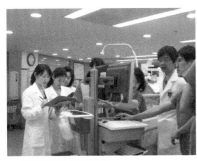
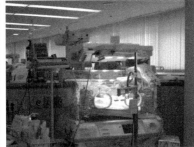

+ NICU 병동 회진 모습

2) 주요 질환

(1) 신생아 호흡곤란 증후군(Respiratory Distress Syndrome, RDS)

RDS는 폐의 발달 미숙으로 인한 폐계면활성제의 부족에 의해 발생되며, 전반적인 폐포의 atelectasis와 폐부종, 세포손상 등을 특징으로 한다. 이후 폐포로 유입된 혈청 단백들에 의해 폐계면활성제의 활성 억제, 미숙한 폐액의 제거 등으로 인한 폐포-혈관 사이의 가스교환의 장애 등이 병태생리에 작용한다.

(2) 미숙아 무호흡

- 미숙아에서 발생하며 재태연령이 낮을수록 그 발생빈도가 높다.
- 1,800g 미만, 재태연령 34주 이하 미숙아의 약 25%에서 적어도 한번 이상의 무호흡 발작이 일어난다.
- 주로 생후 1~2일에 발생하며, 생후 7일 이후에 처음 생기는 경우는 거의 없다.
- Postconceptional age(수태 후 연령) 34~36주까지는 소실되지만, 간혹 39주 이후까지 지속되기도 한다.

(3) 미숙아의 동맥관 개존증(Patent Ductus Arteriosus, PDA)

PDA를 통한 혈류의 좌우단락으로 심폐반응과 혈류의 재분배가 일어난다.

① 심폐반응 : 울혈성 심부전, 폐울혈/폐부종

② 혈류의 재분배

㉮ 상행대동맥으로 가는 혈류는 증가, 하행대동맥으로 가는 혈류량은 감소

㉯ 피부와 근골격으로 가는 혈류가 가장 먼저 감소하고 다음으로는 위장관과 신장으로 가는 혈류가 감소하여 이들 장기의 저관류를 초래한다.

㉰ 복부대동맥에서 폐동맥으로 혈류가 역류하여 폐동맥압이 상승되고, 후에 폐혈관 질환이나 기관지이형성증을 일으킨다.

(4) 복벽기형

복벽기형에는 선천복벽탈장과 복벽파열증이 있으며 수술을 요하는 신생아 질환이다. 진단은 대개 눈으로 확인이 가능하다.

① 선천복벽탈장(Omphalocele)

㉮ 증상 : 복벽의 손상으로 장 손상이 큰 경우 간 또는 비장이 같이 빠져 나오는데 sac으로 둘러싸여 있다. 약 25~40%에서 다른 기형이 동반된다.

㉯ 치료

- Intact sac인 경우 수술이 급한 것은 아니므로 nasogastric suction을 하면서 sac을 saline-soaked gauze 등으로 보호하고 항생제 치료를 한다.
- Ruptured sac인 경우 gastroschisis에 준하여 치료한다.

② 복벽파열증(Gastroschisis)

㉮ 증상 : 2~4cm 크기의 결손으로 장이 빠져나오나 간이나 비장은 복강 내에 위치한다. 양수에 노출된 장은 운동력이나 흡수력이 떨어져 feeding은 수주간 연기되어야 한다.

㉯ 치료

- Nasogastric suction
- Monitor temperature and pH
- Cover exposed intestine with saline-soaked gauze
- Immediate surgical evaluation

3) 약물 요법

(1) 신생아 호흡곤란 증후군(Respiratory Distress Syndrome)

① 계면활성제 보충요법

㉮ 예방적 치료 : 출생체중 1,250g 이하 또는 재태기간 30주 미만의 미숙아

㉯ Non-prophylactic (rescue) treatment

- 환아의 호흡곤란 증상
- 흉부 방사선 소견 : RDS의 특징적 소견
- 기계적 환기요구도 : 적정한 혈중산소분압(50~80mmHg)을 유지하기 위한 인공호흡기의 흡입산소 농도가 40% 이상($FiO_2 > 0.4$)

㉰ 재투여

- 재투여의 기준은 초기 투여 기준과 동일하다.
- 재투여는 적어도 6시간 이상 경과한 후에 시행한다.

- 재투여 전에 동맥관 개존증 유무를 확인해 보는 것이 좋다.

② 계면활성제 종류

㉮ Surfacten® 120mg/vial

- Bovine lung extract
- 용량 : 1 vial/kg (1.5kg는 2vial 사용)
- 투여방법 : E-tube를 통해 Sufactant® 1~2mL를 1분에 걸쳐 서서히 주입한다.

㉯ Curosurf® 120mg/vial

- Pocrine lung extract
- 용량
  - Initial dose : 100~200mg/kg (1.25~2.5mL/kg)
  - Repeat dose : 100mg/kg (1.25mL/kg)
- 투여방법 : 무균바늘과 주사기로 취한 1회 용량의 현탁액을 인공호흡기를 순간적으로 제거한 환자의 하기도에 직접 주입하거나, 또는 반씩 분할하여 기관 내 삽입관을 통해 각각 기관지 튜브로 직접 주사한다.

(2) 미숙아 무호흡

① Methylxanthine 제제 : caffeine과 theophylline

㉮ 작용기전 : respiratory depression을 매개하는 adenosine을 차단

- Caffeine : 중추신경계 호흡중추의 출력 증가, 심박출량의 증가
- Theophylline : 기관지 확장, 중추신경 자극, 위장관 분비물 증가, 횡격막 운동 증가

㉯ 선택 기준

- IV aminophylline, PO theophylline
- Caffeine은 반감기가 길어서 하루 한번 복용 가능, 독성이 적다.

㉰ 치료기간 : 무호흡이 5~7일간 없으면 투여를 중단

㉱ 용법 및 용량

- Caffeine citrate
  - Loading dose : 20mg/kg IV 30분간 주입
  - Maintenance : 5~10mg/kg/dose를 24시간마다 PO 또는 IV로 서서히 주입

- Aminophylline/theophylline
    - Loading dose : 8mg/kg IV 30분간 주입 또는 경구 복용
    - Maintenance : 1.5~3mg/kg/dose를 8~12시간마다 PO 또는 IV
    로 서서히 주입
    - 미숙아의 경우, IV aminophylline에서 PO theophylline으로 전
    환할 때 용량 조절은 필요하지 않다.

(3) 미숙아의 동맥관 개존증(Patent Ductus Arteriosus)

① Prostaglandin 생성억제제

㉮ Indomethacin : 수술의 효과적 대안(2013년 ~ 현재 국내에 없음)

- 용법 및 용량
    - Syringe pump로 30분 이상에 걸쳐 정맥 주사한다.
    - 1주기에 3회 투여, 최대 2~3주기를 반복할 수 있다.
    - 12~24시간 간격으로 투여하는 동안 소변양을 잘 감시하면서 투여
    - PDA 치료 용량

Age at 1st dose	Dosage (mg/kg)		
	1st dose	2nd dose	3rd dose
① < 48 hrs	0.2	0.1	0.1
② 2 ~ 7 days	0.2	0.2	0.2
③ > 7 days	0.2	0.25	0.25

㉯ Ibuprofen : indomethacin보다 부작용이 적으며 희귀의약품이다.

- 용법 및 용량
    - 24시간 간격으로 3회 정맥 주사한다.
    - 용량 : 1회 10mg/kg, 2~3회 5mg/kg
    - 마지막 투약 후 48시간 이내 닫히지 않거나 다시 열릴 경우 2주기
    로 3회 더 투약한다.
    - 2주기 후에도 닫히지 않는 경우 수술을 시행한다.

4) 처방례

[처방 1] 신생아 호흡곤란 증후군

GA 23+3wks, 570g 출생
HD #1 Curosurf® 1vial (=120mg) via
E-tube
HD #8 Curosurf® 0.5vial (=60mg) via
E-tube

[처방 2] 미숙아 무호흡

NeoCaf®(caffeine) 15mg(20mg/kg) IV
loading
→ 3.7mg (5mg/kg) IV q24h
→ Theophylline dry syrup 2.5mg PO tid
   (3mg/kg/dose tid)

[처방 3] 동맥관 개존증 Bwt 540g

HD #2-4 Ibuprofen 1st cycle
  5.4mg IV * 1회 & 2.7mg IV * 2회
  (q24h)
  → HD #6-8 Ibuprofen 2nd cycle
  5.4mg IV * 1회 & 2.7mg IV * 2회
  (q24h)
  → HD #10 PDA ligation

[처방 4] Preterm medication (GA ⟨35wks)

Tocopherol 10IU qd
Folate 50mcg qd
Alvityl-I syr® 2mL qd
※ Alvityl-I syr® 용량
  ⟨1kg 1mL qd
  ⟩1kg 2mL qd
  ⟩CA 3mo 3mL qd

3. 소아 중환자실 약료 업무

1) 소아 중환자실(PICU, Pediatric Intensive Care Unit) 업무

(1) 소아 중환자실 규모

	분류	병상수	입원대상 진료과
PICU (소아 중환자실)	격리실	총 6병상	소아청소년과(중환자, 심장, 신경 등),
	개방형	총 16병상	소아흉부외과, 소아신경외과, 소아외과 등
PEICU (소아응급 중환자실)	개방형	총 2병상	소아청소년과(중환자, 심장, 신경 등)

(2) 중환자실 입실 대상

- 집중적 치료를 요하는 환자
  - 심폐집중치료(ventilator care, continuous vasoactive drug infusion 등)를 필요로 하는 중증 또는 불안정한 혈역학 상태 환자, 수술 전후 급성기 치료가 필요한 환자
- 집중적 감시 및 간호를 요하는 환자
  - 중증의 환자는 아니지만 intensive monitoring이나 간호가 필요한 환자
- 장기이식 대상환자

(3) 업무 개요

- 정맥 영양 지원(TPN) 및 약물 혈중농도 모니터링(TDM) 자문
- PICU 재원환자 정규약(경구, 외용, 주사) 감사
- 재원환자 F/U(기본정보 파악)
- 병동 상주 활동
  - 약물 요법 감사 및 처방 중재 : 적응증, 용량 및 용법(상용량, 신/간기능 저하, 신대체요법 등 환자 상태 고려), 투여방법, 약물 간 상호작용, 부작용 감시 및 신고, 정맥투여 약물 배합금기 및 안정성, 보험기준 및 약가 관련 사항 모니터링
  - 의사 및 간호사 문의 답변
  - 약물 관련 정보 제공
  - 회진 참여

※ 팀구성 : 소아중환자분과 교수, 임상강사, 전공의, 인턴, 약사

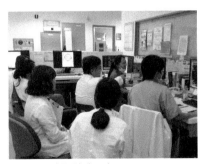 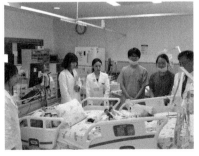

✛ PICU 병동 회진 모습

2) PICU 재실 환자의 특성 이해

Class	Age
Newborn	0day ~ 1week
Neonate	1week ~ 1month
Infant	1month ~ 1year
Toddler	2 ~ 5years
School age child	6 ~ 12years
Adolescent and young adult	13 ~ 18years

- 환자의 연령과 체중이 다양하게 분포하고, critically ill patients의 특성을 함께 가지므로 약물의 용량용법, 약동학적 파라미터, 영양요구량 등에 있어 환자 개개인마다 차이가 클 수 있음을 고려하여야 한다.
- 소아에서 성인으로 성장해 나갈 때 생리학적 특징의 변화를 이해하는 것이 중요하며, 일반 병동으로의 전동 및 퇴원 이후 성장과 환자의 삶의 질을 고려한 적절한 치료와 가능한 적극적인 영양공급이 중요하다.

3) 주요 질환

(1) 심혈관계질환

선천성 심장질환(Tetralogy of fallot, Ventricular septal disease), 심근염(Myocarditis), 심근증(Cardiomyopathy), 쇼크(Shock), 폐동맥 고혈압(Pulmonary hypertension)

① 폐동맥 고혈압(Pulmonary hypertension)

폐동맥 내의 혈관 저항이 상승하여 폐혈류량이 감소하고, 이로 인해 전신 순환 혈류 내 산소가 부족함에 따라 호흡부전과 기타 합병증을 유발하는 질환이다.

2015년에 발표된 AHA/ATS (American Heart Association and American Thoracic Society) Pediatric Pulmonary Hypertension Guideline에서는, 소아에서의 폐동맥 고혈압의 정의는 [mPAP ≥25 mmHg in children 〉3 mo of age at sea level]으로 정의하고 있다.

소아의 폐동맥 고혈압의 원인은 출생 후에도 폐혈관 저항이 감소하지 않는 신생아 폐고혈압 지속증(Persistent Pulmonary Hypertension of Newborn, PPHN), 폐기관지 이형성증, 감염, 선천적 심장 기형, 저산소증, 측만증, 유전적 요인 등으로 다양하다.

소아의 폐동맥 고혈압에 주로 사용되고 있는 약제는 다음과 표와 같다. 이외에도 몇 가지 신약들이 소아에서 안전성, 유효성을 입증하기 위한 임상시험 단계에 있다.

Class	Mechanism	Drugs	Form
PDE5-inhibitors	cGMP 분해 억제	Sildenafil	PO
ET-receptor antagonist	Endothelin A, B receptor 길항	Bosentan Ambrisentan	PO PO
Prostacyclin agonist	cAMP 생성 촉진	Treprostinil Iloprost	SC, IV Inhalation

PDE, phosphodiesterase; ET, endothelin; cGMP, cyclic guanosine monophosphate; CAMP, cyclic adenosine monophosphate;
PO, per oral; SC, subcutaneous; IV, intravenous

Severe한 폐동맥 고혈압의 경우 desaturation을 유발하기 때문에 intubation 및 ventilator care를 위해 ICU admission이 필요하게 된다. 증상 조절이 원활한 경우에는 일반 병동으로 전동 후 퇴원하여 외래 진료를 통해 정기적으로 f/u 한다.

(2) 호흡기계질환
많은 ICU 환자들이 호흡부전으로 인한 기도삽관(intubation) 및 기계환기요법(ventilation)을 필요로 하여 입실하게 된다.

① 폐렴(pneumonia)
- 지역사회 획득 폐렴(Community-acquired pneumonia, CAP)
- 병원 획득 폐렴(Hospital-acquired pneumonia, HAP)
- 인공호흡기 관련 폐렴(Ventilator-associated pneumonia, VAP)

② 급성호흡곤란증후군(Acute respiratory distress syndrome, ARDS)
심한 생리적 손상 뒤에 오는 급성 저산소성 호흡 장애로, 빠른 호흡, 저산소증, 급속히 진행하는 호흡부전, 양측 폐침윤을 특징으로 한다. 소아 중환자실 환자의 약 3%가 이 질환에 해당된다.

ARDS는 이미 심각한 다른 질환에 이환되어 있는 환아에서 더 잘 발생하는데, 이러한 선행 질환으로는 폐렴, 특히 respiratory syncytial virus(RSV), measles virus, adenovirus 등에 의한 바이러스 폐렴이 가장 흔하다. 이 외에도 쇼크, 패혈증, 물에 빠진 경우, 외상, 약물 중독, 이물 흡입 등 다양하다.

(3) 감염성질환

신체 각 장기에서 발생할 수 있는 감염성 질환의 악화는 sepsis 및 septic shock으로 이어질 수 있기 때문에 적절한 항균제 선택 및 올바른 용량, 용법으로의 투여가 중요하다.

최근 다약제 내성균 감염의 증가로 격리, 소독 등의 적극적인 조치가 필요하며, 특히 Methicillin-resistant Staphylococcus aureus (MRSA) 감염 시 사용할 수 있는 vancomycin의 경우 therapeutic index가 좁아 혈중농도를 모니터링 해야 하는 약물이다. 소아의 경우 나이에 따라 약동학적 파라미터의 변화가 크고, ICU care를 받는 경우 변동이 더욱 심해질 수 있으므로 자주 혈중농도를 모니터링하여야 한다.

또한 영유아 및 소아에서 발생하는 감염 중 중증도가 심한 감염의 하나로 수막염(meningitis) 및 수막뇌염(meningoencephalitis)이 있는데, 의심되는 경우에는 즉시 경험적 항생제와 항바이러스제를 투여하고 감별진단을 진행하도록 한다.

(4) 신경계질환

경련(Seizure), 간질 지속증(Status epilepticus), 혼수상태(Coma)

① 간질 지속증(Status epilepticus, SE)

발작이 30분 이상 지속되거나 또는 반복되는 발작 사이에 의식 회복이 완전하지 않은 경우를 말하며, 신경학적 응급상황으로 사망과 후유증 등을 최소화하기 위해 ICU에서의 신속한 처치가 이루어져야 한다. Lorazepam 등의 benzodiazepine계 약물과 phenytoin 또는 fosphenytoin, phenobarbital, midazolam, thiopental sodium 등의 뇌전증 약물을 증상 조절 여부에 따라 차례로 추가하여 정맥투여한다.

발작이 조절되지 않는 경우에는 지속적 EEG 모니터링을 실시하고 약물 추가 및 증량을 고려하며, phenytoin과 phenobarbital 등의 경우에는 TDM을 통해 혈중농도가 치료영역 내에서 유지되고 있는지 확인하고 그

렇지 않을 경우 용량용법을 조절해 볼 수 있다.

또한 소아에서는 대뇌의 에너지 공급원을 glucose에서 ketone body로 대체하는 식이요법인 ketogenic diet이 도움이 될 수 있다고 알려져 있다. 전체 열량을 75% 정도로 제한하고, 단백질과 탄수화물의 비율을 줄여 열량 공급의 약 80%를 지방으로 한다(ketogenic ratio 3~4:1). 하지만 성장이 중요한 소아에서 이러한 영양소의 제한은 발육을 방해 할 수 있고, 신결석이나 고지혈증 등을 유발할 수 있으므로 주의를 요한다.

(5) 소아암, 장기이식

• 소아암 환자가 ICU care를 받게 되는 경우는 항암제로 인한 adverse effect 등으로 인해 지속적 신대체요법(Continuous Renal Replacement Therapy, CRRT)이 필요한 경우, 조혈모세포이식 이후 다양한 장기에 complication을 일으킬 수 있는 Graft Versus Host Disease (GVHD)으로 인해 기계환기요법이나 CRRT 적용이 요구되는 경우 등 매우 다양하다.

• 간, 신장, 심장 등의 고형 장기이식 이후에도 ICU의 격리실에서 집중적인 간호가 필요하며, 예방적 항생제와 면역억제약물을 적절한 시점에 알맞은 용량으로 시작하고 조절하는 것이 매우 중요하다.

(6) 기타

• 호흡부전으로 인하여 인공호흡기(ventilator)의 도움이 필요한 경우

• 혈역학적인 문제로 인해 집중 감시 및 약물 투여가 필요한 경우

• 심장 또는 폐 기능 부전으로 체외막 산소화요법(Extracorporeal Membrane oxygenation, ECMO)의 보조가 필요한 경우

• 중증대사질환이나 신기능 저하 또는 기타 문제로 인해 지속적 신대체요법(Continuous Renal Replacement Therapy, CRRT) 등의 특수 중재가 필요한 소아 청소년기의 각종 질환

■ 참고문헌

• Abman et al. Pediatric Pulmonary Hypertension Guidelines From the American Heart Association and American Thoracic Society. *Circulation* 2015;1-63.

• Abman et al. Executive Summary of the American Heart Association and American Thoracic Society Joint Guidelines for Pediatric Pulmonary

Hypertension. *American Journal of Respiratory and Critical Care Medicine* 2016;194:898-906.

• Amy Hawkins, Robert Tulloh. Treatment of pediatric pulmonary hypertension. *Dovepress* 2009;5:509-524.

• 김창환, 박용범. 폐동맥 고혈압의 약물요법. *J Korean Med Assoc* 2011;54(12):1299-1305.

• 안효섭 외 편집, 홍창의 소아과학, 10th edition, 미래엔출판, 2012.

• Epilepsies: diagnosis and management. *NICE clinical guideline* 2012:1-111

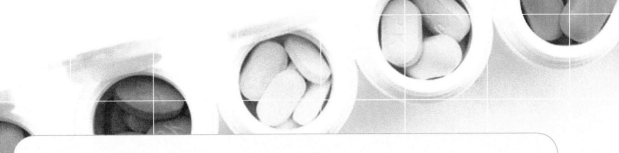

06

호흡기 약료 임상업무

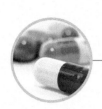

실·습·목·적

● Respiratory Service 업무 과정을 이해하고 천식 치료약물에 대한 기본 지식을 습득한다.

Check List

☑ 흡입기의 사용법과 필요성에 대해 알고 환자에게 설명할 수 있다.

☑ Theophylline 혈중농도 monitoring을 위한 환자 교육에 대해 알 수 있다.

☑ 타 의료기관에서 복용했던 의약품의 식별을 할 수 있다.

1. 호흡기 약료 업무

1) 업무 소개

(1) 상담 대상
서울대학교병원 알레르기 내과 및 호흡기 내과 외래진료 환자 중

- 천식을 처음 진단받은 환자
- 흡입기 사용환자
- Theophylline CPCS (Clinical Pharmacokinetic Consultation Service) 의뢰 환자
- 복용 의약품 식별 의뢰 환자

(2) 상담 장소 및 시간
- 장소 : 외래조제파트 복약상담실
- 시간 : 평일 오전 9시 ~ 오후 5시, 복약상담 의뢰가 들어온 환자에 한해서 상시 상담

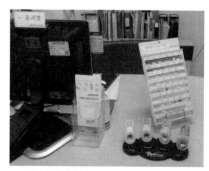

+ RS 복약상담실

2) 업무 흐름 및 상담 내용

(1) 업무흐름

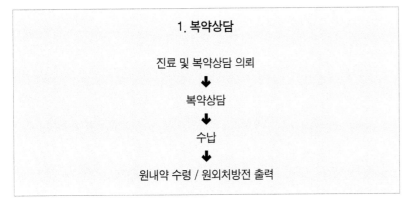

1. 복약상담

진료 및 복약상담 의뢰
⬇
복약상담
⬇
수납
⬇
원내약 수령 / 원외처방전 출력

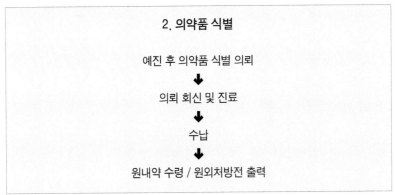

2. 의약품 식별

예진 후 의약품 식별 의뢰
⬇
의뢰 회신 및 진료
⬇
수납
⬇
원내약 수령 / 원외처방전 출력

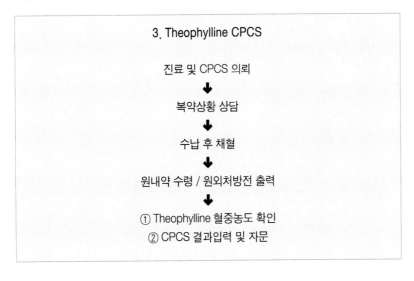

3. Theophylline CPCS

진료 및 CPCS 의뢰
⬇
복약상황 상담
⬇
수납 후 채혈
⬇
원내약 수령 / 원외처방전 출력
⬇
① Theophylline 혈중농도 확인
② CPCS 결과입력 및 자문

(2) 상담 내용

① 질환의 특성 및 예후 설명

② 약품명 및 적응증, 기대효과 설명

③ 복용법 확인 및 설명(의약품 견본 이용) : 특히 흡입기의 경우는 견본품
으로 직접 교육 후 확인

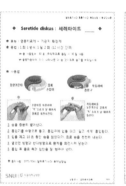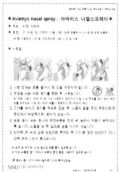

+ 흡입기 복약 안내문

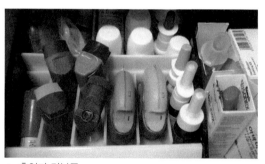

+ 흡입기 견본품

④ 복약 순응도의 조사 및 지속적 복용의 중요성 설명 : 복약평가지 및 복약
기록카드 이용

⑤ 부작용의 발현여부 문의와 대책 설명

⑥ 약물의 병용가능 또는 금기여부 설명

⑦ 환자의 문의에 응답(투약기간, 임신 시 영향, steroid제제의 부작용, 비약
물요법)

(3) 알레르기성 천식 및 비염 환자 집단 교육
- 대상 : 신환이거나 복약 이행에 문제가 있어 교육이 필요한 환자
- 교육 내용 : 알레르기내과 의사의 질환 교육 및 약사의 약물요법 교육

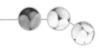

2. 천식과 약물 요법

1) 천식

(1) 천식의 정의

폐내기도의 가변적 혹은 간헐적인 협착에 의해 호흡곤란, 기침, 천명증상(3대 증상)이 반복적으로 발생하는 질병상태를 말한다. 임상적으로 가변적인 기도 폐쇄의 증상을 보이고, 병태생리학적으로 기도의 과민성이 존재하고, 병리학적으로 기도의 염증성 반응을 보이는 질환으로 정의한다.

(2) 유병율

약 5%

(3) 천식의 발생에 관여하는 인자

천식, 아토피, 집먼지 진드기, 애완동물, 약물 등

(4) 천식을 악화시키는 요인(방아쇠인자)

대기오염물질, 호흡기 감염, 운동 및 과호흡, 기상변화, 이산화유황(sulfur dioxide), 음식물, 첨가물 및 약물, 감정변화, 기타(알레르기 비염, 부비동염, 위식도 역류)

2) 약물 요법

(1) Bronchodilator

① β2-agonist

- 속효성 β2-agonist (salbutamol, terbutaline)는 운동 유발성 천식, 경증 간헐성 천식과 급성 천식 발작 등 필요시에 사용한다.
- 지속성 β2-agonist (formoterol, salmeterol)는 천식에서 airway inflammation에 영향을 주지 않기 때문에 monotherapy로 사용되어서는 안 된다. 1회 투여로 기관지 확장 효과가 12시간 이상 지속되는 약제로 흡입용 스테로이드와 함께 사용될 경우 가장 효과적이며 medium dose의 흡입용 스테로이드 단독으로 천식 조절에 실패한 경우 선호된다.

② Methylxanthine계

- Theophylline
- Aminophylline은 theophylline에 ethylenediamine기를 붙여 수용성으로 만든 것으로 정맥 주사가 가능하며, 체내에서 theophylline으로 대사된다. Aminophylline 용량의 80%는 무수 theophylline으로 환산할 수 있다.
- Doxofylline은 adenosine 수용체와의 친화력이 theophylline보다 10~20배 정도 적어, methylxanthine의 부작용인 중추신경계, 위장관계, 심혈관계, 신장에 대한 부작용이 적다.

③ Anticholinergic drug

- Ipratropium bromide : Atrovent® 에어로솔
- Tiotropium bromide : Spiriva® 핸디할러

(2) 항염증제

① 부신피질 steroid제

- 작용 시간에 따른 구분

단시간 작용	cortisone, hydrocortisone
중시간 작용	prednisone, prednisolone, triamcinolone, methylprednisolone
장시간 작용	betamethasone, dexamethasone

• 흡입용 : beclomethasone dipropionate, triamcinolone acetonide, flunisolide, budesonide, fluticasone propionate, ciclesonide

(3) 항 allergy제제

① Antihistamine

• 1세대 항히스타민제 : chlorpheniramine, diphenhydramine, hydroxyzine
• 2세대 항히스타민제 : terfenadine, cetirizine, levocetirizine, fexofenadine, azelastine, ebastine, astemizole

② Mast cell 안정화제

• Cromolyn, nedocromil (Tilade®)
  : 예방요법적인 약제이므로 매일 규칙적으로 사용해야 하며, 4~6주 이상 흡입하여야 충분한 효과를 나타낸다.

③ Leukotriene 억제제

• Leukotriene receptor antagonist : monteleukast, pranulukast, zafirlukast
• 5-lipoxygenase inhibitor : zileuton (available only in the U.S.)

(4) Allergen specific immunotherapy

• 설하투여 제제 : Laise®, Pangramin SLIT®, SLIT-1®
• 주사제(피하투여) : Tyrosine®, Novo-Helisen® depot

(5) 면역억제제

Methotrexate, cyclosporin A, gold 등은 부신피질 스테로이드 의존성 중증 천식환자에서 스테로이드 사용량을 줄일 수 있는 약제로 이용되나 부작용이 문제되므로 반드시 천식 전문의의 지시에 따르도록 한다. 부작용으로 면역기능의 억제와 오심, 구토, 복통, 혈액학적 이상, 간기능 장애, 폐독성 등이 나타날 수 있다.

(6) 기타

증상에 따라 거담제, 진해제, PPI (proton pump inhibitor), 항생제 등을 투여

거담제	ambroxol, bromhexine, erdosteine, Gelomyrtol®, theobromine
진해제	benproperine, Prospan®, levodropropizine, codeine
PPI	omeprazole, lansoprazole, esomeprazole
항생제	roxithromycin, cefuroxime, levofloxacin

3. 환자교육 및 복약지도

1) MDI (Metered dose inhaler) 사용법

⇒ 해당약물 : Ventolin®, Atrovent®, Combivent®, Serevent®, Alvesco®, Foster®

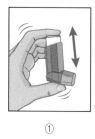 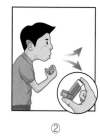 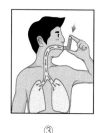 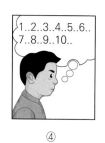

① ② ③ ④

① 뚜껑을 열고 흡입기를 세게 흔든다.

  (단, Alvesco®의 경우 solution 형태로 사용전 흔들지 않아도 됨)

② 숨을 뱉어낸다.

③ 머리를 약간 뒤로 젖힌 후, 흡입기를 입에 물고 누르면서 동시에 흡입한다

  (약 5초 동안 천천히 깊게 흡입).

④ 입을 떼고 10초 동안 숨을 참았다가 코로 숨을 내쉰다.

2) DPI (Dry powder inhaler) 사용법

• Turbuhaler ⇒ 해당약물 : Pulmicort®, Symbicort®, Oxis®

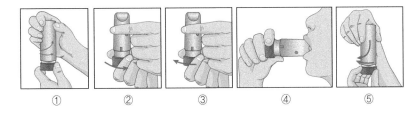

① ② ③ ④ ⑤

① 뚜껑을 연다.

② 흡입기를 똑바로 세운 상태에서 아래쪽 손잡이를 오른쪽으로 끝까지 돌린다.

③ 손잡이를 다시 왼쪽으로 돌리면 딸깍 소리가 나면서 1회 흡입용량이 준비된다.

④ 숨을 뱉어낸 후 머리를 약간 뒤로 젖힌 후, 흡입기를 입에 대고 깊고 세게 흡입한다. 입을 떼고 10초 동안 숨을 참았다가 코로 숨을 내쉰다.

⑤ 뚜껑을 돌려서 닫는다.

3) SMI (Soft mist inhaler) 사용법

• Respimat ⇒ 해당약물 : Spriva®, Vahelva®

① 약물이 우연히 분사되는 것을 예방하기 위하여, 초록색 뚜껑(cap)이 닫혀있는지 확인하고, 흡입기를 똑바로 세워서 잡는다.

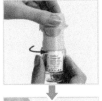

② 투명 몸체(clear base)를 라벨에 있는 빨간색 화살표 방향으로 "딸깍" 소리가 날 때까지 반 바퀴 돌린다

③ 초록색 뚜껑(cap)을 충분 젖혀서 연다.

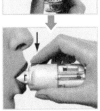

④ 최대한 편안하게 숨을 내쉰다.

⑤ 통풍공(air vent)을 제외한 마우스피스를 입술로 꼭 문다.

⑥ 숨을 입으로 천천히 깊게 들이쉬면서 약물 방출 버튼(dose release

button)을 누른다.

⑦ 입을 떼고 10초 동안 숨을 참았다가 코로 숨을 내쉰다.

⑧ 초록색 뚜껑(cap)을 잘 닫는다.

4) Steroid 함유 흡입기

⇒ 해당약물 : Seretide®, Flixotide®, Symbicort®, Pulmicort®, Foster® 등

목이 쉬거나 아구창 등의 부작용을 예방하기 위하여 흡입 후 물로 꼭 입안과 목을 헹구도록 한다.

5) Theophylline

기관지 확장제이다. 복약 지도 시 환자에게 본인이 복용하는 약의 상품명과 복용량을 주지시키는 것이 좋다.

+ Theophylline은 기전상 phosphodiesterase를 차단하여 gastric acid secretion을 유발

- Therapeutic range가 좁으므로 하루 두 번 복용 시 12시간 간격, 하루 세 번 복용 시 8시간 간격으로 복용하도록 교육한다.
- 위장장애가 걱정되는 경우는 식후에 복용할 수 있으나, 식후에 복용하더라도 가급적 일정한 시간간격으로 복용하도록 복약지도 한다.
- 복용초기 커피를 마셨을 때와 유사한 불편함(불면, 이뇨, 복통 등)이 나타날 수 있으나 3~4일 지나면 소실되며, 계속되는 경우는 의사와 상의하도록 한다.
- Toxic level에서 나타날 수 있는 부작용에 대하여 교육하고, 그러한 부작용이 나타난 경우는 의사에게 알린다.
- 담배에 의해서 간대사가 유도되어 clearance가 증가하므로 흡연, 금연 시 의사에게 알리도록 한다. 한약도 간대사에 영향을 줄 수 있고, 복합성분으로 천식환자들은 allergy를 보이는 경우가 많으므로 한약을 복용하는 경우 의사에게 알리는 것이 권장된다.

■ 참고 문헌

• Global strategy for asthma management and prevention, *global initiative for asthma(GINA) 2008* (www.ginasthma.org)
• 대한천식및알레르기학회, 천식과 알레르기 질환, 군자출판사, 2002
• 한국약학대학협의회 약물학분과, 약물학, 신일북스, 2009
• MICROMEDEX 2012

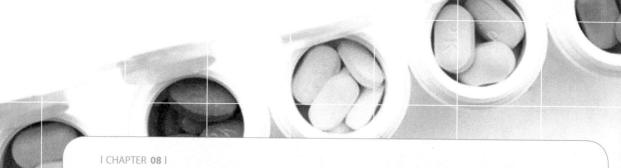

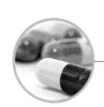

07

신장 약료 임상업무

실 · 습 · 목 · 적

● 신장질환 환자에 대한 복약지도 업무의 흐름 및 복약지도 내용을 안다.

Check List

☑ 흔히 병용하게 되는 고혈압 치료제, 고지혈증 치료제, 혈당강하제의 효과, 주의사항, 부작용에 대해 알 수 있다.

☑ 빈혈치료제의 효과, 중요성, 부작용 및 대처법에 대해 알 수 있다.

☑ 요산 강하제의 효과, 부작용 및 대처법에 대해 알 수 있다.

1. 신장 약료 업무

1) 업무 소개

(1) 상담 대상
서울대학교병원 신장내과 외래진료 환자 중

- 당일 진료결과 새로운 처방약이 있는 환자
- 복약이행도가 낮아 치료효과가 좋지 않은 환자
- 복용 중인 약에 관한 정보에 대해 요구가 있는 환자
- 2개 이상의 진료과를 수진하여 복용 약물 목록 및 교육이 필요한 환자
- 진료 중 약물 관련 문제점이 발생하거나 문의사항이 있어 담당의사가 검토를 의뢰한 경우

(2) 상담 장소 및 시간
- 장소 : 외래조제파트 복약상담실
- 시간 : 평일(월~금요일) 복약상담 의뢰가 들어온 환자에 한해서 상시 상담

2) 업무 흐름

(1) 당일 복약상담을 의뢰 받은 신환인 경우
① 진료 전, 복용하고 있는 약물을 확인하여 상담내용을 의사에게 구두 또는 HIS 상에 입력하여 보고한다.
② 현재 복용하고 있는 약물 외에 건강기능식품, 한약 등의 복용 여부를 확인한다.
③ 음식 및 약에 대한 과민반응 여부를 확인한다.

(2) 지속적인 복약상담 follow-up을 받는 환자인 경우

① 진료 전일, 지난 상담 이후의 검사결과를 확인한다.

② 검사 결과에 문제가 있는 경우 체크를 하고 복약지도 계획을 세운다.

③ 진료 후, 당일 진료 결과 새로운 처방약이 있는 경우, 복약이행도가 낮아 치료효과가 좋지 않은 경우, 복용 중인 약에 관한 정보를 원하는 경우, 2개 이상의 진료과를 수진하여 복용 약물 목록 및 교육이 필요한 경우 복약상담을 실시한다.

④ 새로운 처방약이 있는 경우에는 복용법, 주의사항, 부작용 및 대처방법을 설명한다.

⑤ 상담 내용을 HIS 상의 외래경과에 입력하여 보고한다.

✚ 서울대학교병원 신장내과 당일 교육 내용
- 만성 신부전 환자교육
- 당뇨병성 신증 환자교육
- 신이식 환자교육
- IgA-N 환자교육
- 동정맥루 환자교육
- 유전성 신질환 상담(다낭신): 유전자 검사 의뢰
- ESRD LTP 교육
- 영양교육
- 복약상담

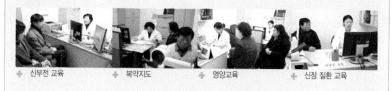

✚ 신부전 교육   ✚ 복약지도   ✚ 영양교육   ✚ 신장 질환 교육

2. 만성 신부전과 약물 요법

1) 만성 신부전(만성 콩팥병)

(1) 정의

네프론의 손상이 진행하여 지속적으로 신기능 장애가 초래됨으로써 사구체 여과율이 비가역적으로 감소된 상태를 만성콩팥병이라 한다. 만성콩팥병 초기에는 사구체 여과율이 35~50%까지 감소하더라도 대개 증상이 없고 혈액 검사도 정상 소견을 보이지만, 20~35%까지 감소하면 혈중의 질소대사산물인 요소와 크레아티닌이 정상보다 높아진다. 사구체 여과율이 20~25% 이하로 감소하면 대개 임상증상이 나타나기 시작하고, 정상의 5% 이하로 감소하게 되면 투석과 같은 신대체요법을 필요로 하는 말기신부전(ESRD, end-stage renal disease)에 이르게 된다.

일단 사구체 여과율이 정상의 25% 이하로 감소하게 되면 그 원인질환에 관계없이 신기능이 지속적으로 저하되어 궁극적으로는 말기신부전으로 진행된다.

(2) 진단과 구분

✛ Definition of Chronic Kidney Disease

Criteria
1. Kidney damage for ≥ 3months, as defined by structural or functional abnormalities of the kidney, with or without decreased GFR, manifest by *either*: 　• Pathological abnormalities; or 　• Markers of kidney damage, including abnormalities in the composition of the blood or urine, or abnormalities in imaging tests
2. GFR <60mL/min/1.73 m^2 for ≥ 3months, with or without kidney damage

+ Stages of Chronic Kidney Disease

Stage	Description	GFR (mL/min/1.73 m²)
1	Kidney damage with normal or ↑ GFR	≥90
2	Kidney damage with mild ↓ GFR	60~89
3	Moderate ↓ GFR	30~59
4	Severe ↓ GFR	15~29
5	Kidney failure	<15 (or dialysis)

Chronic kidney disease is defined as either kidney damage or GFR <60mL/min/1.73 m² for ≥3 months. Kidney damage is defined as pathologic abnormalities or markers of damage, including abnormalities in blood or urine tests or imaging studies.

(3) 원인

① 주원인 : 당뇨병, 고혈압, 사구체신염

② 신질환 진행의 위험인자

- 기저질환의 활성도 지속
- 흔히 발견되는 위험의 증폭 인자
  : 조절이 되지 않는 고혈압, 요로 폐쇄/역류, 감염, 약물(예 : NSAID 등), 칼슘 및 요산 침착
- 선천성/후천성 신원 수의 감소
- 사구체 혈압/혈류량을 증가시키는 인자
  : 고단백 식이, 당뇨병, 만성적 신혈관 확장 치료(예 : 스테로이드), 임신, 90 mmHg 이상의 이완기 혈압
- 고지혈증
- 지속적인 신증후군 범위의 단백뇨
- 흡연
- 미국 흑인
- 비만

2) 약물 요법

(1) 고혈압

고혈압은 만성콩팥병의 가장 흔한 합병증이다. 보통 만성콩팥병 초기에 발생하며, 빠른 신기능 소실과 심실 비대 발생과 같은 유해한 결과와 관련되

어 있다. 그 외에 빈혈과 투석을 위한 동정맥루는 high cardiac output을 일으켜 결국 심부전을 유발한다.

대부분의 콩팥병 환자에서 염분섭취의 제한이나 이뇨제의 사용과 동시에 항고혈압제가 사용되는 것이 보통이다. 항고혈압제 중에서도 안지오텐신 전환효소 억제제가 당뇨병성 신증 환자와 비당뇨병증 신증 환자 모두에서 혈압조절에 따르는 이차적인 신장 보호 효과와는 별도로 신기능의 저하속도를 지연시키는 독특한 신장보호 작용이 있음이 보고되었다.

(2) 고칼륨혈증

K^+ 과량 섭취, 마취, K^+ sparing diuretics, acidosis(세포 내로 K^+ 이동), β-blocker(세포 내로 translocation 막음)에 의해 악화되며 치료하지 않으면 부정맥, 심장정지 등 위급사항이 초래된다. 긴급한 경우 calcium gluconate, sodium bicarbonate, glucose/insulin으로 치료하며 지속적인 치료를 위해 칼륨배설제를 투여한다.

(3) 칼슘과 인산염 대사장애 및 신성 골형성장애

사구체 여과율 감소는 인산염 배설을 감소시키고 축적시킨다. 축적된 인산염은 부갑상선 호르몬의 생성을 자극시키고 부갑상선샘의 증식을 일으킨다. 손상된 신장에서의 칼시트리올 생성 감소와 인산염의 정체는 이온화 칼슘농도의 감소를 일으키고 이것은 부갑상선 호르몬의 생성을 촉진시킨다. 칼시트리올 생성 감소는 저칼슘혈증과 부갑상선 호르몬 유전자 전사에 직접적인 영향으로 부갑상선 항진증을 일으킨다.

인결합제, 칼슘보급제, 활성형 비타민D 제제를 이용하여 교정한다.

(4) 대사성 산증

신장에서 암모니아를 배설하는 능력이 저하되어 urinary buffer 부족으로 총 acid 배설이 감소됨으로서 대사성 산증이 유발되며 특히 GFR이 20mL/min 이하가 되면 임상적으로 뚜렷해진다. 증상은 피로감, 산증 지속시 bone demineralization, 심장 수축력 감소, 고칼륨혈증, 심전도 장애, 소아성장 장애가 나타날 수 있다. 혈중 bicarbonate 농도가 20mEq/L 이하인 경우 교정제를 투여한다. Shohl's solution (Sodium citrate + Citric acid), sodium bicarbonate로 교정한다.

(5) 빈혈

Erythropoietin 합성저하, 투석으로 인한 철분 및 엽산의 결핍, 식이제한에 따른 철분 섭취 저하 등으로 인해 빈혈이 발생한다. 빈혈의 원인에 따른 치료법으로 교정한다. 경구용 혹은 주사용 철분제, 조혈호르몬주사, 엽산제제 등을 투여함으로써 교정한다

(6) 단백질 대사 이상

단백질 결핍에 의한 영양 실조가 높은 빈도로 나타나는데 이는 단백질 부족과 부족한 에너지 섭취, 단백질 결핍에 대한 대사 적응 장애, 요독증에 의한 단백질 합성 억제 및 단백질 분해의 촉진, 요독증에 의한 아미노산 대사 장애 등이 원인이다. 케토스테릴과 같은 단백아미노산 제제를 투여함으로써 교정한다.

(7) 지질대사 이상

말기 신부전 환자 중 30~70%에서 중성 지방이 상승되며, 혈중 콜레스테롤 치는 정상 범위를 보인다. 식사 조절 및 비만의 경우 체중 조절과 탄수화물 섭취를 줄여 간에서 VLDL과 중성지방 생성을 감소시켜 혈중 중성지방을 낮추어야 하며, 운동은 VLDL과 중성지방의 대사를 촉진시킨다. 고중성지방혈증의 치료약제는 fibric acid (clofibrate, gemfibrozil) 계열이 보편적으로 사용되며 지단백리파제의 활성도를 강화시켜 중성지방을 낮추며 HDL을 상승시킨다. 이들은 신장에서 대사되므로 신독성 예방을 위하여 감량이 필요하고 독성으로는 크레아티닌 키나제가 상승하는 근육 질환이 발생한다. HMG-CoA reductase inhibitor는 간에서 콜레스테롤 생성을 억제시키고, LDL 수용체의 생성을 촉진시켜 LDL 콜레스테롤과 VLDL 중성지방을 감소시킨다. 부작용으로는 간효소의 상승, 위장관 불쾌감, 불면증, 근육장애 등이 있고, 특히 근육장애는 cyclosporine, fibric aicd, 니코틴산 등과 함께 사용할 때나 선생 간질환이 있으면 악화될 수 있어 주의를 해야 한다.

3) 처방례

[처방 1]

Carvedilol 25mg	1T bid
Nifedipine 60mg	1T bid
Furosemide 40mg	1T bid
Feroba you® 서방정	1T bid
Valsartan 80mg	1T qd
Nephvita®	1T qd
Kalimate®(Ca. polystyrene sulfonate)	1pkg qd
Methylprednisolone 0.1% 연고	필요시 바르세요
Darbepoetin-alfa	20mcg 3주 1회 주사

[처방 2]

Irbesartan 300mg	1T qd
Nifedipine 60mg	1T bid
Nebivolol 5mg	1T bid
Thioctic acid 600mg 서방정	1T qd
Rosuvastatin 10mg	1T qd
Feroba you® 서방정	1T bid
Sodium bicarbonate 500mg	1T bid
Kalimate®(Ca. polystyrene sulfonate)	1pkg qd
Erythropoietin beta	3,000단위 주 1회 주사

3. 복약지도

1) 칼륨배설제

⇒ 해당약물 : 카리메트®, 아가메이트®, 카슈웰®
- 복용 중 팔다리 무력감, 마비감, 집중력 장애 등 저칼륨혈증 증세가 나타나면 즉시 의사에게 알리십시오.
- 변비는 체내 포타슘 수치를 증가시킬 수 있으므로, 적어도 3일에 한번은 변을 보셔야 합니다.
- 메스꺼움, 구토, 변비, 식욕부진 등이 나타날 수 있습니다.
- 본제 복용 중 칼륨을 많이 함유한 음식(야채, 과일 등)을 적게 드시는 것이 좋습니다.
- Digoxin과 병용 시 의사와 상의하세요.
- 혈중 K level 검사결과에 따라 복용량은 변동될 수 있습니다. 의사가 지시한 복용량을 지키도록 합니다.

2) 인결합제

⇒ 해당약물 : 씨씨본®, 포슬로®, 포스레놀®, 레나젤®
- 위장장애, 구토, 변비, 복통, 입마름, 배뇨증가, 금속의 쓴맛, 식욕저하 등이 나타날 수 있습니다.
- 칼슘은 약물과 결합하거나 위장이나 뇨를 알칼리화시켜 다른 약물의 효과를 감소시킬 수 있으며, 특히 칼슘이나 알루미늄 포함 제산제, 다른 칼슘제, calcitriol이나 비타민D 제제, tetracycline계 항생제를 복용하는 경우 복용 전 의사와 상의하세요.
- 인 결합제로 복용하는 경우, 인 함량이 높은 음식(우유, 치즈, 땅콩, 콩, 완두, 초콜렛, 녹색잎이 달린 채소)의 섭취를 줄이는 것이 좋습니다.
- 식사 도중 또는 식사 직후 복용하여 식사 중 인의 배설을 최대화하도록 합니다.
- 씨씨본®과 포슬로®의 경우 칼슘보급목적으로 복용 시 공복에 복용하여 칼슘 흡수를 최대화하도록 합니다.

3) 칼슘보급제

⇒ 해당약물 : 디카맥스®, 하드칼츄어블정®
- 위장장애, 구토, 변비, 복통, 입마름, 배뇨증가, 금속의 쓴맛, 식욕저하 등이 나타날 수 있습니다.
- 칼슘은 약물과 결합하거나 위장이나 뇨를 알칼리화시켜 다른 약물의 효과를 감소시킬 수 있으며, 특히 칼슘이나 알루미늄 포함 제산제, 다른 칼슘제, calcitriol이나 비타민D 제제, tetracycline계 항생제를 복용하는 경우 복용 전 의사와 상의하세요.

4) 활성형 비타민D 제제

- 이 약을 복용하는 동안에는 어떤 형태의 비타민D(종합영양제)라도 복용하지 않는 것이 좋습니다.
- 투석으로 인해 수분을 제한하는 경우가 아니라면 많은 양의 물을 섭취하는 것이 좋습니다.
- 이뇨제, 스테로이드 제제, 고지혈증 치료제, 간질약 등을 복용하고 있는 경우 미리 알리십시오.
- 의사의 지시 없이 마그네슘 제제나 마그네슘 함유 제산제 및 변비약을 복용하면 안됩니다.
- 무력감, 감각 이상, 갈증, 소변량이 많아지거나, 속쓰림, 근육통, 금속성맛이 느껴지면 의사나 약사와 상의하십시오.

5) 요산조절제

⇒ 해당약물 : 알로푸리놀®, 자이로릭®, 페브릭®, 유리논®
- 요산합성 저해제 : 알로푸리놀®, 자이로릭®, 페브릭®
  요산배설 증가제 : 유리논®
- 원인불명의 가려움증, 발진, 발적이 나타나면 약 복용을 중단하고 의료진에게 알립니다.
- 술은 요산의 배설을 방해하여 요산 수치를 증가시키므로 드시지 마십시오.

6) 조혈제주사

⇒ 해당약물 : 미쎄라®, 네스프®, 에포카인®
- 의사가 지시한대로 정확한 용량만큼만 투여합니다.
- 심한 두통이 나타나면 의사나 약사에게 알립니다.
- 투여 중 무력감, 어쩔함, 호흡곤란, 얼굴창백 증상이 나타나면 즉시 의사에게 알리십시오.
- 냉장 보관하십시오. 냉동시키지 마시고, 사용 전 이 약을 흔들지 마십시오.

7) 철분제

⇒ 해당약물 : 훼로바유®, 알부맥스®, 훼로맥스®, 볼그레®
- 위장장애, 메스꺼움, 구토, 변비, 설사 등이 나타날 수 있습니다.
- 치아가 일시적으로 변색되거나 변이 검게 변할 수 있으나 안심해도 됩니다. 또한 물이나 과일주스와 함께 복용하거나, 빨대를 이용하여 복용하면 착색현상을 방지할 수 있습니다(액상형 철분제제의 경우).
- 철분 흡수를 최대화하기 위해 공복에 복용하시되 위장장애가 있다면 음식물과 함께 복용하십시오
- Tetracycline계 항생제, fluoroquinolone계 항생제, levodopa, levothyroxine, methyldopa, penicillamine, 제산제와 병용 시 2시간 정도의 앞뒤 시간차를 두고 복용하십시오.
- 탄닌을 함유한 녹차, 홍차, 커피, 그리고 달걀, 우유, 치즈, 요구르트, 씨리얼, 기타 곡물이 많이 들어있는 빵 등과 동시에 복용하지 마십시오.

8) 고지혈증 치료제

⇒ 해당약물 : 크레스토®, 리피토®, 조코®, 메바로친®, 리바로® 등
- 원인불명의 근육통증, 압통, 또는 쇠약감이 발생하면 특히 권태나 발열을 동반한 경우 의료진에게 알립니다.
- 이 약은 태아에게 유해한 영향을 미칩니다. 임신, 또는 수유의 계획이 있다면 미리 알려 주십시오.
- 고지혈증 식이요법과 운동요법이 병용되어야 합니다.

9) 요독증 개선제

⇒ 해당약물 : 크레메진®

• 변비를 악화시킬 수 있습니다.

• 소화성 궤양, 식도 질환이 있는 경우 의사 또는 약사에게 미리 알려야 합니다.

• 흡착제로 음식과 다른 약물의 흡수를 방해할 수 있으므로 약 복용 30분 전후로 음식이나 다른 약물은 복용하지 않도록 합니다. 식전 식후 모두 복용할 수 있습니다.

• 소화, 흡수되지 않은 약으로 대변으로 까맣게 배설될 수 있습니다.

10) 고혈압약

• 고혈압 치료제를 복용하여 혈압이 정상이 되더라도 갑자기 복용을 중단하면 다시 혈압이 올라갈 수 있고, 임의로 중단하는 것은 위험할 수 있으니 용량을 줄이거나 복용을 중단할 때에는 반드시 담당의사와 상의하여야 합니다.

• 고혈압 치료제 복용기간 중 앉거나 누운 자세에서 갑자기 일어날 때 어지러움 증상이 나타날 수 있으므로 천천히 일어나고 양손, 발, 목 운동을 가볍게 한 후 천천히 일어나는 습관을 갖도록 합니다.

• 담배와 술은 고혈압을 악화시키므로 삼가해야 합니다.

■ 참고 문헌

• NKDOQI guideline

부록

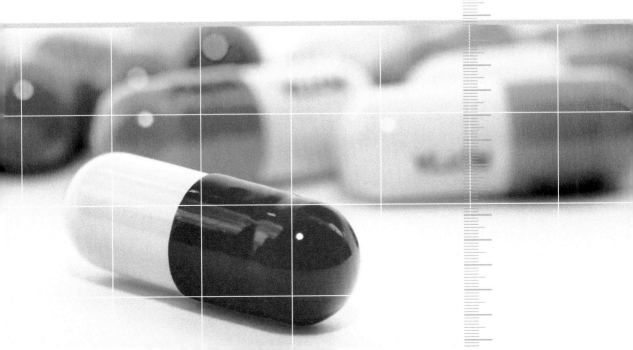

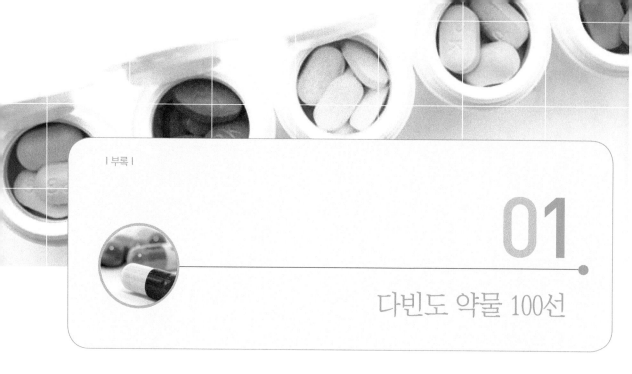

01

다빈도 약물 100선

2017년 6월 기준

약품코드	성분명	투여경로	포장단위	효능 및 효과	용법(복용시간)
AAP6	Acetaminophen 650mg ER tab	경구	tab	해열진통제	일정시간간격으로
ABM1	Albumin 20% 100mL inj	주사	btl	혈장제제	
ABR3	Ambroxol 30mg tab	경구	tab	거담제	식후 30분
ABRI	Ambroxol 15mg inj	주사	amp	거담제	
ACF	Aceclofenac 100mg tab	경구	tab	소염제	식후 30분
ACS	Acetyl cysteine 20% 4mL inhaler	외용	via	거담제	2~6시간마다 흡입
ACS200	Acetyl cysteine 200mg cap	경구	cap	거담제	식전 30분
ALD	AmLodipine 5mg tab	경구	tab	calcium channel blcker	식후 30분
ASAM1	Aspirin(micronized) 100mg tab	경구	tab	항혈소판제	식후 30분
ASAT1	Aspirin enteric coated 100mg tab	경구	tab	항혈소판제	식후 30분
AVS	Atorvastatin(-calcium) 10mg tab	경구	tab	HMG-CoA reductase inhibitor	저녁 식후 30분
B	Beecom* tab	경구	tab	비타민제	qd-식후 30분
BSCR	Bisacodyl 10mg suppository tab	외용	pil	관장제	1일 1회 삽입
BSZ	Beszyme* tab	경구	tab	소화제	식후 30분
CAGIP	Calcium gluconate 2g inj	주사	amp	전해질공급제	

약품코드	성분명	투여경로	포장단위	효능 및 효과	용법(복용시간)
CALD1	Calcium/Cholecalciferol 500mg/1000IU tab	경구	tab	칼슘제	식후 30분
CDI	Codeine 20mg tab	경구	tab	마약성 진해제	식후 30분
CH1G100	Chlorhexidine gluconate 0.1% 100mL gargle	외용	btl	구강 가글제	의사 지시대로
CLCX	Celecoxib 200mg cap	경구	cap	COX-2 inhibitor	식후 30분
CNZ	Clonazepam 0.5mg tab	경구	tab	benzodiazepine계 진정제	qd-자기전
CPD	Clopidogrel(-bisulfate) 75mg	경구	tab	항혈소판제	식후 30분
CPNR4I	Chlorpheniramine 4mg/2mL inj	주사	amp	항히스타민제	
CTRXK2	Ceftriaxone 2g kit inj	주사	kit	항생제(3세대 cepha계)	
CTTN1	Cefotetan 1g inj	주사	via	항생제(2세대 cepha계)	
CZOL1	Cefazolin 1g inj	주사	via	항생제(1세대 cepha계)	
DI	Dexamethasone 5mg inj	주사	amp	부신피질호르몬제	
EDS	Erdosteine 300mg cap	경구	cap	거담제	식후 30분
ENXP40	Enoxaparine 40mg/0.4mL inj	주사	srg	항응고제	
F05	Fentanyl 50mcg inj	주사	amp	마약성 진통제	
FL	Folic acid 1mg tab	경구	tab	비타민제	식후 30분
FMOX	Flomoxef 500mg inj	주사	via	항생제(2세대 cepha계)	
FMTD20	Famotidine 20mg tab	경구	tab	H2 blocker	식후 30분
FMTDI	Famotidine 20mg inj	주사	via	H2 blocker	
FRBY	Feroba you* 256mg SR tab(Fe^{2+}로서 80mg)	경구	tab	철분제	식후 30분
FRS4	Furosemide 40mg tab	경구	tab	loop diuretics	식후 30분
FRSI	Furosemide 20mg inj	주사	amp	loop diuretics	
HCO3IP	Sodium bicarbonate 8.4% 20mL plastic inj	주사	amp	전해질공급제	
HPR100	Heparin sodium 1000U/10mL(flushing 용)	주사	via	항응고제	
IBPA	Ibuprofen/Arginine 200mg/185mg tab	경구	tab	해열진통소염제	식후 30분

약품코드	성분명	투여경로	포장단위	효능 및 효과	용법(복용시간)
IPTPU	Ipratropium 500mcg/2mL inhaler	외용	amp	기관지확장제	3~4회 흡입
IRH1LU	Insulin human(Regular) 1000IU/10mL inj	주사	via	당뇨병용제	
ITP	Itopride 50mg tab	경구	tab	위장관운동조절제	식전 30분
K40P	Potassium chloride 40mEq/20mL inj	주사	amp	전해질공급제	
KCL	Potassium chloride 600mg tab	경구	tab	전해질 이상 조절제	식후 30분
KPMI2P	Potassium phophate 20mL plastic inj	주사	amp	전해질공급제	
KTRI	Ketorolac 30mg inj	주사	amp	소염진통제	
LFLX7I	Levofloxacin 750mg inj	주사	bag	항생제(3세대 quinolone계)	
LNGLT5	Linagliptin 5mg tab	경구	tab	당뇨병 치료제	식사 직후
LRZ05	Lorazepam 0.5mg tab	경구	tab	benzodiazepine계 진정제	qd-자기전
LSPL3	Lansoprazole LFDT 30mg tab	경구	tab	Proton pump inhibitor	식전 30분
LTL15Z	Lactulose 15mL/pkg syrup(일반)	경구	pkg	변비약	식전 30분
MGO2	Magnesium oxide 250mg tab	경구	tab	변비약	식후 30분
MGO5	Magnesium oxide 500mg cap	경구	cap	변비약	식후 30분
MGSIP	Magnesium sulfate 10% 20mL plastic inj	주사	amp	전해질공급제	
MPDS04	Methylprednisolone succinate 40mg inj	주사	via	부신피질호르몬제	
MPS5I	Morphine sulfate 5mg inj	주사	amp	마약성 진통제	
MRPN1	Meropenem 1g inj	주사	via	항생제(Carbapenem계)	
MSPRD	Mosapride 5mg tab	경구	tab	위장관운동조절제	식전 30분
MTC	Metoclopramide 5mg tab	경구	tab	위장관운동조절제	식전 30분
MTCI	Metoclopramide 10mg inj	주사	amp	위장관운동조절제	
MTF	Metformin 500mg tab	경구	tab	당뇨병 치료제	식사 직후
MTLT	Motiliton* 30mg tab	경구	tab	위장관운동조절제	식전 30분
MTZIV	Metronidazole 500mg/100mL bag	주사	bag	항원충제	
MVH	MVH* 5mL inj	주사	via	비타민제	

약품코드	성분명	투여경로	포장단위	효능 및 효과	용법(복용시간)
MXFX4I	Moxifloxacin 400mg inj	주사	bag	항생제(4세대 quinolone계)	
NCDI	Nicardipine 10mg inj	주사	amp	calcium channel blcker	
NEPN4	Norepinephrine 4mg/4mL inj	주사	amp	교감신경흥분제	
NFMS5I	Nafamostat 50mg inj	주사	via	항응고제	
OCD5	Oxycodone 5mg IR tab	경구	tab	마약성 진통제	필요시
OFLXD	Ofloxacin 0.3% 3.5g oph ointment	외용	tub	항균제 안약	의사 지시대로
PD	Prednisolon 5mg tab	경구	tab	부신피질호르몬제	식후 30분
PIPCTZ4	Piperacillin/Tazobactam 4g/0.5g inj	주사	via	항생제(penicillin계)	
PPCT1I	Propacetamol 1g inj	주사	via	해열진통제	
PTP	Pantoprazole 40mg tab	경구	tab	Proton pump inhibitor	식전 30분
PTP20	Pantoprazole 20mg tab	경구	tab	Proton pump inhibitor	식전 30분
PTP4I	Pantoprazole 40mg inj	주사	via	proton pump inhibitor	
PZYC	Phazyme-comp* tab	경구	tab	소화제	식후 30분
QTP25	Quetiapine 25mg tab	경구	tab	항정신병약	qd-자기전
RBM	Rebamipide 100mg tab	경구	tab	위점막보호제	식후 30분
RMSI	Ramosetron 0.3mg inj	주사	amp	5-HT3 antagonist	
RNT	Ranitidine 150mg tab	경구	tab	H2 blocker	식후 30분
SBTH3	Salbutamol 2.5mg nebule inhaler	외용	amp	기관지확장제	4~6시간마다 흡입
SCFU	Sucralfate 15mL/pkg suspension	경구	pkg	위점막보호제	식전 1시간
SLMC	Silymarin 140mg cap	경구	cap	간장약	식후 30분
SRN2	Spironolactone 25mg tab	경구	tab	이뇨제	식후 30분
STLNT	Stillen* 60mg tab	경구	tab	궤양치료제	식후 30분
SXT	Sulfamethoxazole/Trimethoprim 400mg/80mg tab	경구	tab	항생제	일정시간간격으로
TBM3	Theobromine 300mg cap	경구	cap	진해제	식후 30분
TCLAS	Tacrolimus 1mg cap	경구	cap	면역억제제	공복시 복용
TMPI	Tamipool* inj	주사	via	비타민제	
TRM3AAP3	Tramadol/Acetaminophen 37.5mg/325mg ER tab	경구	tab	진통제	일정시간 간격으로

약품코드	성분명	투여경로	포장단위	효능 및 효과	용법(복용시간)
TRM50	Tramadol 50mg cap	경구	cap	진통제	식후 30분
TRM7AAP6	Tramadol/Acetaminophen 75mg/650mg ER tab	경구	tab	진통제	일정시간 간격으로
TRMAAP	Tramadol/Acetaminophen 37.5mg/325mg tab	경구	tab	진통제	일정시간 간격으로
TRMI	Tramadol 100mg/2mL inj	주사	amp	진통제	
TSLT	Tamsulosin 0.2mg dispersible tab	경구	tab	전립선질환치료제	qd-자기전
UDCA2	UDCA 200mg tab	경구	tab	이담제	식후 30분
VCM1	Vancomycin 1g inj	주사	via	항생제(glycopeptide 계)	
VITC1	Ascorbic acid 1g tab	경구	tab	비타민제	식후 30분
ZTP	Zaltoprofen 80mg tab	경구	tab	소염진통제	식후 30분

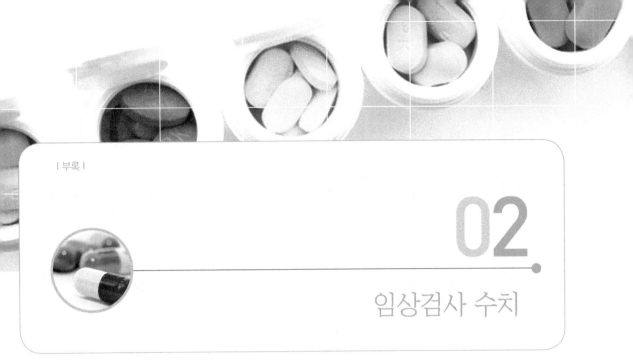

| 부록 |

02

임상검사 수치

검사 항목	정상치	검사 항목	정상치
Na	135~145mmol/L	WBC	$4{\sim}10 \times 10^3$ /μL
K	3.5~5.5mmol/L	RBC	$4{\sim}5.4 \times 10^6$ /μL
Cl	98~110mmol/L	Platelet	$130{\sim}400 \times 10^3$ /μL
TCO_2	24~31mmol/L	Hb	12~16g/dL
Ca	8.8~10.5mg/dL	Hct	36~48%
P	2.5~4.5mg/dL	aPPT	26.7~37.6sec
Glucose	70~110mg/dL	PT INR	0.8~1.2INR
Chol.	0~240mg/dL	PT %	80~120%
BUN	10~26mg/dL	Fibrinogen	192~411mg/dL
Creatinine	0.70~1.40mg/dL	Seg. neut.	50~75%

일반화학
검사수치

혈액
검사수치

검사 항목		정상치	검사 항목		정상치
일반화학 검사수치	Uric acid	3.0~7.0mg/dL	혈액 검사수치	Band. neut.	0~6%
	T. Protein	6.0~8.0g/dL		Lymphocyte	20~44%
	Albumin	3.3~5.2g/dL		Monocyte	2~9%
	T. Bil.	0.2~1.2mg/dL		Eosinophil	1~5%
	Alk. phos.	30~115IU/L		Basophil	0~2%
	AST	1~40IU/L			
	ALT	1~40IU/L			
	hs-CRP	0~0.5mg/dL			

실습 및 자기평가문제 정답

| 실습 1. 처방 감사(검토) |

1. 처방전 검토
   (1) 환자의 주소, 발행의사 서명
   (2) ① 약물의 용법, 용량
       ② CDSS

2. 처방문의 처리
   (2) 문의내역에 기록

3. 조제 감사
   (1) 환자명, 환자 등록번호
   (4) 조제된 약의 내용 확인

▶ CASE- 처방전 검토
   warfarin이 총 7mg 처방으로 5mg 1.4T로 처방
   → 5mg 1T와 2mg 1T로 처방수정 요청 가능

| 실습 2. 특별관리 의약품 조제 |

1. 특별관리 약품의 기준
   (1) 마약류
   (3) Albumin 20% 100mL

| 실습 3. 경구 및 외용제 조제 |

1. 정제 및 캅셀제 조제
   (3) 장용정, 서방정, 흡습성 있는 정제

3. 외용 액제 조제
   (1) ① Povidone gargle 조제법: 100mL당 원액 13.3mL 넣
       고 멸균 증류수로 총량을 맞춘다.
       ② Nystatin gargle 조제법: 100mL당 원액 5mL 넣고
       멸균 증류수로 총량을 맞춘다.

| 실습 6. 복약상담 |

1. 복약 상담 내용
   (1) 효능   (2) 약물 부작용
   (3) 용법   (4) 주의사항

| 자기 평가 문제 |

1. ④   2. ②   3. ②   4. ④   5. ③
6. ②   7. ④   8. ①   9. ②   10. ②

| 실습 2. 투약구 업무 |

1. 투약업무 및 투약구 관리
   (1) ① 환자명, 환자번호
       ② 처방전, 영수증
   (2) ① 투약 대기시간

2. 외래환자에 대한 투약구에서의 복약지도
   (3) 마약

| 자기 평가 문제 |

1. ③   2. ④   3. ①   4. ②   5. ①

| 실습 1. 처방전 감사 및 용법 지시 |

1. 처방전 검토
   (1) 연령, 체중

▶ Case-처방전 검토
   (1) 15kg 환아에게 1000mg tid 처방은 200mg/kg/day를
       3회 분복하는 용법이다. 일반적인 용량은 25~50mg/
       kg/day 2~3회 분복, pneumonia의 경우 80~100mg/
       kg/day 3~4회 분복까지 가능한 점 고려할 때, 200mg/
       kg/day는 과용량으로 생각된다. Pneumonia에 준하
       여 처방할 경우, 400~500mg PO tid 수준으로 감량하
       는 것이 적절하다(Reference : Pediatric and neonatal
       dosage handbook. 18ed).

(2) 신기능이 정상일 경우, 6~11세 환아의 levocetirizine 용법은 2.5mg~5mg PO qd이므로, qid 처방은 과용량으로 생각된다. 상용량에 준하여 투여하고, 필요시 증량하는 것이 적절하다(Reference : Pediatric and neonatal dosage handbook. 18ed, 의약품집).

(3) Juvenile idiopathic arthritis에서의 Methotrexate 용량은 10mg/m² once weekly로 시작하여, 15~20mg/m²/week의 용량을 1회 투여 혹은 12시간 간격으로 3회 분복투여까지 증량 가능하다. 따라서 동일한 1회 용량을 qd 용법 대신 qw로 처방하는 것이 적합하다(Reference : Pediatric and neonatal dosage handbook. 18ed).

| 실습 2. 건조 시럽 조제 |

2. 건조 시럽 조제
(2) 멸균증류수

▶ Case-건조시럽 조제 계산 실습
(1) Amoxicillin 유효성분 250mg은 10mL에 해당하는 용량이므로 (∵ 함량 25mg/mL) 조제하여야 할 총 용량은 10mL x 3회 x 3일 = 90mL이다. 따라서 90mL x 실용량 0.774(g/mL) = 69.66g을 칭량하여, 멸균증류수를 더하여 총 90mL가 되도록 조제한다.

(2) 조제하여야 할 총 용량은 3mL x 3회 x 30일 = 270mL이다. 단, acyclovir를 시럽으로 조제한 후에는 15일간 안정하므로, 15일에 해당하는 용량씩 나누어 투약하여야 한다. 즉, 135 x 0.67(g/mL) = 90.45g을 칭량하여 멸균증류수를 더하여 총 135mL로 만든 시럽을 투약하고, 90.45g는 건조분말 자체로 투약하되, 15일 후 멸균증류수를 더하여 135mL로 만들어 복용할 수 있도록 복약지도 한다.

(3) Clarithromycin 유효성분 250mg은 10mL에 해당하는 용량이므로 (∵ 함량 25mg/mL) 조제하여야 할 총 용량은 10mL x 2회 x 5일 = 100mL이다. 따라서 100mL x 실용량 0.7(g/mL) = 70g을 칭량하여, 멸균증류수를 더하여 총 100mL가 되도록 조제한다.

| 실습 3. 산제 조제 |

1. 산제 조제지침 숙지

(1) 5세
(2) 서방정, 장용정, 연질캅셀, 구강붕해정
(3) 0.1g, 0.1g, 유당

▶ Case- 산제 칭량 계산 실습
(1) bid, 7일 처방이므로 총 14포 조제하여야 한다. 1포에 칭량하여야 할 vigabatrin은 0.2tab이며 이의 실제 무게는 0.686g x 0.2tab = 0.1372g이다. 이는 0.1g 이상이므로 부형제를 첨가하지 않는다. 즉, vigabatrin 정제 0.2tab x 14 = 2.8 tab (1.9208 g)을 칭량하여 분쇄하고, 혼화하여 총 14포로 나눈다.

(2) bid, 5일 처방이므로 총 10포 조제하여야 한다. 1포에 칭량하여야 할 cefixime granule은 0.4g이며 (∵함량 50mg/g), 항생제 granule은 1포 무게가 0.1g 이하이더라도 부형제를 첨가하지 않는다. 즉, 0.4g x 10포 = 4g 칭량하여 총 10포로 나눈다.

(3) bid, 3일 처방이므로 총 6포 조제하여야 한다. 1포에 칭량하여야 할 ranitidine은 0.2tab이며 이의 실제 무게는 0.31g x 0.2tab = 0.062g이다. 이는 0.1g 미만이므로 부형제를 첨가하여야 한다. 즉, ranitidine 정제 0.2tab x 6 = 1.2tab(0.372g)을 칭량하여 분쇄하고, 부형제를 0.1g x 6 = 0.6g 추가적으로 혼화하여 총 6포로 나눈다.

| 실습 4. 조제약 감사 |

3. 산제 감사
(1) 10%

4. 조제과오 방지 대책 논의
(2) 고주의 의약품

| 실습 5. 퇴원환자 및 특정약물 복약지도 |

1. 퇴원환자 복약지도
(2) 효능, 부작용

| 실습 6. 외래환자 투약 및 복약지도 |

1. 원내처방 조제 및 감사 실습
(1) 수납

2. 외래환자 복약지도
(2) 간이식, 신장질환, 뇌신경질환

실습 및 자기평가문제 정답

chapter 6.1. 의약품 정보 제공 업무의 이해

| 실습 1. 약사위원회 업무 |

1. 원내외 사용 중인 당뇨병 치료제 중에서 SGLT2 inhibitor 제제로 분류되는 약제들의 유사제제 비교표를 작성해본다.
① Empagliflozin, ② X, ③ 2, ④ 메트포르민, ⑤ 25mg qd, ⑥ 5mg qd

| 자기 평가 문제 |

1. ②   2. ①   3. ①   4. ②

chapter 6.2. 질의응답(Q & A)

| 실습 1. 의약품 정보제공 업무 |

1. 임신/수유 시 적용
답변 내용: FDA pregnancy category A인 약물로 현재까지의 임상 경험 결과 임부에 갑상선 호르몬을 투여했을 때 태아에 대한 부작용이 나타나지 않았으므로 임신 중에도 필요시 계속 투여할 수 있는 것으로 알려져 있습니다.
참고 문헌: • CCIS
• ezdrug

2. 상호작용
답변 내용: • Simvastatin의 국내 허가사항: 근육병증/횡문근융해의 위험성은 이 약과 다음 약의 병용투여에 의해 증가된다.
- 강력한 사이토크롬 CYP3A4 억제제: 이 약은 치료용량에서 CYP3A4에 대한 강력한 억제효과를 가지는 것으로 알려져 있는 약물(예, 이트라코나졸, 케토코나졸, 포사코나졸, 보리코나졸, 에리트로마이신, 클라리트로마이신, 텔리트로마이신, HIV 프로테아제 저해제, 보세프레비르, 텔라프레비르,

네파조돈)과 병용투여하지 않는다. 만일 이 트라코나졸, 케토코나졸, 포사코나졸, 에리트로마이신, 클라리트로마이신 또는 텔리트로마이신 투여가 불가피하다면 그 투여기간 동안 일시적으로 이 약의 투여를 중지한다.
• 병용금기 성분: Simvastatin - Clarithromycin: 근병증, 횡문근융해의 위험증가(고시번호: 2004-2)
• CLARITHROMYCIN-SIMVASTATIN: Contraindicated : Concurrent use of CLARITHROMYCIN and SIMVASTATIN may result in an increased risk of myopathy or rhabdomyolysis.
참고 문헌: • CCIS
• ezdrug
• druginfo

3. 투여경로/용법/용량
답변 내용: 1일 경구 모르핀 용량에 따른 이 약의 사용량 환산표

1일 경구 모르핀용량 (mg/day)	이 약의 환산용량 (μg/h)
<135	25
135~224	50
225~314	75
315~404	100
405~494	125
495~584	150
585~674	175
675~764	200
765~854	225
855~944	250
945~1,034	275
1,035~1,124	300

경구용 Morphine 100mg/day 복용하던 환자에게는 Fentanyl patch 25mcg/hr 제제로 처방하시면 됩니다.
참고 문헌: • ezdrug

| 자기 평가 문제 |

1. ②   2. ③   3. ①   4. ④   5. ④

| 실습 1. 의약품 식별 업무 |

1. 사례1

(1) 코자정(Losartan potassium 50mg) / 한국엠에스디 / 고혈압, 고혈압의 치료요법으로서, 고혈압을 가진 제 2 형 당뇨병 환자의 신장병

(2) 다이크로짇정(Hydrochlorothiazide 25mg) / 유한양행 / 고혈압(본태성, 신성 등), 악성고혈압, 심성부종(울혈성심부전), 신성부종, 간성부종, 월경전긴장증에 의한 부종, 부신피질호르몬, 페닐부타존, 에스트로겐에 의한 부종

(3) 보령바이오아스트릭스캡슐 100mg(Aspirin enteric coated 120.98mg) / 보령바이오파마 / 항혈전, 혈소판 응집억제제

2. 사례2

(1) 다이아벡스정 500밀리그람(Metformin hydrochloride 500mg) / 대웅제약 / 제2형 당뇨병 환자의 치료

(2) 아마릴정 2밀리그람(Glimepiride 2mg) / 한독 / 제2형 당뇨병 환자의 혈당조절

(3) 자누비아정 100밀리그램(Sitagliptin phosphate monohydrate 128.5mg) / 한국엠에스디 / 제2형 당뇨병 환자의 혈당조절

3. 사례 3

(1) 레보다서방정 200/50밀리그램(Carbidopa 50mg/ Levodopa 200mg) / 한국산도스 / 파킨슨병, 파킨슨증 후군

(2) 피케이멜즈정(Amantadine sulfate 100mg) / 한화제약 / 파킨슨증후군, 인플루엔자 A형 바이러스에 의한 호흡기 감염증의 예방 및 치료

(3) 마오비정(Selegiline HCl 5mg) / 초당약품 / 초기 파킨슨증후군의 단독요법, 레보도파 제제와 병용투여 시 레보도파의 효과를 증가, 지속

| 자기 평가 문제 |

1. ③   2. ④

| 자기 평가 문제 |

1. ③   2. 30, 75   3. ②

| 자기 평가 문제 |

1. ②   2. ②   3. ①

| 실습 2. 임상시험약 처방전의 구성요소 파악 |

1. 처방전 구성 요소
(1) ② 등록번호
(2) ① 시험대상자 번호
(3) ⑤ 조제약사
(4) ① 임상시험약 코드

| 실습 3. 임상시험약 보관 시설 및 보관 방법 |

1. 임상시험용 의약품의 보관
잠금장치

2. 임상시험용 의약품의 보관 온도
임상시험 계획서, 공조시설

| 자기 평가 문제 |

1. ③   2. ④   3. ③